名老中医

孙西庆 ◎ 主编

失眠

医案选评

山东科学技术出版社

主　编　孙西庆

副主编　于明秀　署文杰

编　委　（按姓氏笔画排序）

　　　　于佳佳　王志凯　王法龙　王莱华

　　　　王　敏　石宝阁　孙晓芳　武凯伟

　　　　林　清　庞源源

前　言

失眠，属于中医学"不寐"之范畴。《内经》称为"不得卧""目不瞑"，认为是邪气客于脏腑，卫气行于阳，不能入阴所致。此外，《素问·逆调论》有"胃不和则卧不安"之论，后世医家引申为凡脾胃不和，痰湿、食滞内扰，以致寝寐不安者均属于此。汉代张仲景《伤寒论》及《金匮要略》将其病因分为外感和内伤两类，提出"虚劳虚烦不得眠"的论述，至今仍有临床应用价值。《景岳全书》将不寐的病机概括为有邪、无邪两种类型："不寐证虽病有不一，然惟知邪正二字则尽之矣。盖寐本乎阴，神其主也，神安则寐，神不安则不寐。其所以不安者，一由邪气之扰，一由营气不足耳。有邪者多实证，无邪者皆虚证。"明代李中梓结合自己的临床经验对不寐证的病因及治疗提出了卓有见识的论述："不寐之故，大约有五：一曰气虚，六君子汤加酸枣仁、黄芪；一曰阴虚，血少心烦，酸枣仁一两，生地黄五钱，米二合，煮粥食之；一曰痰滞，温胆汤加南星、酸枣仁、雄黄末；一曰水停，轻者六君子汤加菖蒲、远志、苍术，重者控涎丹；一曰胃不和，橘红、甘草、石斛、茯苓、半夏、神曲、山楂之类。大端虽五，虚实寒热，互有不齐，神而明之，存乎其人耳。"明代戴元礼《证治要诀·虚损门》又提出"年高人阳衰不寐"之论。清代冯兆张《冯氏锦囊秘录》亦指出："壮年人肾阴强盛，则睡沉熟而长；老年人阴气衰弱，则睡轻微易知。"说明不寐的病因与肾阴盛衰及阳虚有关。

在社会竞争激烈化的今天，失眠的发病率急剧上升，越来越受到人们的重视。偶尔失眠，对身体无多大损害；但长期失眠，对人们的精神和躯体将产生很大的危害。失眠会引发一系列躯体不适，如精神不振、注意力减退、头脑昏沉、反应迟钝等，降低了人们的工作和学习效率，抑制了大脑的创造性思维，久而久之则会引起情绪的失常、沮丧、焦虑，引起人与人、人与社会关系的紧张，甚至导致机体阴阳失调，从而引发躯体疾病的发生。对少儿而言，失眠会导致生长激素分泌减少，影响其正常的生长发育。针对失眠的治疗，目前西医经常采用催眠剂和安定剂，虽然见效较快，但长期服用，可引起患者耐药性的增加，并产生对药物的依赖性，而且此类药物大多治标不治本，并不能确实有效地治疗失眠。而中医辨证施治，治病求本，针对病因病机，因人而异，对症治疗，且中药的不良反应小，在失眠的治疗上显示出明显的优势。

对于失眠的研究，历代医家众说纷纭，然未有一家一著对失眠进行全面系统的论述，本书选取的医案出自中华人民共和国成立前去世的名老中医、《名老中医之路》中的名医、《中国百年百名中医临床家丛书》中的名医、《中国现代百名中医临床家丛书》中的名医等，可谓博采众家之长，汇集了诸家关于失眠的证治经验，旨在对不寐做一系统深入的研究。

目　录

陈良夫

周男

初诊:风气通于肝,火气通于心,高巅之上,惟风火可到。初起头项作痛,牵连脑后,夜不成寐,足部清冷,且有寒热,原属感受风邪,引动心肝风火,浮越巅顶。药后诸症徐退,而夜寐仍不着枕,纳食呆滞,精神疲乏,口苦咽痛,头或眩而耳或鸣,脉来六部细滑,右手带数,舌苔薄黄,尖边色红,且有芒刺。证由平素劳心,阴血暗耗,心肝之火,化风上越,致阴不涵阳,阳不入阴,水亏火旺之候。古云:"心火欲其下降,肾水欲其上升,心肾相交,斯能安寐。"肝属木,全赖肾水以涵之,肝受血养,则内风自可渐息。目前征象,表邪虽经宣解,而心肝风火,尚在浮越,计维滋息清降,并顾标本,务使水火交济,庶可徐图效力。

霍石斛,炒白芍,制丹参,辰茯神,制女贞,潼蒺藜,玄参心,煅牡蛎,煅龙齿,生石决,川黄连,炒枣仁,生谷芽。

二诊:血为阴属,所以营养百骸者也。心寄君火,肝寄相火,肾者主蛰,阴之本也。平素阴血不足,君相偏旺,头或痛而耳或鸣,夜分不能安寐,目视带瞀,每至午夜,蒸然而热,多方不适,脉来细数,苔黄中裂,舌边色红。心肝两脏之阴血,既形匮乏,肾脏真阴,亦欠充足,君相之火,不得肾水以涵养,化风上越,《内经》所谓一水不能胜二火,即此候也。总之,欲降其火,先养其阴,欲安其神,必滋其肾,务使水火既济,阴阳平秘,君相不致自扰,庶可渐臻佳境,而尤在加意静摄。

细生地,女贞子,阿胶珠,制丹参(猪心血拌炒),炙鳖甲,炒白芍,辰茯神,滁菊花,煅牡蛎,白蒺藜,霍石斛,川黄连,炒枣仁。

【按】失眠原因,大致有五:一为思虑劳倦,内伤心脾;二为阴虚火旺,肝阳扰动;三为心胆气怯;四为胃中不和;五为阴不恋阳,心肾不交。本例不寐乃心肾不交,肾阴亏虚,不能上济于心;心阳过亢,不能下交于肾,水火不能相济。又肾水不足,不能涵养肝木,以致肝阳扰动而形成。案中用药清君相之火,降心肝之阳,以制其有余;滋肾中之阴,壮坎中之水,以治其不足,证情虽繁,药不芜杂。

——《陈良夫专辑》

【按语】此为黄连阿胶汤法。夫肾者,先天之本,阴阳水火并存之脏。肝者,将军之官,体阴而用阳。所谓"龙潜海底,雷寄泽中",肝肾阴虚则阳易亢。法宜缓肝之急以息风,滋肾之液以驱热,须介属之咸,佐以酸收甘缓。案中用药,清君制木滋水,各司其属。又肝风内扇,震动心营,妙用茯神、牡蛎潜降。盖茯神本治心,而中抱之木,又属肝,以木制木之义。蛎属介类,如畜鱼千头,必置介于池之意。经云:君火以明,相火以位。如是静摄保养,君相安位,可望却病。

陆男

心主一身之火,肾主一身之水,心与肾为对待之脏。心火欲其下降,肾水欲其上升,斯寤寐如常矣。寤多寐少,悸动不宁,甚则惊惕,是心火之亢,亦肾水之亏也。且操劳则伤心,思虑则伤脾,二经专司阴血,而肾尤为阴液之主。今阴液极亏,则五志之火无制,而君火更亢,致有阳不入阴之候。脉象细弱而数,舌本脱液,皆阴弱阳亢之征。欲降其火,宜滋其水,俾真阴递复,水火庶得相济。拙拟养心阴、滋肾水,合清降治之,望其阳得下交,阴得上交,庶几阴阳相恋,而悸动惊惕由渐而减,然尤在静摄心神,见效较速。

制首乌,阿胶珠,大生地,制丹参,酸枣仁,炙远志,灵磁石,煅牡蛎,煅龙齿,辰茯神,辰灯心。

【按】本例不寐系由肝血不足、肾水亏耗、心火亢盛所致。陈氏用制首乌、阿胶、大生地、制丹参等补肝肾、养心阴以壮水制火;酸枣仁、炙远志宁心安神;辰灯心淡渗清心,引热下行;磁石、龙齿、牡蛎镇阳火之亢扰。诸药配伍,相辅相成,俾使水火互济。加以怡情静摄,故见效较速。

——《陈良夫专辑》

【按语】医家有云:"有因肾水不足,真阳不升,而心火独亢,不得眠者。"心主血,肝藏血,操劳过度耗损心阴,思虑过度伤脾,而脾为气血生化之源,患者易操劳思虑,伤及阴血,阴亏不能敛阳,致不寐矣。脉象细弱而数,舌本脱液,亦为佐证。今养心阴、滋肾阴,兼以重镇安神,则水火既济,阴阳平秘,不寐得愈。

陆男

人之阴阳,本互为其根也,阴即水也,阳即火也。《内经》谓"阴平阳秘,精神乃治",斯言也,诚为内伤症之至要焉。据述夜寐不安,迄已累月,时或体子烘热,头胀耳鸣,肌肤刺痛,便下艰涩,脉来六部濡细,舌苔薄黏淡黄。合参诸象,当属阴液内乏。考心者火之主,肝者火之母,肾为水脏,封藏之本。今真阴内乏,君相之火,失于涵养,风阳从而内动。计维滋养阴液,息降风阳,参酌互用之,务使水火既济,阴阳自然两得其平,则不寐之症,自得安宁矣。

生地炭,制冬青,炒白芍,霍石斛,炙鳖甲,上川连,熟枣仁,阿胶珠,炒川芎,京玄参,辰茯神,煅石决。

【按】不寐之症,徐东皋说:"有因肾水不足,真阳不升,而心火独亢,不得眠者。"此案以不寐为主症,伴有体灼、头胀、耳鸣、肌肤刺痛、便涩等阴虚火旺见症,陈氏认为证属肾阴内乏,水不济火,君相同亢,所以治疗用药滋肾阴、养肝血以治本;清心泄肝安神以治标,此所谓"泻其南而补其北"。立方用药以黄连阿胶汤、朱砂安神丸加减出入,重在互济阴阳水火。

——《陈良夫专辑》

【按语】本案患者头胀耳鸣,脉来六部濡细,知其阴液亏虚,肾水亏于下而君相之火失于涵养亢于上,水火不得如常相交,故致不寐。今生地、石斛、阿胶、白芍、熟枣仁、京玄参滋养阴液为重,炙鳖甲、煅石决重镇安神,兼以川连制其亢火,使水火既济则愈。

夏男

初诊:昔人谓痰之为物,多属津液所化。又云,火盛则生痰,故治痰之法,清其火,降其气而已。咯痰黏薄,甚则带红,寐少口干,舌边起疱,乃阴津虚而火内炽,液凝成痰,当拟降火化痰主治,痰去火降为妙。

南沙参,制冬青,川石斛,玄参心,肥知母,白及片,嫩白薇,小川连,炙紫菀,竹叶卷心,黛蛤散。

二诊:痰证不治痰而治火,古人本有是法。前进降火化痰方,痰渐少而溲色转赤,是火下降则痰亦不致上涌也。至夜少寐,胸次按之炙手,苔糙黄,脉细数,右寸数象尤甚。想身半以上,肺气所主,右寸候肺也,心居肺中,其为心肺之火尚旺,下移小肠无疑也,再以清降兼化治之。

北沙参,女贞子,炙桑皮,煅牡蛎,剖麦冬,玄参心,北秫米,肥知母,辰茯神,福泽泻,辰灯心。

三诊:古称火有三种,心之火为君火,肝肾之火为龙相。日中神倦,而至夜不欲寐,咳痰递少,足部欠温,胸腹如焚,脉细,苔糙色黄,乃心肝火亢,龙相之火亦公然升腾,致痰从内生而神失所安,再拟甘寒以养之,咸寒以降之。

北沙参,京玄参,制丹参,制冬青,炙龟甲,辰茯神,炒泽泻,煅牡蛎,煅龙齿,辰灯心,磁石拌炒生地。

四诊:经云,卫气行阳则寤,行阴则寐。又云,心主火,肾主水,心火下交于肾,肾水上交于心,斯水火既济,而寤寐如常矣。日中熟寐,而至夜反寤者,是河间所谓心火亢极,肾水虚衰之象,脉细足冷,咳痰灰而带红,尤属阴不涵阳之据,拟用召阳归阴法主之。

北沙参,炙龟甲,制丹参,肥知母,北秫米,淮牛膝,剖麦冬,辰茯神,辰灯心,酸枣仁,煅牡蛎,蛤粉,炒生地。

五诊:离与坎本有对待之势,心为离脏,肾为坎脏,心肾并治,而主以召阳归阴,此即方书所谓神不守舍,踞其宅以召之之法也。今寤寐渐能如常,咳呛便坚,足部欠温,脉数苔薄黄,其阴液亏而内火未息可知,宜滋降之。

西洋参,细生地,甘杞子,炙款冬,龟甲胶,制冬青,煅牡蛎,辰茯神,辰灯心,燕窝,黑芝麻。

【按】本例不寐由阴虚火旺,灼津生痰而致。肾主水、心主火,阴亏则肾水不能上济于心;火旺则心阳不能下交于肾,是谓心肾失交。又兼痰热内扰,故不寐之症作矣。陈氏用滋养阴液之品治其下,清热泻心之品治其上,兼以清化痰热之品,以治其标,立方用药极为周到。

——《陈良夫专辑》

【按语】不寐其成因较多,或痰火上扰,或营卫阴阳不调,或心脾两虚,或心肾不交。本案患者初时咳痰黏薄,寐少口干,舌边起泡,乃阴虚火炽,炼液成痰,治宜降火化痰,经治疗后咳痰递少,水火不济之本质渐现,足部欠温,胸腹如焚,脉细,苔糙色黄,日中熟寐,而至夜反寤者,均为心火亢肾水衰之征,故召阳归阴,滋阴潜阳,使水火既济而愈。

亥翁

《经》有云,卫气行阳则寤,行阴则寐。肢体疲软,纳少便溏,得食易胀,本属卫气之不振。惟夜分少寐,脉细舌淡,心脾之气阴两乏,拙拟归脾大意主之。

潞党参,炒当归,制丹参(猪心血拌炒),北秫米,新会皮,炒白术,酸枣仁,制半夏,炒泽泻,炙远志,炙甘草,茯神(猪心血拌炒)。

【按】张景岳云:"劳倦思虑太过者,必致血液消亡,神魂无主,所以不寐。"说明不寐以血虚为多见。妇人产后、久病虚弱以及老年人气血不足,每多罹此病症。此例乃思虑劳倦伤及心脾气血,以致神不守舍,治疗当补养心脾,以生气血,方宗归脾汤意,心脾气血旺盛则诸症自愈。

——《陈良夫专辑》

【按语】本案症见肢体疲软,纳少便溏,得食易胀,可知其脾气亏虚,又见夜分少寐,脉细舌淡,当晓心阴匮乏,心脾两虚者,归脾汤主之。上方宗归脾汤之意,气血足,心脾灵,神魂归,不寐则愈也。

松男

《内经》谓胃不和则卧不安。入夜少寐,脘闷或嗳,腹中不舒,纳食呆滞,脉滑,苔糙黄腻,湿热浊邪逗于阳明,胃气失于和降,法宜清理阳明为治。

仙半夏,北秫米,广郁金,青陈皮,制川朴,佩兰叶,炒枳壳,炒米仁,小川连,辰茯神,炒泽泻,焦六曲。

【按】不寐伴见脘闷嗳气,纳食呆滞,腹中不舒,可知与脾胃湿热,气机不和有关。治疗除用半夏秫米汤和胃安神外,重点则在于疏中理气,清热化湿。若胃得通降和理,湿化热去,气机宣畅,则失眠自愈也。

——《陈良夫专辑》

【按语】《内经》曰:"胃不和则卧不安。"中者为四运之轴,阴阳之机,脾胃运枢机通则无忧。今纳食呆滞,湿热壅遏胃脘,胃气不降清阳不升而失眠。本案方药由半夏秫米汤加味而来,具有和胃气、清湿热之功,俾湿热去,胃气和,则卧寐安。

范文甫

黄振声

苦不寐,百药不能治,召余处方。以川百合3 g,紫苏9 g,二味煎服,三帖而安。问曰:此不治不寐而见效,出于何本? 余曰:我常种百合花,见其朝开暮合。又种紫苏,见其叶朝仰而暮垂,取其意而用之,不意其得效之速也。

【按】陈修园《医学实在易》载紫苏、百合可治不寐,取其"朝开暮合""朝挺暮垂",能引阳归阴之意。先生宗其法。百合甘而微寒,归心、肺二经,有清心安神之功。《本草求真》云:"能敛气养心,安神定魄。"常用于热病后余热未尽,神思恍惚,烦躁失眠,莫名所苦之"百合病",如百合知母汤、百合地黄汤即是。然医取"引阳归阴"之意,恐无科学根据。

——《范文甫专辑》

【按语】在本案中,采用中医取类比象的方法,中医认为人体是一个有机的整体,人与天地万物都是息息相关的,即"整体观念、天人合一"也。清初中医名家张志聪亦在其医著《侣山堂类辨》中对百合、紫苏有过生动而形象的描述:"庭前植百合、紫苏数茎,见百合花昼开夜合,紫苏叶朝挺暮垂,因悟草木之性,感天地阴阳之气而为开阖也;如春生夏长,秋成冬殒,四时之开阖也;昼开夜合,朝出暮入,一日之开阖也。"百合味甘、苦,性微寒而润,有养阴润肺、清心安神之功效。紫苏叶味辛,性温,有疏肝解郁、宽胸下气的药效。二者相合,清心安神,疏肝解郁,且使用方便、简单,不失为治疗失眠的一剂良方。

徐男

江北岸巨商,壮年,己亥仲秋,由沪来诊。据述经营棉纱事业,因行情早晚莫测,日夜操心,久之酿成失眠。往往终夜不能合目。西药疗治,可取效数时,然梦魇颠倒,过后益增疲乏。今岁入夏以来,失眠加厉,历经医治无效,衣不知暖,食不知味。余视徐君,面色虽苍白,而神采飞扬,谈笑自若,双目隐隐现红丝,舌胖,脉两关均弦长。谓徐君曰:"前医用药,毋乃一派归脾、补心、酸枣仁汤,益血养心安神之剂乎? 彼非是药不用,尔非是药不服,迎合富贵人家心理,古今同概。夫子之证,行气有余,脉气亦有余,何可犯实实之戒?"经谓疏其气血,令其条达,而致和平。因授血府逐瘀汤去桔梗,加参三七9 g,一服即卧泰然。连服十五剂,得能深睡,乃回沪。越二月,徐君复来甬诊。云近日来又苦失眠,但不若前次之甚。余察其脉,两关尚弦,口苦咽干,舌红,苔黄,依然实证也。用龙胆泻肝汤,服五剂而安。柯韵伯云:肝火旺则魂不入舍,而上走空窍,不得睡。不泻其龙雷之火,卧岂能宁乎?

【按】先生对病情分析精辟。同一患者,同一症状而原因不同,用药也有所别。前次失眠,神采飞扬,谈笑自若,脉两关弦长,用养血益心安神之剂无效,乃血气俱实之证。根据《医林改错》"气通血活,何患不除"的理论,用血府逐瘀汤去桔梗加参三七活血化瘀,调其气血,而迅速获效。后次同患失眠,但有口苦、咽干、舌红苔黄等证,乃肝火上炎,扰乱神明之故,用龙胆泻肝汤泻其肝胆之火而收良效。

——《范文甫专辑》

【按语】本案患者患病日久,并屡服养心安神之品不见好转,实属顽固性失眠证。初据劳心思虑日久致失眠当属心肝血虚证,而用补益之药鲜克有效。及范老详查脉象,乃知脉气有余使然。治病当首辨虚实,本案患者神气充足,脉气有余,实属实证,当活血行气为上,因而获效。后复诊,其脉弦,口苦咽干,舌红苔黄,乃肝火旺之证,而肝主魂,魂不得宁,致不得眠也。故用泻肝火之龙胆泻肝汤,遂安。

方根来

虚烦不寐,平素肝旺胆怯,今因痰热内扰,故夜间不寐。舌红、苔腻,脉细数而滑,亦胆热上升,蕴热蒸痰之证。宜清火豁痰,以温胆汤加味治之。

茯苓9 g,姜半夏9 g,炙甘草3 g,陈皮3 g,炒枳壳6 g,淡竹茹9 g,柴胡3 g,天花粉9 g。

——《范文甫专辑》

【按语】《医方集解》曰:"痰在胆经,神不归舍,亦令人不寐。"本案患者平素胆怯,神不归舍,舍空则痰饮乘虚袭入,痰热上扰,则失眠。《张氏医通》云:"脉滑数有力不眠者,中有宿滞痰水。"本案见舌红、苔腻,脉细数而滑,可知痰热内蕴,当清热化痰,温胆汤主之,更加柴胡以疏肝,天花粉泻火消痰,药中病机,斯疾得愈。

方右

失眠多梦,心悸胆怯,善惊易恐,气短神疲,舌苔薄黄,脉沉而细,此心胆气虚者也。

酸枣仁24 g,茯神9 g,知母9 g,川芎6 g,清甘草3 g,远志9 g,党参9 g。

【按】不寐之病因甚多,如思虑、忧郁、劳倦、忿怒、胃不和等,都能伤及诸脏,使精血内耗,气血互结,聚湿成痰,肝阳上亢,心胆气虚,心肾不交,神明扰乱,而致不寐。前案(方根来案)痰热内扰,故用温胆汤加味,豁痰泻火;后例(方右案)系心虚胆怯之证,则用《金匮要略》之酸枣仁汤加党参、远志,除虚烦而宁心神。

——《范文甫专辑》

【按语】患者失眠多梦,平素胆怯善惊,气短神疲,脉沉而细,经脉症合参,乃心胆气虚之象。故用养心安神之酸枣仁汤,加益气之党参、安神之远志,契合病机,用之有效。

李继昌

何某,女,31 岁

1973 年夏来寓就诊。自诉近一个月来烦躁不寐,夜起妄言,头昏眼花,口燥咽干。诊视患者,脉两寸独大,舌绛少苔,眼眶因长期失眠而致青黑凹陷。

辨证:此系心肾不交、心火独亢之候。

治法:以滋阴清火、养心安神之法为治。

方药:生地 15 g,竹叶卷心 9 g,莲子 9 g,玄参 9 g,灯心 1 束,甘草 9 g。

复诊:上方一剂得效,烦躁轻减,夜间不再妄言,并能安卧四小时左右。遂令其再服三剂后,每晚睡前以灯心、竹茹汤送服补心丹两丸,旬日而愈。

——《李继昌医案》

【按语】患者烦躁不寐,夜起妄言,口燥咽干,舌绛少苔,乃火热之象;右两寸脉独大,故热在上焦。眼眶青黑乃阴精不能濡养目窍所致。患者肾水亏于下,不能上济于心,心火炽盛,不能下交于肾,心神失养,神不安宁,亦属虚证;心火亢甚,心阴亏损;治宜滋阴养心,清火安神。李老遣方用药时遵循"扶正达邪,祛邪安正,扶正而不滋邪,祛邪而不伤正"的原则,即患者有邪,一般不先投补剂或纯施补益。方中生地黄性寒,凉血清热、滋阴补肾,配玄参清热养阴;竹叶清心除烦,灯心清心降火;莲子养心安神。灯心、竹茹送服补心丹,补而不助邪。患者正处青壮年,病史较短,病机单纯,故方简而力专。

冉雪峰

蔡某

汉口蔡某,下江人,患失眠有年,中西方药不治,近更加剧,至以为苦。若彻夜不寐,翌日即不能食,面色惨白带灰,神形俱困,以业务烦冗,不遑安处。无已,赴武昌休养,并请予诊治,其告所以不寐服药经过状。初不寐,服安眠药有效,久则须多服方效,再久,多服亦不效,词意间深以不能安寐为惧。诊其脉,虚而微弦微数,体瘦神倦,色夭不泽,唇舌过赤,肤燥少津,知其阴精衰竭,燥火燔炽,久病神虚,胆为之馁。因曰:此病无大关系,原可治疗,病源因是心脑不宁,但心理作用,疑虑忧惕,亦大有关,苟果安心静养,处之泰然,服药当自有效。病者曰:我原想睡,其奈不能睡何? 予曰:应听其自然,不必想其能睡,亦不必怕其不能睡。病者心中颇觉释然。处方用:吉林参一钱,麦冬三钱,五味子十二粒,龙骨、牡蛎各二钱,千金黄连丸一钱(系黄连、生地等分为丸)。上三药同煎,即以药汁吞丸药,因入城买药回迟,是夜未服药,而病人已熟睡三小时许,后服此方三剂,每日睡一时二时或三时不等,总之,每夜都可入睡。续以黄连阿胶鸡子黄汤、朱砂安神丸、酸枣仁汤等,出入加减,调理两月而愈。

——《冉雪峰医案》

【按语】胆属木,为清净之府、决断之官,若胆虚气怯,决断无权,遇事易受惊慌,引动心神而致使不寐。《圣济总录》卷四十二:"胆虚不得眠者,胆为中正之官,是少阳其经也。若其经不足,复受风邪则胆寒,故虚烦而寝卧不安也。"患者阴精衰竭,用以生脉散吉林参、麦冬、五味子三药合而益气养阴;龙骨、牡蛎重镇安神;千金黄连丸源自孙思邈《备急千金要方》,黄连为君,生地黄为臣,两药相须为用,滋阴清热。后续以黄连阿胶鸡子黄汤、朱砂安神丸、酸枣仁汤滋阴清热安神并用,失眠得愈。

曹梓材

某少年患者

一少年患不得卧,将一个月矣。余投以酸枣仁去川芎,加元参、生地等,未效,细察其脉,左关甚弦,转方用龙胆泻肝汤,一剂去七八,再剂痊愈。《素问·六节藏象论》曰:"肝者罢极之本,魂之居有也。"肝火盛则肝魂扰,其何能卧,息其火而宁其魂,卧立至矣。《证治准绳》"不得卧"门,集说颇多,未尝及此一种。柯韵伯云:"凡胃不和则卧不安,如肝火旺,则上走空窍,亦不得睡。"数语可补准绳之缺。

——《现代著名老中医名著重刊丛书:现代医案选》

【按语】本案中原用酸枣仁汤加减,不得效,细查其脉,左关甚弦。左关主肝,弦脉"在脏应肝",多主肝胆实性疾病。患者为一少年,年少气盛易伤肝,肝失疏泄,郁结化火,邪火扰动心神致不寐。张景岳就有言:"不寐证虽病有不一,然唯知邪正二字,则尽之矣。盖寐本乎阴,神其主也,神安则寐,神不安则不寐,其所以不安者,一由邪气之扰,一由营气之不足耳。有邪者多实证,无邪者皆虚证。"而对此的治则提出"有邪而不寐者,去其邪而神自安也"。临床上泻肝火之剂颇多,而龙胆泻肝汤妙在泻肝之剂中加入当归、生地黄以补血养肝,泻中有补,祛邪而不伤正,肝中邪火得去则神自安然能寐。

施今墨

刘某,女,34 岁

1953 年 6 月诊。十年前精神曾受巨大刺激,此后即经常感觉头晕、心跳,睡眠也逐渐不正常。屡经中西医治疗,时轻时重,迄未解决。去年参加"三反"运动工作极为紧张,夜以继日,很少休息,竟然大病,卧床七个月,头晕、心跳日益加重,甚至彻夜不寐,西医检查为极度神经衰弱。1952 年 5 月入同仁医院做睡眠疗法,亦未见效,每日非服安眠药不可,以后又现面部浮肿,食欲不振。复经中西医治疗,头晕、心跳有所好转,失眠之症仍未见效。极倦思睡,稍一闭目即惊跳而醒,多疑多虑,心神不安,痛苦万分。希望首先解决睡眠问题。

颜面浮肿,神色萎靡,舌苔薄黄,脉现虚大微数。

辨证立法:病起于精神感受巨大刺激,而又工作繁重,劳逸失调,脑力困顿,久则心气亏损。心主血,血不足,脑失濡养,心脑不足,终难入寐。当以养心安神法治之。

处方:生龙骨 15 g,生牡蛎 15 g,代赭石 10 g(旋覆花 6 g 同布包),北秫米 12 g(磁朱丸 10 g 同布包),酸枣仁 12 g(生、炒各半),炒远志 10 g,白蒺藜 12 g,朱茯神 10 g,紫石英 15 g,东白薇 6 g,朱寸冬 10 g,紫贝齿 15 g,酒当归 6 g,野百合 12 g,首乌藤 15 g,鹿角胶 6 g(另烊兑服)。

二诊:服药六剂,不服安眠药也能入睡,但睡甚少,乱梦繁多,且极易醒,动作时感觉心跳气短,浮肿已稍见好,自觉口干,大便燥。此为虚火之象,前法已生效力,再加清热之品以平心火。

处方:前方去旋覆花、代赭石、鹿角胶,加鲜生地 10 g,清半夏 6 g,柏子仁 10 g,鲜石斛 10 g,生栀仁 6 g。

三诊:前方共服八剂,颜面浮肿渐消,睡眠每夜能达四小时,惟仍乱梦纷纭,醒来慵倦,心跳头晕,烦躁不安。

处方:前方去紫石英、紫贝齿,加酒川连 3 g,淡竹茹 10 g,夜合花 10 g。

四诊:服药十剂,每晚能睡五六小时,梦多惊悸,心跳头晕。

处方:秫米 10 g,半夏 10 g,浮小麦 30 g,大枣 10 枚,甘草 10 g,生龙牡各 30 g,黄连 3 g,黄芩 10 g,酸枣仁 15 g,白芍 10 g,寸冬 10 g,朱茯神 10 g,远志

10 g,鸡子黄 2 枚(冲)。

五诊:服前方甚效,浮肿已消,睡眠渐趋正常,乱梦已除。头晕见轻,心跳惊悸均减。因工作关系,四个月未来就诊,前方已进数十剂,久服汤药不便,希改丸方。

处方:按四诊处方,去鸡子黄,将剂量加两倍,共为细末,炼蜜为丸,每丸重10 g,早、晚各一丸,白水送服。

【按】此为重度神经衰弱兼以顽固失眠医案,十载痼疾,五越月解除,治法以养心安脑贯彻终始。三诊后症状渐趋稳定,遂于四诊时以秫米半夏汤加味,连服数十剂,疗效巩固,再用丸药收功。

施师认为,失眠与脑之关系尤为密切。劳逸失调,用脑过度,久则心气亏损,心气亏损,心血不足,则脑失濡养。因以失服,用养心安神法收效。

——《施今墨临床经验集》

【按语】本病起于精神刺激,患者出现头晕、心跳、眠差等一系列症状,综观病因及症状,其病位本在心,继而影响及脑。后患者由于工作紧张、休息差复又耗伤心神,诸症加剧,心气虚及阳,致面部浮肿,劳神思虑过度既耗心血心阴,又损脾气而食欲不振。经中西医治疗后睡眠仍差,此时心气虚为主,兼有胆气虚,心主血功能失常,出现神色萎靡,舌脉均可见化热之象,治以养心安神为主,配以重镇安神、滋阴养血、清虚热之品。二诊时诸症均减,唯虚火之象明显,故配以清心火之品,兼顾阴气。三诊时虚火仍盛,且上焦火旺明显,故用清轻之品上达头目。四诊、五诊睡眠明显改善,予半夏秫米汤以资常服。方中半夏性温味甘能通阳,降逆而通泄胃气;秫米性味甘凉能养营,益阴而通利大肠。李时珍《本草纲目》曰:"秫,治阳盛阴虚,夜不得眠,半夏秫米汤中用之,取其益阴气而利大肠也,大肠利而阳不盛矣。"本方"通其道而去其邪"则"其卧立至"。心主血,上供于脑,血足则脑髓充盈,心神养则脑自安,不寐自消。

王某,女,39 岁

1954 年 2 月诊。病已两个月余,午后头面及周身均感发热,有时夜晚亦觉烧热,不出汗,头晕而痛。心跳气短,夜不安寐,必服安眠药始能入睡。经同仁医院检查血压 150/80 毫米汞柱。诊为神衰。舌质红,薄有苔,脉细数。

辨证立法:舌质红、脉细数,午后发热,均属阴虚之象,津少血亏,神不守舍,故现失眠,法宜滋阴养血安神。

处方:生龙骨 12 g,生鳖甲 10 g,生牡蛎 12 g,生龟甲 10 g,旋覆花 6 g(代赭石 10 g 同布包),草决明 10 g,沙蒺藜 10 g,朱寸冬 10 g,石决明 20 g,白蒺藜10 g,朱茯神10 g,东白薇6 g,炒远志10 g,地骨皮10 g,酒生地10 g,鹿角胶6 g(先烊兑服)。

二诊:前方连服十五剂,效果显著,发热减轻,不服安眠药也可入睡,精神好转,头晕、心跳均减轻,但觉心中有时冒凉气,消化力不强。虚热已解,阳气不足,拟用桂枝龙骨牡蛎汤合四君子汤主治。

处方:川桂枝8 g,杭白芍10 g,台党参6 g,生龙骨12 g,草决明10 g,云茯苓10 g,生牡蛎12 g,石决明20 g,云茯神10 g,冬白术6 g,炒远志10 g,酒当归10 g,柏子仁10 g,东白薇6 g,卧蛋草10 g,炙甘草3 g,鹿角胶6 g(另烊兑服),鲜生姜2片,大红枣2枚。

三诊:前方共服十剂,睡眠、饮食均已正常,多动尚觉心跳气短。诸恙均已恢复正常,拟改服丸剂以资巩固。

处方:按二诊处方将剂量加两倍,配作蜜丸,每丸重10 g,早、晚各一丸,白水送服。

【按】此案为阴虚不眠者,首先以滋阴清热治之,虚热解,但阳气又现不足,以四君子汤合桂枝龙骨牡蛎汤治之,既补其阳又敛其阴,共服汤药二十五剂,失眠症愈,改服丸剂以收全功。

——《施今墨临床经验集》

【按语】《灵枢·营卫生会》中说"昼不精,夜不暝",是因为"气血衰其肌肉枯,气道涩,五脏之气相搏,其营气衰少,而卫气内伐"。《景岳全书·不寐》曰:"血虚则无以养心,心虚则神不守舍……以致终夜不寐,及忽寐忽醒,而为神魂不安等证。"此案午后头面、周身热,甚觉夜间灼热,不汗出,加之舌脉,俱为一派阴虚血亏之象,阴气虚无以涵养阳气,阳无法入于阴,阴阳不交而致不得眠,此处滋阴养血即为安神。给予滋养之品虽眠善却增阳虚之证,或为阴药太过,或为体质所致,此时虚热已少,阳虚较著,应防其阳气更伤,改用桂枝龙骨牡蛎汤,补阳敛阴兼顾,四君子汤补益中焦之气,以助运化。

陈某,男,37 岁

1952 年 12 月诊。前两年由于工作繁重,日久体力不支,头晕、耳鸣、睡眠不实,乱梦纷纭。继发梦遗、早泄,虽经治疗,迄无少效,病情日重,头晕痛,腰酸楚,更现阳痿之症,记忆减退,思维难于集中,闭目即现乱梦,或彻夜不能入睡。曾住疗养院治疗,亦未见效。

精神萎靡,面色无华,舌质淡,薄有苔。六脉均弱,两尺尤甚。

辨证立法:用脑过度,致成神经衰弱,日久影响神经亦趋衰弱,脑肾两亏,失眠症现,法当补肾以壮髓,髓足脑也强。

处方:五味子3 g,沙蒺藜10 g,五倍子3 g,白蒺藜10 g,生牡蛎10 g(生龙骨10 g同布包),菟丝子10 g,覆盆子10 g,东白薇6 g,补骨脂6 g,女贞子10 g,制首乌10 g,炙甘草3 g,生白果12枚(连皮打)。

二诊:药服九剂,精神见好,能睡四五小时,乱梦也少,服汤药不便,要求配丸药服用。

处方:补骨脂60 g,紫贝齿30 g,生龙骨30 g,生牡蛎30 g,蛇床子30 g,大熟地30 g,枸杞子30 g,菟丝子30 g,覆盆子30 g,车前子30 g,五味子15 g,五倍子30 g,巴戟天30 g,淫羊藿30 g,鹿衔草30 g,制首乌30 g,紫河车30 g,朱茯神30 g,炒远志30 g,节菖蒲15 g,蝉蜕15 g,炙甘草30 g,鹿角胶30 g。

共研细末,金樱子膏420 g,炼蜜为丸如梧桐子大,每日早、晚各服10 g,白开水送下。

三诊:前方配制一料半,共服四个半月,头晕、耳鸣均大减轻,尤以睡眠极效,除偶然工作过劳,看书过久影响外,平时已能热睡八小时,梦也大为减少,体力逐渐恢复,遗精已止,阳痿尚未痊愈,希望再配丸方服用。

处方:真鹿鞭1条,淫羊藿30 g,补骨脂60 g,生龙骨30 g,蛇床子30 g,巴戟天30 g,大熟地30,生牡蛎30,五味子15 g,五倍子15 g,葫芦巴30 g,春砂仁15 g,覆盆子30 g,菟丝子30 g,紫河车60 g,北细辛15 g,山萸肉30 g,炒远志30 g,紫贝齿30 g,枸杞子60 g,上肉桂21 g,真沉香10 g,淡大云30 g,炙甘草30 g,鹿角胶30 g。

共为细末,金樱子膏360 g,炼蜜为丸如梧桐子大,每日早、晚各服10 g,白开水送下。

【按】治失眠宜用镇静药,阳入于阴始得入睡,此为常例。而本案则以助阳药物为主,少加滋阴潜阳之品,调布阴阳以五子衍宗丸合肉苁蓉丸加减。动药虽多,竟能熟寐,足见法贵灵活,药贵恰当,有是证用是方,不可拘于常例。

——《施今墨临床经验集》

【按语】肾藏精,精生髓,髓充脑,脑为髓海,髓由精化,"在下为肾,在上为脑,虚则皆虚"(《医碥》),患者因烦劳日久,致头晕、耳鸣、睡眠不实,乱梦纷纭。继发梦遗、早泄、头晕痛、腰酸楚,更现阳痿之症,记忆减退,思维难于集中,闭目即现乱梦,或彻夜不能入睡,精神萎靡,面色无华,舌质淡,薄有苔。六脉均弱,两尺尤甚,所见症舌脉俱为脑肾不足之象。治当益肾壮髓,使髓足脑强。方中早期重用益肾滋阴之品,兼用补肾固涩止遗精。先期以肾精亏虚为主,后期肾阳虚较著,故方重用补肾助阳之巴戟天、淫羊藿、真鹿鞭等大队补阳之品治疗阳痿之证,用药侧重随证变通。

沙某,男,47 岁

1955 年 12 月诊。十七年前,由于工作紧张,不休不眠,连续数日,以致头晕而胀,体力不支。但未曾正规调治,经常睡眠不好,不能多劳。工作繁多时更难入睡。新中国成立后一度全休疗养,症状逐渐减轻,恢复工作后诸症又复加重。最近八个月来,由于工作繁重,用脑过多,失眠严重,每夜最多能睡三小时左右,噩梦纷纭,时时惊醒,精神也觉不振,心情郁郁,焦急不安,食欲亦日渐减退。二便如常。舌苔黄,六脉虚数。

辨证立法:病久体虚,由虚生热,引动心火妄炎,扰乱神志,气结则肝郁不舒,精神不振,拟用养心潜阳,清热舒肝法。以酸枣仁汤合秫米半夏汤主治。

处方:炒枣仁 10 g,云茯苓 10 g,白蒺藜 10 g,生枣仁 10 g,云茯神 10 g,炒远志 10 g,肥知母 6 g,酒川芎 4.5 g,清半夏 10 g,北秫米 10 g(磁朱丸 6 g 同布包),生牡蛎 12 g(生龙骨 12 g 同布包),紫贝齿 10 g(紫石英 10 g 同布包),东白薇 6 g,炙甘草 3 g,鹿角胶 10 g(另烊化兑服),血琥珀末 3 g(分两次冲)。

二诊:前方服二十剂,睡眠时间较长,虽有梦,但非噩梦,惊怕之感日减,头晕痛和耳鸣减轻,情绪稍好。但觉郁闷不快,食不知味,再宗前法治之。

处方:酒黄芩 6 g,朱茯神 10 g,厚朴花 4.5 g,酒黄连 3 g,朱寸冬 10 g,玫瑰花 4.5 g,夏枯草 6 g,酒川芎 4.5 g,东白薇 6 g,白蒺藜 12 g,川郁金 10 g,节菖蒲 6 g,炒远志 10 g,柏子仁 10 g,蝉蜕 4.5 g,佩兰叶 10 g,鸡内金 10 g,陈阿胶 10 g(另烊兑服)。

三诊:服药二十剂,已能安睡如常,梦已极少,精神甚好,头脑清爽,但不能多用脑,时感头晕痛,思想不易集中,消化力仍欠佳。

处方:生牡蛎 12 g(生龙骨 12 g 同布包),紫贝齿 10 g(紫石英 10 g 同布包),节菖蒲 6 g,云茯苓 10 g,厚朴花 4.5 g,谷芽、麦芽各 10 g,云茯神 10 g,玫瑰花 4.5 g,炒远志 10 g,东白薇 6 g,白蒺藜 6 g,酒川芎 4.5 g,漂白术 6 g,川郁金 10 g,佩兰叶 10 g,炒枳实 4.5 g。

四诊:前方又服二十剂,一切均好,精神旺健,已不郁闷,近来晚间看文件感觉视力差,不能过劳,拟用丸方巩固疗效。

处方:每日早服柏子养心丸 10 g,午服人参归脾丸 6 g,晚服石斛夜光丸 6 g,

服用一个月。

【按】本病为心肝俱病之失眠症,清心热,解肝郁,安神志,和脾胃法治之。共服汤剂两个月,丸药一个月,多年凤疾,三个月解决。噩梦纷纭以琥珀治之,二诊时即见功效。查琥珀入心、肝、膀胱三经,《本经》载有安五脏定魂魄之力。治惊悸失眠,施师每于安神方中加入琥珀一味治惊悸噩梦殊效。

——《施今墨临床经验集》

【按语】肝主疏泄,调畅气机,又主藏血。气机条畅,血气和调,则脑清神聪,魂化而主司运动及内在思维。若疏泄失常,肝气抑郁或抗逆,则见不寐,或肝失藏血,魂不得涵养而飞荡,发为不寐。患者不寐本为工作紧张所致心气渐虚、心胆气虚,长期工作繁多易致肝郁气结,心情郁郁,焦急不安,故推之心肝俱病。又因食欲渐减,肝郁已乘脾,当调理脾胃,助用养心安神。清心疏肝、和脾胃、安神之治法正中其本,兼顾其标,故患者服药效佳。后医者嘱其早服柏子养心丸安养心神,午服人参归脾丸健脾益气,晚服石斛夜光丸滋阴补肾、清肝明目,三者合用既整体调理又有专攻,心、脾、肝三脏兼顾,应获良效。

郜某,女,39 岁

1951 年 6 月诊。素患月经不调,经期提前,血块甚多,腰酸腹胀。近两个月来,由于家庭问题,郁闷不舒,烦躁易怒,以致失眠,有时入睡易醒,有时彻夜不眠,有时虽能安卧而乱梦极多,醒来仍甚疲倦,饮食无味,二便尚属正常。六脉弦,左关独盛。

辨证立法:冲任不调,经期提前,血块甚多,乃血瘀不活,流行不畅。肝为藏血之脏,血不养肝,又为五志七情所扰,气结不舒,烦躁易怒。左关独盛,脉证相合,当以理血舒肝调节冲任法。拟用逍遥散胶艾四物汤加味治之。

处方:醋柴胡 4.5 g,杭白芍 10 g,全当归 10 g,生、熟地各 10 g,春砂仁 4.5 g,炒白术 4.5 g,朱茯神 10 g,川杜仲 10 g,酒川芎 4.5 g,朱寸冬 10 g,川续断 10 g,祁艾叶 4.5 g,阿胶珠 10 g,炒远志 10 g,磁朱丸 6 g(北秫米 10 g 同布包),炙甘草 3 g。

二诊:前方服七剂,腹胀、腰痛均减轻,睡眠大为好转,连日均能睡七八个小时,梦也不多,感觉全身舒畅,月经届期未至,近日离京返乡,要求调经常方。

处方:醋柴胡 4.5 g,壳砂仁 4.5 g,杭白芍 10 g,酒川芎 4.5 g,朱茯神 10 g,沙蒺藜 10 g,祁艾叶 4.5 g,朱寸冬 10 g,白蒺藜 10 g,生、熟地各 10 g,酒当归 10 g,阿胶珠 10 g,酒元胡 4.5 g,鸡血藤 10 g,炒远志 4.5 g,益母草 10 g,月季花6 g,代代花6 g,炙甘草3 g。每届经前一周服六剂。

两个月后,患者来信云,两次经前均服此方,血块甚少,经行亦畅,别无他症。询问是否仍再服用,函复停汤药,以玉液金丹巩固疗效。

【按】妇女月经最为重要,若经血不调,易生病变,而肝与血之关系密切,因肝藏血,卧则血入于肝,今血不养肝,则不得安卧,故本案着重调经理血舒肝。并未多用安神镇静之药,用逍遥散以治肝,胶艾四物汤以调经血,血气荣,肝得养,则睡眠自安。治病求其本,辨证宜精确,若本末倒置,治法不当,则无此显效。

——《施今墨临床经验集》

【按语】肝主藏血,称为"血海",为妇女经血之本。肝血充足,下注冲脉血海,则冲脉盛满,血海充盈;肝主疏泄,调畅气机,肝气冲和,条达生发,气行则血行,固使任脉通,太冲脉盛。肝气郁结,肝郁化火,邪火侵及冲任,扰动心神,神不安而不寐。冲脉可调节十二经气血,与女子月经及孕育机能有关;任脉可调节阴经气血,为阴脉之海,其主胞官,《太平圣惠方·卷一》云:"夫任者,妊也,此是人之生养之本。"冲任不调,经期提前,血块甚多,乃血瘀不活,流行不畅。肝为藏血之脏,血不养肝,又为五志七情所扰,气结不舒,烦躁易怒。左关独盛,脉证相合,当以理血舒肝调节冲任法,拟用逍遥散胶艾四物汤加味治之。

刘某,男,43 岁

1955 年5 月诊。解放战争时期,曾受重伤,因出血过多,输血多次,复经长期疗养,体力稍强,而贫血现象仍然存在。在疗养院检查血液,红细胞3.7 × 10^{12}/L,白细胞4.0 × 10^9/L,血红蛋白114 g/L。患失眠三年余,不服安眠药即难入睡。近数月来,大便经常溏泻,食欲不佳,腹胀嗳气,头晕而痛,四肢酸麻,仍赖安眠药以入睡,白日头脑昏沉不清,极易烦急发怒。苔白质暗,脉沉弱。

辨证立法:患者面色苍白少华,语低力微,苔白质淡而胖,脉象沉弱,是为气血不足之象。脾胃虚弱,运化精微无权,心生血之源受损,贫血缠绵不愈,血不上荣,脑失滋养,失眠之症现。血不养肝,则烦急易怒。治法宜养血,养血先补中,拟圣愈汤合逍遥散、秫米半夏汤治之。

处方:米党参10 g,炙黄芪12 g,磁朱丸6 g(北秫米12 g 同布包),酒当归10 g,酒柴胡3 g,杭白芍10 g,云茯苓10 g,苍术炭10 g,生地炭10 g,云茯神10 g,白术炭10 g,熟地炭10 g,酒川芎4.5 g,清半夏10 g,白薏仁18 g,陈皮炭6 g,炙甘草3 g。

二诊:前方共服十二剂,大便已好转,但仍不成形,食欲较前为佳,每晚能睡六小时。服至十剂时,不用安眠药亦能入睡,急躁见好,唯觉中气不足,四肢仍甚酸麻。前方既效,以补中益气汤合桂枝龙骨牡蛎汤治之。

处方:米党参10 g,炙黄芪12 g,血余炭10 g(禹余粮10 g同布包),酒当归10 g,绿升麻1.5 g,淮山药30 g,川桂枝4.5 g,苍术炭10 g,云茯苓10 g,酒柴胡4.5 g,白术炭10 g,云茯神10 g,杭白芍10 g,白薏仁18 g,炙甘草3 g,生龙骨12 g,生牡蛎12 g。

三诊:服药十剂,诸证均有所减轻,胀满未除,原方加紫油朴4.5 g。

四诊:服药十二剂,睡眠甚好,胀满减轻,食欲转佳,大便仍不成形,前方加赤石脂、白石脂各10 g。

五诊:又服药十二剂,检查血液,红细胞4.2×10^{12}/L,白细胞5.2×10^9/L,血红蛋白120 g/L,食、睡均较前见好,四肢仍酸麻,大便已趋正常。

原方去赤石脂、白石脂,加桑枝18 g,桑寄生18 g。

六诊:前方服七剂,诸恙均已见好,全身感觉舒适。睡眠虽已大为好转,但不能多用脑力,过劳时仍现烦躁,尚须服药巩固。

处方:酒柴胡4.5 g,杭白芍10 g,磁朱丸8 g(北秫米12 g同布包),生龙骨12 g,沙蒺藜10 g,云茯苓10 g,生牡蛎12 g,白蒺藜10 g,清半夏6 g,炒远志4.5 g,酒川芎4.5 g,节菖蒲6 g,紫油朴4.5 g,炙甘草6 g,草决明10 g,石决明18 g。

【按】本病为气血双亏之症。施师先以调理气血之法,使之运行流畅,继而补中健脾。缘以血来源于饮食精微,若脾胃不健,虽增加营养之品,运化无能,亦难养血生津,濡润脏腑。自二至五诊,均本诸此法而见显效,最后以和肝安神作为善后,得收全功。

——《施今墨临床经验集》

【按语】《景岳全书·不寐》曰:"无邪而不寐者,必营气不足也,营主血,血虚则无以养心,心虚则神不守舍。""真阴精血不足,阴阳不交,而神有不安其室耳。"患者因失血过多致营血不足,心失所养,心神不安而不寐。又肝主疏泄,其用属阳,又主藏血,其体属阴,《血证论·脏腑病机论》说:"肝属木,木气冲和条达,不致郁遏,则血脉得畅。"疏泄关系到人体气机的调畅,而藏血关系到血液的贮藏和调节,疏泄功能正常,气机调畅,血运通达,藏血才有保证;而藏血正常,才可发挥血的濡养作用,营养全身,故本案最终定位于治肝,肝气和以保证营血充,不寐自愈。

张某,男,62 岁

1952 年 3 月诊。十日前饮食过饱,旋即睡卧,醒来即感胸胁胀痛不适,未作医治。胀满不减,头晕而痛,二便均不通畅。近一周来,晚间辗转反侧,难于入寐,目合即梦,因之精神困倦,体乏无力,毫无食欲,恶心欲吐。舌苔垢腻,脉象沉滞,两关均盛。

辨证立法:年逾耳顺,生理功能自较壮年为弱。今又暴饮暴食,积滞难消,肠胃壅阻,遂生胀满。经云:"胃不和则卧不安。"然已年达六旬,病已十日,不宜施以克伐涤荡之剂,拟调气机,利二便,宿滞得下,胃和卧安,当可熟睡。

处方:炒枳壳 4.5 g,旋覆花 6 g(代赭石 12 g 同布包),晚蚕沙 10 g(炒皂角子 10 g 同布包),紫油朴 4.5 g,佩兰叶 10 g,薤白头 10 g,莱菔子 6 g,车前草 10 g,莱菔英 6 g,旱莲草 10 g,半夏曲 10 g(北秫米 12 g 同布包),全瓜蒌 18 g,炙甘草梢 3 g,青皮炭 4.5 g,广皮炭 4.5 g。

二诊:服药三剂,大、小便较前通畅,胸胁胀满大减,睡眠已如常时,但梦稍多而已,头晕时痛尚未见效,视物模糊,仍遵前法,另加清头目之品。

前方加:紫石英 10 g,石决明 18 g,紫贝齿 10 g,草决明 10 g。

【按】本案由于食积不化,肠胃不和,因而胀满不舒,影响睡眠。宗《内经》"胃不和则卧不安"之旨,以调气机和胃肠为法。盖年事已高,不能滥用承气之类涤荡积滞,防其邪去正衰。只用消导缓通之剂,使其二便通利,宿食得下,气机顺调,胃和睡安。若因年老气衰,补其中气,则必气滞更增胀满。本案照顾周到,用药得当,既除其邪,又不伤正。晚蚕沙配皂角子有软便之效,尤对年老体弱而大便不畅者用之最宜。

——《施今墨临床经验集》

【按语】《素问·逆调论》曰:"胃不和则卧不安。"《张氏医通·不得卧》云:"脉滑数有力不得卧者,中有宿滞痰火,此为胃不和则卧不安也。"暴饮暴食,素食停滞,脾胃受损,酿生痰浊,壅遏于中,痰浊上扰,胃气失和,而不得安寐。患者舌苔垢腻,脉象沉滞,脾胃肝胆脉盛,说明邪郁脾胃,横犯肝胆。其病机总为食湿生痰,扰动心神。其因饮食过饱即睡而致胸胁胀痛,二便不通,难以入寐,本应荡涤积滞,但因其年事已高,正气亏虚,且观其精神困倦、体乏无力,胃气大伤,不耐强攻,故以调气机之品缓通二便。后因其头晕、目昏,适加清利头目之品。

温某,男,34 岁

1953 年 3 月诊。素来身健少病,两个月来经常出差外地,旅途烦劳,生活甚不规律,自觉"上火",咽痛、喉干、纳食不佳,胸胁均胀,极易烦躁,睡眠不安,时时惊醒,二便尚属正常。舌苔黄垢,六脉弦,左关独盛。

辨证立法:平素体健,年壮多火,加之旅行烦劳,致成肝热,阳亢上炎,遂有咽痛、喉干、胀满、纳差、烦躁以及睡眠不安诸症。六脉均弦,左关独盛,更为明证。拟清肝胆之热,以安神为法。

处方:干石斛 10 g,大生地 6 g,生龙骨 10 g,鲜石斛 10 g,鲜生地 6 g,生牡蛎 10 g,云茯苓 10 g,酒黄芩 6 g,云茯神 10 g,酒黄连 3 g,磁朱丸 6 g(北秫米 12 g 同布包),炒山栀 6 g,炒远志 10 g,白蒺藜 10 g,青竹茹 6 g,佩兰叶 10 g,陈皮炭 6 g,半夏曲 6 g,建神曲 6 g。

二诊:服二剂,咽痛已愈,食欲稍好,睡眠少效,口干未除,药力未及之故,原方不变,再服三剂。

三诊:前方再服三剂,自觉火气已退,口干见好,睡眠如常,只是梦多,有时头昏心跳,此为病邪乍退之象,仍拟清热安神法治之。

处方:生龙骨 12 g,紫石英 10 g,生牡蛎 12 g,紫贝齿 10 g,旋覆花 6 g(代赭石 10 g 同布包),朱茯神 10 g,鲜生地 10 g,朱寸冬 10 g,鲜石斛 10 g,磁朱丸 6 g(北秫米 12 g 同布包),生栀仁 6 g,白蒺藜 10 g,炒远志 10 g,生枣仁 6 g,东白薇 6 g,省头草 10 g,清半夏 6 g,生甘草 3 g。

【按】肝胆均热,睡眠不安,且易惊醒,证候单纯,治之甚易,一诊、二诊均用芩、连、山栀、生地、石斛、竹茹等清热除燥之药,燥热消除,睡眠自安。三诊中以生枣仁、生栀仁合用,治疗多梦甚效。

——《施今墨临床经验集》

【按语】肝藏血,血舍魂,魂者"随神往来"。人卧则血归于肝而魂归其宅,心神安宁,睡眠得矣。《普济本事方》云:"平人肝不受邪,故卧则魂归于肝,神静而得寐,今肝有邪,魂不得归,是以卧则魂扬若离体也。"患者正值壮年,平素体健,加之烦劳,易发实证。观其症脉均示肝胆热象,故投以清肝胆热之品,辅以滋阴,以奏安神助寐之功。五剂后效佳,火退阴复眠如常,唯见梦多头昏心悸,症虽稍复,但须继服以期奇功。加生枣仁、生栀子,兼顾多梦,主清肝胆之热,祛邪以使神安。

刘某,女,32 岁

1953 年 6 月 29 日诊。1951 年、1952 年流产两次,出血甚多,此后即感心跳,气短,头晕,烦躁,睡眠不宁,食不知味,大便溏,手足心热,时自汗,脑力劳动较强,近感记忆减退,健忘,乏力,现已停止工作休养。面色苍白,贫血,舌质淡,脉沉微。心主血,肝藏血,脾统血。失血过多,伤及三脏。心血不足,心跳气短;血不养肝,烦躁头晕,睡眠不安;血不归脾,手足心热,食不知味。气血双亏,体力衰弱,宜调气养血、健脾强心舒肝法治之。

处方:赤芍、白芍各 6 g,醋柴胡 5 g,生牡蛎 12 g(生龙骨 12 g 同布包,先煎),紫贝齿 10 g(紫石英 10 g 同布包,先煎),桑寄生 15 g,云茯神 10 g,云茯苓 10 g,苍术炭 6 g,桑枝 15 g,白术炭 6 g,鹿角胶 6 g(另烊兑服),紫厚朴 5 g,炒远志 10 g,代代花 5 g,玫瑰花 5 g,炙甘草 3 g。六剂。

二诊:服药六剂,精神好转,大便次数减少,食欲渐增,但心跳气短、睡不安稳如旧,且现周身窜痛。仍本前法增加药力。前方加米炒党参 10 g,焦薏仁 25 g,血余炭 10 g,去代代花、玫瑰花、紫石英、紫贝齿。八剂。

三诊:服前方,睡眠较好,心跳、气短均见减轻,大便次数减少,已不甚溏,自汗止。患者拟回乡疗养,汤药不便,改为丸方常服。独取脾肾以补先后天之不足,兼理经血。

处方:别直参 30 g,生、熟地各 30 g(酒炒),醋柴胡 15 g,炒远志 30 g,野于术 30 g,酒当归 30 g,生龙骨 30 g,生牡蛎 30 g,川厚朴 15 g,朱茯苓 30 g,紫河车 30 g,陈广皮 15 g,川附片 20 g,鹿角胶 30 g,五味子 15 g,酒川芎 15 g,淡干姜 15 g,陈阿胶 30 g,益智仁 15 g,怀山药 60 g,酒杭芍 30 g,炙甘草 30 g,炒枳壳 15 g,焙内金 30 g。

共研细末,溶化二胶,再加炼蜜 600 g,和为丸,如小梧桐子大。每日早、晚各服 10 g,白开水送。

四诊:服丸药七十日,效果甚好,食、睡都已正常,精力充沛,健忘也好转,阅读不能持久,大便间或溏泻,不能多食油腻。丸药既已显效,不需更改,再配一料半可服百日,以冀痊可。

——《临床中医家施今墨》

【按语】施老用药极为讲究,用苍术、白术炒炭有收敛止泻之功。用代代花即枳壳花,有行气宽中、消食化痰的作用。生、熟地黄、当归、川芎、杭芍酒制,养血活血之效彰。丸方在大量养血滋阴药中加入川附片、淡干姜,起到少火生气的作用。川厚朴、焙内金、炒枳壳以防滋腻碍胃。

白某,女,50岁

平素思虑过度,失眠,心跳,头晕而痛,饮食无味,善惊,喜怒,均为神经衰弱之现象也。拟安脑神、强心脏、调胃肠、养血液法。

磁朱丸三钱(紫石英五钱同包),北秫米三钱(布包),清半夏三钱,朱茯神三钱,焦远志三钱,花旗参一钱半,广皮炭三钱,枳实炭一钱半,首乌藤五钱,白蒺藜五钱,姜竹茹二钱,酒川芎一钱半,明天麻一钱半,生、熟地各三钱(砂仁半钱同捣),当归身二钱,奎白芍三钱,炙甘草五分。

方义:秫米半夏汤加温胆汤均可安眠。磁朱丸普通皆用为治眼疾之药,其实可安脑神。又加紫石英、首乌藤、白蒺藜、明天麻治头部晕痛;四物汤能养血;茯神、远志、洋参既能强心,又可安眠。

二诊:前方连服两剂,稍能入睡,惊悸又醒,饮食略佳,头脑较前感觉清快,拟再进前法。

磁朱丸四钱(秫米三钱同包),首乌藤五钱,大生地、大熟地各三钱,白蒺藜五钱,清半夏三钱,花旗参钱半,当归身二钱,真川连一钱,陈阿胶三钱,奎白芍三钱,明天麻一钱半,酒川芎一钱半,明玳瑁三钱,焦远志三钱,朱茯神三钱,鸡子黄二钱(分两次兑服)。

方义:本方为四物汤、秫米半夏场、黄连阿胶鸡子黄汤之合剂,均为养血安神法。首乌、蒺藜、玳瑁、天麻治头部痛;茯神、远志、洋参强心安眠。

三诊:前方连服四剂,已能安眠五六小时,且亦无乱梦之扰,头部痛晕大减。仍拟前法,促其速效。

磁朱丸四钱(秫米三钱同包),酸枣仁四钱(生炒各半),野百合四钱,明玳瑁四钱,夜合花三钱,白蒺藜四钱,清半夏三钱,真川连钱半,东白薇一钱半,阿胶珠三钱,朱茯神三钱,焦远志三钱,花旗参一钱半,厚朴花、代代花各一钱半,香稻芽五钱,生鸡子黄二枚(分两次兑服)。

方义:本方仍用秫米半夏汤及黄连阿胶鸡子黄汤之合剂,增入百合、夜合花之安神;厚朴花、代代花、香稻芽之开胃。

四诊:前方连服四剂,睡眠甚佳,头部已不疼痛,心跳气促之症亦减,饮食有味但不敢多食。恐消化力尚不足也,拟用丸剂常服除根。

每日早服天麻丸钱半;下午服加味保和丸二钱;夜临卧服天王补心丹一丸。均用白开水送,共服一个月。

方义:天麻丸治头脑,保和丸助消化,补心丹安眠强心脏。

——《祝选施今墨医案》

【按语】神经衰弱为目下最流行之疾患,古人以忧愁郁怒为肝病,于今细推其所论之症状,莫不与此病状相吻合。医者于此入手,庶几神经质疾病,可略有门径矣。此病治法,需视病者程度之深浅,而投药饵,然亦是舒缓神经、调理胃肠、安脑养血以尽之。

祝味菊

王先生

一诊:症状:苔腻中满,寐少梦多,脉息沉缓。

病理:中湿遏阻,胃气不和,阳隔于上。

病名:中湿阳浮。

治法:与温潜淡化。

处方:灵磁石30 g(先煎),姜半夏24 g,大腹皮12 g,生龙齿30 g(先煎),茅术15 g,带皮砂仁9 g,黄附片15 g(先煎),藿梗9 g,淡干姜6 g,酒连15 g。

【按】失眠一症,原因众多,证情不一。细析此案,乃为中宫湿困,失却转输津液精血、交通上下之职,以致水火失济而致不寐。故祝氏以姜半夏、茅术、藿梗、大腹皮、带皮砂仁、淡干姜等中焦之药健脾和中理气,疏理通道,再以附子配磁石,附子配枣仁,附子配酒连,均为祝氏临床常用配伍药对,阴阳协调,寒凉并用,旨在温肾潜阳,滋阴养心安神,则神安守舍矣。

——《祝味菊医案经验集》

胡夫人

一诊:1月20日。症状:头昏耳鸣,苔白腻,夜不成寐,便秘,肌热,微有起伏,脉息弦芤。

病理:下虚上盛,中湿隔拒,阳上浮,潜藏失,下虚上盛,隔阳于上。

病名:下虚阳浮,失眠肌热。

治法:当与温潜为主。

处方:灵磁石60 g(先煎),生牡蛎45 g(先煎),酸枣仁24 g(先煎),麦芽15 g,生龙齿15 g(先煎),黄附片15 g(先煎),明天麻6 g,大腹皮12 g,朱茯神18 g,姜半夏24 g,茅术15 g,酒连4.5 g(泡冲)。

二诊:症状:诸恙如前,脉转沉细。

治法:再与潜阳益脾。

处方:灵磁石60 g(先煎),酸枣仁24 g,明天麻6 g,生龙齿45 g(先煎),仙半夏24 g,苦丁茶2.4 g(泡),朱茯神18 g,茅术15 g,白杏仁12 g(打),麦芽15 g,大腹皮12 g,半硫丸15 g(包先煎),淫羊藿16 g。

三诊:1月24日。症状:寐尚未安,大便行而不畅,苔腻,脉沉缓。

病理:浮阳未敛,心肾不交。

治法:再与前法损益。

处方:灵磁石60 g(先煎),酸枣仁24 g,茅术15 g,生龙齿45 g(先煎),朱茯神24 g,柏子霜9 g,明天麻9 g,姜半夏24 g,白杏仁12 g(打),半硫丸18 g(包先煎),远志4.5 g,黄附片15 g(先煎),淫羊藿12 g,大腹皮12 g

【按】耳鸣为下虚,头昏、不寐为上盛,苔腻为中湿。联系便秘、肌热等症,似应治以清润潜降。但苔白腻,脉弦芤,又非阴虚之征。祝氏认为,附子通十二经,可升可降,为百药之长,能随所伍而异其用。例如,附子加磁石,兴奋加镇静,具强壮之功,能抑制虚性兴奋,治神经衰弱之失眠有良效;附子加枣仁,辛通加酸收,有缓和作用,能调节心血管系统自主神经之紊乱,治心动过速,脉来早搏有效。本案的温潜治法,正是上述两个配伍担当。此外,附子加黄连,泻心与护阳,交通心肾,与交泰丸有相似之功。半夏、茅术祛除中湿,有《内经》半夏秫米汤之意。如此,浮阳得以潜降,不寐可愈。

附子与酸枣仁同用,具有强心之效力。祝氏曰:此二药之效能,胜于西药之毛地黄。夫毛地黄之强心,固为西医所推崇,但药效不能持久,何况有些病员对毛地黄有副作用,而附子、酸枣仁之强心则无此流弊。对伤寒及杂病患者的心脏衰弱,无不在处方中重用此二药。例如治一人,年约四十岁,患心悸怔忡甚剧,头昏失眠,夜寐梦多,心烦,性情不怡,脉象虚数。方用黄附片(先煎)18 g(折算,下同),酸枣仁、活磁石(先煎)、生龙齿(先煎)各30 g,柏子仁、朱茯神、首乌藤、炙甘草各12 g,川芎9 g,淮小麦20 g。

有刘君者,年四十余岁,经常失眠,心悸怔忡,健忘多疑,耳鸣目眩,形容枯槁,四肢乏力,祝医生曰:病情多端其根则一,并非实火上扰,乃心肾不足,虚阳上浮,祝医生用潜阳法与补肾药并用:活磁石(先煎)30 g,生龙齿(先煎)30 g,生牡蛎(先煎)30 g,黄厚附片(先煎)18 g,酸枣仁(打)12 g,朱茯神9 g,鹿角胶12 g,大熟地18 g,巴戟天9 g,淫羊藿9 g,杜仲9 g,菟丝子9 g,丹参12 g,仙半夏9 g,炒麦芽12 g。此方连服六帖,睡眠得安,心悸怔忡均减,上方略有进出,再服十余帖,其病若失。

——《祝味菊医案经验集》

【按语】以上诸案病机、处方遣药神似,乃潜阳丹之变法,合而按之。王案、胡案并半夏泻心汤法。《经》曰:苦辛散泄脾湿,咸软补心。泻心汤伍术、藿、砂、腹皮等味,辛开苦泄,以清气道,斡旋枢机。《本草求真》有云"中宽则上下皆通"是其义也。又阴亏于下,湿阻于中,则阳隔于上,下虚上实中滞。嘉言有论:是故养阴药中,必佐以潜阳者,用阴以引其阳,使真阳复返于下,与真阴相合,如畜鱼千头,须置介类于池中之意。叶天士亦曰,病损肝肾,"欲求阳和,须以介属之咸,佐以酸收甘缓"。潜阳丹原意温潜上越之肾阳,此用磁石、龙齿、牡蛎等味代龟甲潜降隔上之心阳,又佐以枣仁、茯神之酸甘,如是,枢机得通,清阳司旋,隔于上之心阳自能下潜以交肾水矣。此温潜淡化之法用治不寐,可谓独辟新径。

又按:丹溪谓上升之气,自肝而出,清金开气,亦有制木之功能。又考古人,治湿总不离开肺,开水道也;治秘亦不离开肺,通腑道也。胡案妙用杏仁,开肺利水通腑,可谓深谙其道。

又按:此方证相应,效亦明验,自无多言。然本草明言,附、夏相反,祝氏除陈旧,破常规,非但无险,一用即验。常人如无高深造诣、丰富经验及过人胆量,此举断不敢为。祝氏之功,可窥一斑。

徐恕甫

褚左,51 岁

年逾五十,形体已亏,谷食进少,失眠、头晕,六脉沉细无力。主治宜温胃健脾以增饮食为要。盖脾胃为人生养命之源,脾胃强而诸症向愈矣。

野于术二钱五分,炒潞党二钱,茯神三钱,白云苓二钱,化橘红一钱五分,半夏二钱,明天麻二钱,西砂仁一钱五分,藿香梗一钱,广木香一钱,煅龙骨三钱,公丁香一钱,粉甘草一钱,生姜五片,桂圆五个。

二诊:上方服六剂,效力颇佳,谷食增加,头昏、睡眠亦好。近因天气暴寒而受邪,脉转沉细,肢冷咳嗽,谷食又少。拟六君子加减以温散之:

贡于术一钱五分,茯神二钱,紫苏叶一钱五分,北细辛四分,粉甘草一钱,炒潞党二钱,化橘红一钱五分,北五味一钱,西砂仁一钱五分,煅龙骨三钱,干姜一钱三分,红枣三个。

三诊:服上方两剂,不咳,脉变无力,谷食增加,能安眠。拟作丸药一料,缓以图之:

野于术一两五钱,茯神一两五钱,法半夏八钱,西砂仁三钱五分,广木香五钱,粉草五钱,高丽参一两,化橘红八钱,白蔻仁四钱,淡干姜五钱,煅龙骨二两。

共研细末,炼蜜为丸,每日早、晚服三钱,开水送下。

【按】本案为心脾两虚,血不养心,神不守舍之失眠。纳谷进少,气血化源不足,故以健脾增食为要,治仿归脾意,并制丸缓缓图之。

——《临床中医家徐恕甫》

【按语】《素问·逆调论》云:"阳明者,胃脉也,胃者,六腑之海,其气亦下行,阳明逆不得从其道,故不得卧也。《下经》曰:'胃不和则卧不安。'"本案为心脾两虚,脾失健运,气血化源不足,血不养心则失眠;痰湿内生,阻滞中焦气机,清阳不升,浊阴不降,则头晕,谷食进少,日久形体已亏。治以健脾养心,燥湿化痰,和胃安神。用归脾汤合六君子汤加减。方中加入丁香、砂仁、藿香梗芳香醒脾,温胃和中;煅龙骨性甘、涩、平,归心、肝、肾经,镇惊安神、平肝潜阳以增天麻平肝息风之力。二诊中感受风寒之邪,首犯肺卫,卫失温煦,肺失宣降,则肢冷咳嗽;肺失宣降,则中焦气机不利,脾胃升降失常,则谷食又少。故以六君子汤加减以温散。方中紫苏叶、北细辛、干姜温散内外之寒,贡于术、炒潞参、西砂仁、化橘红、粉甘草、红枣健脾理气,调理中焦气机,以增气血生化之源,茯神、北五味补心安神,谨守病机,辨证论治,随证而变。服两剂后,诸症减轻,调理脾胃不可峻补、峻泄,故用归脾汤制丸,缓缓调理。

夏左,33 岁

自述失眠已久,时常心悸怔忡而慌。诊之六脉细濡,而左寸更弱。此由操神过度,致损心阳,目下牵连五脏皆虚,宜龟鹿二仙丹加味以补之。

处方:鹿角胶三钱,龟甲胶三钱,高丽参一钱五分,甘枸杞二钱,炙黄芪二钱,茯神三钱,煅龙齿三钱,煅牡蛎三钱,枣柏仁各三钱,广橘红一钱五分,石菖蒲一钱,粉草一钱,桂圆三个,红枣三个,生姜三片。

每日宜服猪心果一个,用生枣仁一两,水炖烂,晚临卧时去枣仁,连汤食下,藉心以补心。

二诊:上方服四剂颇好,头晕、失眠、心慌俱减,诊之左关脉有虚弦象。勿多思多虑,以防扰动肝阳,当慎之。仿原方加减作丸,缓以补之:

高丽参八分,贡于术一两,净萸肉一两,化橘红八分,枣、柏仁各二钱,粉草一钱五分,当归身一两,茯神一两,明天麻一两,龟板胶一两,煅龙齿一两。

上药共研细末,用龟胶化开,加炼蜜为丸,梧子大,每日早、晚服三钱,开水送下。

【按】《医家四要》云:"运曲神机则劳心,意外过思则劳脾。"患者操神过度,久之劳伤心脾,心伤则心血暗耗,神不守舍,所以失眠;脾伤生化乏源,气血亏虚,心失所养故心悸怔忡而慌。治当温心阳、益心气、养心血而安神定悸。然患者病久损及五脏,心阳虚及肾阳,故以龟鹿二胶血肉有情之品峻补肾中阴阳,以枸杞子滋补肾阴,配阴以补阳。高丽参大补心气,黄芪以助之,柏枣仁、茯神养血安神,龙牡以潜之。橘红、菖蒲理脾,合姜枣以助化源,兼能入心涤痰,使神归其宅。更以猪心与枣仁同炖服用,以心补心。诸药合用,使心神得安,心得所养,故四剂而失眠心悸等症俱减。然患者病损已久,虚无速补之法,前方既见效机,故二诊时以原方加减为丸,缓以补之,确为良策。且二诊时诊得左关脉有虚弦之象,故虑其多思多虑以扰动肝阳而戒之,其诊脉之精,用心之缜,足鉴后学。

——《临床中医家徐恕甫》

【按语】患者由于操神过度,损伤心脾,脾气受损,脾失健运,气血生化乏源,则气血亏虚,心失所养,故心悸怔忡而慌,心伤则心血不足,神不守舍,故失眠。

然患者病久牵连五脏皆虚,尤其心阳虚及肾阳虚明显。故健脾养心,峻补肾中阴阳,用龟鹿二仙丹加减。以鹿角胶、龟甲胶、枸杞、桂圆补肾中阴阳,高丽参、黄芪大补心脾之气,柏枣仁、茯神补心养血安神,煅龙牡镇静安神以助之。橘红、石菖蒲理脾,开心窍,益心智,合枣、姜、草以助脾胃,调和诸药。更以猪心果、生枣仁同炖服用,血肉有情之品,以心补心。诸药合用,心脾得补,气血得养,心神得安。故四剂而头晕、失眠、心慌俱减。然而患者病损日久,虚无速补,前方亦有明显的疗效,故二诊时以原方加减为丸,缓以补之。二诊时左关脉有虚弦象,考虑其平日多思多虑,以扰动肝阳,当慎之。

孔伯华

石男

闰月初七日诊。肝家热邪,气逆于上,痰涎为之上阻,久则心肾不得交通,兼为阳气冲动,不能安寐,脉弦滑而伏数,治当清平降逆,兼交心肾。

磁朱粉五钱(布包先煎),清半夏三钱,莲子心二钱(朱拌),川牛膝三钱,代赭石二钱,旋覆花一钱半(布包),石决明一两(生研先煎),地骨皮四钱,云苓皮四钱,首乌藤一两,青竹茹八钱,盐知母三钱,盐黄柏三钱,加牛黄清心丸一粒(分四次化)。

——《孔伯华医集》

【按语】《内经》谓:"卫气不得入于阴,常留于阳则阳气满,阳气满则阳跷盛,不得入于阴则阴气虚,故目不瞑。"阳主动,阴主静,在天地表现为昼夜,在人表现为觉醒与睡眠。心藏神,神为身之主宰,故心神静则身静,故能眠;心神动,则身动而为觉醒。故失眠共性病机为"心神不宁"。首用磁朱丸"宁心静神"以治标。

半夏、旋覆花、云苓皮、竹茹降气涤痰开窍;知母、黄柏、地骨皮、石决明降冲动之阳气;辅以莲子心、首乌藤交通心肾;牛膝、代赭石引气血下行。《温病条辨》曰:"莲心,由心走肾,能使心火下通于肾,又回环上升,能使肾水上潮于心。"牛黄清心丸清心化痰,镇惊祛风。

李男

六月初二日诊。述症延半载,肝家郁热,气机失畅,脘闷纳差,短气头痛不寐,取脉数大,亟宜清抑和化。

石决明八钱(生研先煎),旋覆花四钱(布包),川牛膝四钱,代赭石三钱,炒龙胆草三钱,炒枳壳三钱,川郁金三钱(白矾水浸),首乌藤两半,辛夷花三钱,佛手片三钱,鲜荷叶一个,莲子心二钱,清半夏三钱,广陈皮二钱,藕一两。

——《孔伯华医集》

【按语】石决明、旋覆花、牛膝、代赭石、龙胆草清肝热;枳壳、郁金疏肝郁。尚见脘闷纳差,痰湿内阻,故用佛手、荷叶、半夏、陈皮芳香化湿。这里需要注意的是辛夷花的用法:辛夷花通上窍,辛温散风通窍,不仅能治疗鼻塞、鼻渊,凡诸清窍不利之症,先生皆用之,如外感内伤之头痛、眩晕,温病热入心包,神昏谵语,或中风窍闭神昏者等悉皆用之。

石男

二月二十七日诊。失眠经久不愈,渐有阴伤之象,邪阳渐炽而脾湿仍甚,中西医药并晋,迄未能效,脉象弦滑,左关盛大,宜清滋和化。

磁朱粉三钱(布包先煎),生栀仁三钱,地骨皮四钱,鲜竹叶三钱,首乌藤钱半,龙胆草二钱,真血珀二钱(布包先煎),灯心草五分,云苓皮四钱,法半夏三钱,炒秫米三钱,柏子霜三钱,生牡蛎三钱,谷芽三钱,稻芽三钱,川牛膝三钱。

⸺《孔伯华医集》

【按语】脾湿尚甚,虽有阴伤且不可滋阴以碍邪。栀子、竹叶、灯心草清心火,利小便;龙胆草清利肝胆湿热;云苓皮、半夏、炒秫米、谷芽、稻芽健脾渗湿;琥珀镇惊利尿。

王妇

五月十八日诊。水气上凌,心不能下交于肾,失眠已久,腹胀,躁汗出,六脉滑数,右关为甚,治以渗醒化湿,以交心肾。

炒秫米四钱,厚朴一钱,大腹皮二钱,云苓皮四钱,陈皮二钱,盐橘核四钱,法半夏三钱,朱莲心一钱,首乌藤一两,车前子三钱(布包),陈葫芦一两,栀子炭三钱。

⸺《孔伯华医集》

【按语】此例失眠主因在水气凌心。急则治其标,宜利水消胀。此外,用盐橘核温暖下元,助脾气散精;厚朴行气消胀,气行则湿化。

许妇

六月二十二日诊。脾湿胆热,不眠烦急颇甚,舌苔滑白而腻,脉弦滑而大,当清抑渗化,以交心肾。

生石决明八钱(研先煎),磁朱丸四钱(布包),旋覆花三钱,鲜九菖蒲二钱,柏子霜三钱,代赭石二钱,朱莲心二钱,首乌藤一两,珍珠母一两(生研先煎),盐知母三钱,盐黄柏三钱,川牛膝三钱,地骨皮三钱,藕一两,益元散三钱(布包),真血珀钱半(布包),安宫牛黄丸一粒(分六角,每次一角)。

⸺《孔伯华医集》

【按语】以石决明平肝清热为君,配旋覆花、代赭石镇潜柔肝;加磁朱丸、珍珠母、琥珀镇静安神;益元散清暑利湿以应天时,以防内外合邪;配藕凉血除烦。紫雪丹、安宫牛黄丸、局方至宝丹合称温病三宝,均具有清热解毒、豁痰开窍之功,先生应用又有区别:紫雪丹,无论外感内伤,凡见体内有郁热伏气者,即使外感初起亦可用之,以其清透里热之功甚佳;安宫牛黄丸,温邪逆传心包,高热烦躁神昏谵语者用之,内热极盛,即使未见神昏谵语亦用之以清心涤透阴分之余热,是为先安未受邪之地;局方至宝丹清热豁痰开窍之力较佳,先生除于温病热入心营者用之,更常用于中风痰热内闭之证。

袁男

三月十八日诊。肝胃两阳并盛,头痛思冷物,心包络为热邪所扰,遂致失眠,脉盛于两关。治宜镇逆凉化,兼清心邪。

石决明一两,黛蛤散一两,首乌藤一两,全瓜蒌一两,莲子心一钱半(朱拌),龙胆草二钱,旋覆花一钱半(布包),代赭石一钱半,青竹茹五钱,生石膏一两(研先煎),杏仁泥二钱,苏子一钱半,知母三钱,荷叶一个,紫雪丹四分(分冲)。

——《孔伯华医集》

【按语】石决明、龙胆草、黛蛤泄其肝热;石膏、知母清胃降火;杏仁、苏子降肺气以佐金平木;荷叶升阳散火,寓火郁发之意。这里需要注意的是,先生善用紫雪丹配合全瓜蒌以芳香开窍,清热通幽,防其郁热日久伤阴耗液而生变证。

赵男

七月初八日诊。心肾不交,又因刺激,相火上游,牵动肝热,以致彻夜失眠,脑力迟钝,脉象弦大。宜交通心肾,佐以安神。

灵磁石三钱(辰砂钱半同先煎),盐知母三钱,盐黄柏三钱,生龙齿四钱,生牡蛎四钱,厚朴花三钱,石决明一两,朱莲心二钱,龙胆草三钱,鲜石斛五钱,茯神木一两半,首乌藤二两,炒六曲三钱,柏子仁三钱,旋覆花四钱(布包),代赭石三钱,藕一两,鸡内金四钱,焦栀子三钱,荷叶一个。

——《孔伯华医集》

【按语】病之本在于心肾不交,病之标在肝热上扰,故用黄柏、知母、龙齿、牡蛎、旋覆花、代赭石、石决明滋阴潜阳。这里需要注意的是石斛的用法:石斛甘苦、微寒,入肺、胃、肾。滋养胃阴,清热生津,治温病热盛伤津,口干烦渴;又可以厚肠胃,益肾精,补虚劳,壮筋骨。鲜石斛清热力较大,宜温热病时用之。又石斛体瘦无汁,味淡难出,入煎剂宜先煎。先生于热病后期胃阴损伤者必用鲜石斛,或配伍鲜生地、肥玉竹、天花粉等益胃生津之品;即使在温病初期,热势已起,有伤阴之象者,亦用鲜石斛配伍生石膏、生知母、鲜苇根、莲子心等清气之品以清热护阴;内伤杂病,凡见胃肾阴虚、津液不足者,每用之,胃阴不足者常伍天花粉、肥玉竹等,肾阴不足者伍以鲜生地、玄参等。

耿男

八月十一日诊。失眠之患,已历日久,屡投药疗,迄未根治,系肝热太重,心肾不交所致,脉弦数,先予重剂安神。

川黄连一两(明沸水煎二十分钟,去渣入阿胶二两),鸡子黄二枚(未和前先搅一百下)。

匀后取膏,每晚空心服一次,每次服四分之一,白开水兑服。

【按】或谓饮之以半夏使安眠,从《下经》法;或谓饮之以酸枣仁使安眠,从仲景法;其效皆良。如是者,首乌藤以安眠,黄连以安眠,灯心、竹叶又可以安眠,朱砂安神丸以安眠,交泰丹亦又以安眠也。一药一方,皆须对病。不眠之症,考《内经》喜则气缓、怒则气上、悲则气消、思则气结、劳则气耗、恐则气下、惊则气乱、寒则气收、热则气泄之说,由是者称为九气,亦称七情与寒热。寒热有内外之分,七情皆为里候。故不寐症首当治七情之感伤,次而调理其寒热。胃不和则卧不安,半夏汤亦《本草经》意;仲景则用酸枣仁以养心。肝阴虚者柔其阳,损其肺者益其气,启脾以开结,逸之以济劳,填补而治下,平调以安乱,此七情不眠之症皆用守神之法。惟寒收热泄,可散可清,更应参悟《灵枢》淫邪发之论,针对临床种种不同之不寐症而以养脏为本,勿妄施攻伐也。

——《孔伯华医集》

【按语】此案为取法黄连阿胶汤。《伤寒论》三百零三条:少阴病,得之二三日以上,心中烦、不得卧,黄连阿胶汤主之。失眠日久,且由肝热太重所致,必伤诸阴。黄连泻心火,阿胶益肾水,鸡子黄,血肉有情,滋肾阴,养心血而安神。数药合用,则肾水可旺,心火可清,心肾交通,水火既济,诸症悉平。

蒲辅周

张某,女,45 岁

1963 年 1 月 15 日初诊。失眠、耳鸣已十余年,疲劳和月经来潮前则甚,有时头晕痛,精神紧张则龃齿。诊为神经衰弱。纳差无味,腹胀嗳气,大便日行三四次。脉两寸沉细,左关弦大,右关沉迟,尺沉弱;舌质淡,苔白腻。属阴虚脾弱,肝脾失调,治宜养阴柔肝,兼调脾胃。

处方:白人参一钱,茯神二钱,白术一钱半,炙甘草一钱,黄精三钱,炒枣仁三钱,山药二钱,山萸肉一钱半,桑寄生三钱,香木瓜一钱半,龙眼肉二钱,松节三钱,地骨皮三钱。七剂,隔日一剂。

复诊:精神好转,耳鸣、失眠亦减轻。饮食增加,大便转正常。脉已不弦大,舌质正常,继宜养阴潜阳。原方以五倍量,加龟甲三两、枸杞子一两,煎熬成膏,每晚一汤匙,开水冲服。

三诊:服药后病情再减,继宜柏子养心丸二十丸,早、晚各一丸,丸剂缓调。

【按】本例失眠、耳鸣、纳差,消化不好,脉证属阴虚脾弱,肝脾失调,用四君加养肝之品加减,肝脾合治。因脾弱,故用地骨皮易丹皮,黄精易地黄;病情好转后,用柏子养心丸,养心安神而调理。

——《现代著名老中医者重刊蒲辅周》

【按语】本案证属阴虚脾弱,肝脾失调。肝性喜条达恶抑郁,体阴而用阳,肝主藏血、主疏泄,肝伤则肝体失其柔和,以致肝郁血虚脾弱,则生化乏源,营血亏虚,血不养心而致心神不安,症见不寐。治以调肝补脾,方用四君子汤加养肝安神之品,四君子益气健脾,龙眼肉补益心脾、养血安神,《得配本草》言其可"益脾胃,葆心血,润五脏"。炒枣仁益肝养心安神,朱震亨言:"血不归脾而睡卧不宁者,宜用此大补心脾,则血归脾而五脏安和,睡卧自宁。"《别录》言其:"主烦心不得眠……补中,益肝气,坚筋骨,助阴气,令人肥健。"另,患者耳鸣十余年,《灵枢·脉度》言:"肾气通于耳,肾和则耳能闻五音矣。"结合脉症辨证为肾阴虚耳鸣,故方中加用山萸肉、山药、黄精补益肝肾,加地骨皮以清肝肾之虚热。叶天士曰久病血伤入络,故用补肝肾通络之寄生、松节。木瓜味酸,入肝脾经,可于土中泻木,舒筋活络。二诊药用膏方,并加用龟甲、枸杞增强滋补肝肾之力。三诊后,用柏子养心丸养血安神以巩固疗效。

岳美中

肖某,男,35 岁

某厂厂长,夜难安眠已久,乱梦纷纭,睡后易惊,每晚非服安眠药不能入睡。精神不振,易于烦躁,纳食乏味,食后则脘腹胀满不适,口干不欲饮水,舌、苔黄厚,左关脉滑,余部脉象虚小。曾服酸枣仁汤一周未获显效。睡后易惊,为肝胆郁热夹痰,扰及心神,致使夜寐不宁,拟以清胆豁痰安神之温胆汤加味为治。

广陈皮 4.5 g,清半夏 9 g,云茯苓 9 g,炙甘草 6 g,枳实 3 g,竹茹 9 g,石菖蒲 6 g,炒黄连 1.5 g。

服药一周后,已不服安眠药也可以入睡三四小时,烦躁亦减,腹仍胀满不舒,舌、脉如故。又以此方加减,服至月余,上症基本痊愈。

【按】不寐系临床常见之症。自《内经》立半夏秫米汤为治以来,历代医家迭有发明,究其机制,无外虚、实二端,实则为食滞肠胃,即《内经》所谓"胃不和则卧不安";虚则当分外感、内伤。外感失治邪陷少阴,可成黄连阿胶汤证;误治,可成栀子汤证。唯内伤不寐最为复杂,必先辨明所伤脏腑,方可遣方用药。然情志内伤,往往多脏受累,扑朔迷离,区别不易,辨证时须于本质处着眼,找出主要矛盾,针锋相对,否则即成隔靴搔痒。

——《岳美中医案集》

【按语】酸枣仁汤为治疗肝血不足、虚烦不眠之方,为养血调肝安神的代表方剂。本例患者睡后易惊,精神不振,口干不欲饮,易于烦躁,舌苔黄厚,左关脉滑等症状,辨证为肝胆郁热,痰扰心神证,故服酸枣仁汤不效。投温胆汤加石菖蒲、炒黄连,方中加石菖蒲意在芳香化湿,醒脾健胃,豁痰通窍,以解纳食乏味之苦,与半夏、陈皮、茯苓同用,和胃利湿,同时还能安心神;黄连入中焦,可清肝热,炒用还能顾护脾胃。由于以温胆汤清肝胆之郁热,豁痰湿之滞,调畅胃气,使气机和畅,心神得安,故守方月余,基本痊愈。

单某,男,成年

1961 年 1 月 17 日初诊。近来睡眠不安,短暂易醒,消化较弱,腹内胀气,大便日行二次,更兼心累,头部昏胀,脉象缓和,舌苔微黄。此脾胃虚弱,传导功能阻滞,胃有积滞。胃不和则卧不安,法宜补脾行气和胃,稍佐育阴安神之品。

党参 9 g,白术 9 g,茯神 9 g,广陈皮 6 g,化橘红 6 g,法半夏 9 g,南藿梗 6 g,制香附 9 g,厚朴 6 g,谷芽 12 g,山药 12 g,制首乌 9 g,炒枣仁 9 g,炙甘草 3 g。四剂。

服上方四剂后,睡眠即转正常。同时,胃纳增进,胀气减少,大便日行一次,而心累、头部昏胀现象亦趋缓解。

【按】本例消化较弱,腹内胀气,大便日行二次,舌苔微黄,是脾胃虚弱运化无力,所形成的气滞食积之象。《素问·逆调论》说:"胃不和则卧不安。"睡眠不好是由于气滞食积所致,而气滞食积又是由于脾胃气虚所致。心累亦是中气不足,头部昏胀为清阳不升。因此,本例失眠的主要原因是气虚。故以党参、茯神、白术、炙甘草补气扶脾为主;广陈皮、化橘红、法半夏、南藿梗、制香附、厚朴、谷芽、山药等行气运脾、消积和胃为辅;并以制首乌、炒枣仁、茯神等育阴安神以治其标。《伤寒论·平脉法》说:"人病脉不病,名曰内虚。以无谷神,虽困无苦。"本例脉象缓和,为无病脉象,虽然也出现了一些病状,病势是不会太严重的。故仅服药四剂,睡眠即转正常,诸症亦告缓解。

——《中医临床家李斯炽》

【按语】《医宗必读》云:"不寐之故有五,一曰气虚,六君子汤加酸枣仁、黄芪。"由其"消化较弱,腹内胀气,大便日行二次"等症状推断本例不寐是以脾胃气虚为本,进而出现气滞食积之象,导致此患者近来睡眠不安。此不寐乃"胃不和卧不安",故用六君子汤益气健脾、行气化滞,用酸枣仁、制首乌益阴血以招阳入阴。然气虚易致气机郁滞,气机运行不畅又易形成有形之病理产物,堆积日久化热则更加加重不寐症状,况病人舌苔微黄已提示有化热之趋势,故又加南藿梗、制香附、厚朴、谷芽、山药等加大行气消积的力度,将化热之苗头扼杀于萌芽之中,也阻断了疾病的进一步发展,体现了中医"治未病——既病防变"

的思想。

张某,男,42 岁

1964 年 4 月 11 日初诊。睡眠不好,鼻孔干燥流血,眼结膜充血,腰脊酸痛,头目昏胀。经医院检查,胆固醇增高,脉象弦数而细,舌苔干白不泽。此阴虚肝旺之证,用育阴平肝法。

石决明 9 g,刺蒺藜 9 g,白芍 9 g,焦栀子 9 g,黄柏 9 g,青葙子9 g,女贞子 12 g,旱莲草 12 g,首乌藤 15 g,生地 9 g,玄参 9 g,石斛 9 g,甘草 3 g。四剂。

4 月 25 日二诊。服上方四剂后,头目昏胀减轻,睡眠好转,白苔渐退,舌质转润,脉象至数清楚,肝气已行缓和。但尚有噩梦,腰脊仍有些酸痛,食量不旺,再本前法加味。

石决明 9 g,菊花 9 g,丹皮 9 g,知母 9 g,玉竹 9 g,生地 9 g,女贞子12 g,旱莲草 12 g,麦冬 9 g,玄参 9 g,首乌藤 15 g,焦杜仲 9 g,桑枝 24 g,蚕沙 9 g,生谷芽 12 g,甘草 3 g。四剂。

服上方四剂后,诸症尽减,不服安眠药亦能入睡。以后仍本前法以巩固之。

【按】本例眼结膜充血,肝连目系,为肝热征象。鼻孔干燥流血,舌苔干白不泽,为热甚伤阴之象。《灵枢·刺节真邪》说:"腰脊者,身之大关节也。"今阴津受伤,关节失其濡养,故腰脊酸痛,阴虚则阳亢,阳热上冲,故头目昏胀。肝藏魂,今为阳热所扰,则不能安卧矣。弦脉为肝郁,数为热,细脉为阴血衰少之外貌。脉症合参,故本例不寐断为肝经郁热,热甚伤阴,阴虚阳旺所致。治法用刺蒺藜、丹皮以疏解肝郁;用焦栀、黄柏、青葙子、知母、菊花等以清肝热;白芍、女贞子、旱莲草、生地、玄参、石斛、玉竹、麦冬等以养阴液;用石决明、蚕沙以平肝息风;用首乌藤以安神。二诊时,因突出反映腰脊酸痛,食量不旺,故加焦杜仲、桑枝以治腰脊,加生谷芽以健脾胃,由是诸症缓解,睡眠得安。

——《中医临床家李斯炽》

【按语】《医效秘传·不得眠》云:"夜以阴为主,阴气盛则目闭而安卧,若阴虚为阳所盛,则终夜烦扰而不眠也。"本例患者初诊,鼻孔干燥流血、眼结膜充血、腰脊酸痛、脉弦数细。肺在窍为鼻,肺阴亏虚不能濡养鼻窍,故见鼻孔干燥流血;肝在窍为目,今肝阴不足而致肝阳升动太过,故现眼结膜充血之象;腰为肾之府,《内经》又有"足厥阴肝经之脉,是动则病腰痛不可以俯仰"之说,故腰痛乃肝肾阴虚之征。今阴虚无力敛阳而为阳所盛,故使阳亢于上引发不寐、头目昏胀等。从一诊处方看,治疗重点为清肝平肝、滋肝肾阴,乃朱丹溪"滋阴降火"者也。二诊因诸症好转,仅遗留噩梦、腰痛、食不旺等,故加大对肺胃之阴的滋养,综而观之,佐金平木、金水相生、滋水涵木,可谓面面俱到也。《内经》云:"阳明者,五脏六腑之海,主润宗筋,宗筋主束骨而利机关也。"故益胃阴不仅能改善其食不旺,更能授益于其他诸脏,滋养宗筋,使得筋骨关节通利,而腰痛自除。但恐效力不专,故又加强筋骨之杜仲、利关节之桑枝、舒筋之蚕沙,专治腰痛,加生谷芽以开胃。

温某,女,44岁

1963年10月4日初诊。曾患肺结核,现未发展。失眠头昏,有时心悸,腹内胀气,舌见微颤,苔薄白,脉象细弱而缓。此气血两虚之象,宜补气养血,兼养心神。

党参9g,白术9g,当归9g,白芍9g,何首乌12g,茯神9g,炒枣仁9g,炙远志6g,炙甘草3g,丹参9g。三剂。

10月11日二诊。服上方三剂后,心悸头昏俱减,睡眠转好,精神较佳。脉象较前有力,舌苔已化,只自觉腹胀,舌微颤,是中气仍嫌不足,脾运尚不健旺。再本前法加入运脾之品以巩固之。

党参9g,白术9g,当归9g,茯神9g,炙远志6g,炒枣仁9g,厚朴6g,莱菔子12g,广陈皮6g,蔻壳9g,木香3g,炙甘草3g。

【按】本例因曾患肺结核,气血耗伤,故出现头昏心悸、舌微颤、脉细弱等气血两虚症状。中气不足,则脾运无力,故出现腹内胀气。胃中不和,则睡眠不稳。血不足,则不能安养心神,因而导致失眠现象。故用党参、茯神、白术、炙甘草以补气;用当归、白芍、何首乌、丹参以养心血;加入枣仁、远志以安神定志,标本兼治而取得较好疗效。二诊时,因反映仍有腹胀,故稍去养血药,再加入厚朴、莱菔子、广陈皮、蔻壳、木香等行气运脾之品以消导之。

——《中医临床家李斯炽》

【按语】患者曾有肺结核病史,有气血两虚的基础。《素问·调经论》:"人之所有者,血与气耳……血气不和,百病乃变化而生。"故取四君之义以补气,四物之义以养血,在辨证论治的基础上施以镇静安神,故二诊时疗效较佳,但仍有腹胀之中气不运之象,恐是养血之药过重有碍气机之通畅,故仅留当归一味养血活血药,更加厚朴、木香等药以复脾之健运、行气运血,此正如《医学正传》所言"血非气不运"。

李某,男,成年

1960年2月28日初诊。失眠较重,心神难以安静。夜间头痛剧烈,自觉肩臂压痛,有如绷带紧束,有时右胁下痛,稍事劳动,即全身骨节酸软。脉象弦细,左尺脉沉弱,舌质干红,根部有白苔。此肝肾阴虚至极,不能濡润筋脉,以致紧缩压迫,宜养肝阴、柔肝气。

女贞子15 g,玉竹15 g,白芍9 g,石决明15 g,麦冬9 g,生地12 g,牡蛎15 g,何首乌15 g,首乌藤15 g,郁金6 g,甘草3 g。三剂。

3月4日二诊。服上方三剂后,自觉头痛稍减,睡眠多一小时,脉象亦较前根神稍足,似乎正气渐充。续用前法。

何首乌15 g,女贞子15 g,白芍9 g,石决明15 g,天麻3 g,生地9 g,丹皮9 g,牡蛎15 g,天冬9 g,菊花9 g,首乌藤15 g,鲜石斛9 g,甘草3 g。五剂。

3月9日三诊。服上方后,睡眠又有增进,头痛大减,肩臂紧束感亦减轻,脉象稍大而有力,仍以前方加减。

制首乌15 g,女贞子15 g,石决明15 g,天麻6 g,生地9 g,枸杞9 g,菊花9 g,钩藤9 g,甘草3 g。三剂。

琥珀安神片9片,每次吞服三片,临睡前两小时服。

服上方后,睡眠一直稳定,中午晚上皆能正常入睡。

【按】本例夜间头痛剧烈,属阴虚头痛范畴。肝主筋,肩臂紧束压痛感是肝阴不足,不能濡润筋脉,使筋脉紧张牵扯疼痛。脉弦为肝郁,细为阴血衰少。肾主骨,肾阴不足,稍事劳动即发生骨节酸软现象。左尺属肾,左尺沉弱,亦主肾阴不充。右胁下痛是阴虚肝郁之证。综合脉症,显属肝肾阴虚,阴虚则阳亢,阳亢则心神难以安静,而造成严重的失眠现象,肝郁为其兼症。治法用玉竹、女贞子、白芍、麦冬、生地、何首乌、天冬、石斛、枸杞等以滋养肝肾;用石决明、牡蛎、天麻、钩藤、菊花等以平肝潜阳;用首乌藤、琥珀以宁心安神;用郁金、丹皮以疏解肝郁。药症相应,故病势逐步好转,而终获痊愈。

——《中医临床家李斯炽》

【按语】由患者各种筋脉紧束之象判断其主要为肝阴不足致肝阳偏亢而出现的失眠、头痛。正所谓:肝体阴而用阳,肝阴不足,失其濡养之能,不仅可致筋脉失养,更易引发肝阳亢动等病变,故方中以滋养肝阴之药为主,稍佐平肝柔肝之药。又因"肝肾同源",且水为木之母,故入肝肾二经之滋阴药尤获重用,以求精血互生、滋水涵木。考虑到阳明主润宗筋,方中又涉滋胃阴之药,以强滋肝肾阴之力。二诊、三诊时因前法获效,故治法未变,只是治疗重点更为突出,遣方用药亦更具针对性,好比两军交战,我方成功破译敌方军情密码,运筹帷幄,胜算已然在手,故使此病治疗终获良效。

王某,男,40岁

初诊。常苦失眠,寐多噩梦,易致惊惕。头部昏晕,轻劳即心下悸动。背部酸痛,颜面有时浮肿,右胁胀满不舒,饮食甚少,精神困乏。长期治疗,总感效果不大。脉象左大右小,两关微弦,此阴分不足,肝郁克脾之证。首宜扶脾抑肝,以振胃气,待食欲渐进,再行辨证论治。

炒柴胡6 g,南藿香6 g,鸡内金6 g,砂仁6 g,沙参9 g,白术9 g,橘红9 g,青皮9 g,生谷芽9 g,茯神12 g,甘草3 g。三剂。

二诊。服药后情况尚好,胃纳渐增,睡眠比较安定,但脉象忽较虚大。此阳气不潜,阴精亏损之故,改拟养阴潜阳安神和胃法。

沙参15 g(米炒黄),山药15 g,牡蛎15 g,生谷芽15 g,何首乌12 g,丹参9 g,柏子仁9 g,茯神9 g,枣仁9 g(炒),麦冬9 g,鸡内金6 g,甘草3 g。四剂。

三诊。睡眠时间增长,每次能延至四小时,食欲渐振,精神转好。唯面部有时尚现浮肿,背痛胁满未除,脉象复见微弦,但不如前期显著。肝气还未条达,阴精尚不充沛,在前方中再加疏肝运脾,以期更有好转。

前方去枣仁,加厚朴花、腹皮、刺蒺藜。连服三剂后,病情继续好转,前症已基本消失。

【按】本例初诊时,见头部昏晕、心悸、惊惕等,是阴精不充之象。右胁胀满不舒,背部酸痛为肝气郁滞,肝郁则易克制脾土,脾运不健则饮食减少,食停中脘,则夜多噩梦,脾不能制水,则颜面有时出现浮肿现象。脉象左大右小,两关微弦,亦是肝强脾弱之证。阴精不足与脾胃不和,都可导致失眠现象。但初诊时的主要矛盾是肝郁克脾,故用柴胡、藿香、砂仁、橘红、青皮等以疏肝行气;用沙参、茯神、白术、甘草以扶脾;用沙参以育阴;用茯神以安神;加鸡内金、生谷芽以健胃消食。由此肝气得疏,脾运转旺,睡眠亦得改善。二诊时,脉象忽转虚大,是阴虚阳亢上升为主要矛盾。故用沙参、山药、何首乌、丹参、麦冬以育阴;用牡蛎、柏子仁、茯神、枣仁以潜阳安神;加鸡内金、生谷芽以兼健胃气,故症状得以缓解。三诊时,加刺蒺藜以疏肝,厚朴花以行气,腹皮以消水,合成一个滋阴潜阳、安神和胃、健脾行水、全面兼顾的药方。故病情继续好转,终获痊愈。

——《中医临床家李斯炽》

【按语】《四诊举言》云:"胀满脉弦,土制于木。"本例患者初诊,突出表现为一派木旺土伤之象，且其失眠经久未愈，因而医者另辟蹊径，从脾胃入手，正应周慎斋"诸病不愈，必寻到脾胃之中，万无一失"一言，故拟方健运脾胃之气、疏调肝胆气机。二诊之时，虽一切向愈，唯脉有虚大之象，正所谓独处藏奸，不可不察，医者通过脉象抓住了疾病的发展方向，在诸症未发之时施治，而获良效。三诊则是通过对轻微见症的把握，拟方截断病程，进而逐步向愈。中医"治未病"之思想在此病的诊治中体现得淋漓尽致。

邹某，女，成年

1971年1月6日初诊。患者晚间入睡困难，周身乏力，痰涎涌盛，舌淡苔滑，寸脉较弱。此气虚痰滞之候，用温胆汤加参、术治之。

泡参9 g，白术9 g，茯苓9 g，陈皮6 g，法半夏9 g，竹茹12 g，枳实9 g，甘草3 g。四剂。

服上方两剂后，即能安眠。服四剂后，诸症尽减。

【按】本例舌淡脉弱，周身乏力，是气虚之象。气虚则阳不化水，聚液成痰，故痰多苔滑。气虚易导致脾失健运，胃中不和，睡眠不安。而痰滞亦可扰乱心神，造成失眠现象。《医宗必读》说："不寐之故有五，一曰气虚，六君子汤加酸枣仁、黄芪。一曰痰滞，温胆汤加南星、酸枣仁、雄黄末。"本例不寐，气虚复加痰滞，故用温胆汤加泡参、白术，使气足痰消，而睡眠得安。

——《中医临床家李斯炽》

【按语】临床上要想使处方药后效佳，需要为医者博览群书，有一定的验方积累，并打下深厚的中医功底，以完成从理论到临床这一量变到质变的转化，练就一副火眼金睛，能紧抓主证，直中病机，灵活运用，如此才不枉前人苦耗心血积累之宝贵经验，可谓站在巨人之臂膀上矣。

王某，女，成年

1970年5月22日初诊。病员的丈夫来李老家诉病求方。该病员原患风湿性心脏病，随时发生心累心跳，怀孕时两足发肿，分娩后即发生剧烈咳嗽，咯血不止，心累更甚，饮食减少，口舌干燥，晚间不能入睡，已连续几夜未曾合眼。据此症状分析，似属心肺阴亏，阳热上亢之象。暂拟一方，嘱其试服，以养心肺阴分为主，佐以安神敛肺、止咳止血之品。

沙参12 g，玄参9 g，麦冬9 g，玉竹12 g，生地9 g，知母9 g，百合12 g，柏子仁9 g，首乌藤9 g，五味子6 g，仙鹤草9 g，甘草3 g，前根9 g，紫菀9 g。

试服上方后,效果较好。以后续服十余剂,不但睡眠转好,而且诸症亦得缓解。后加服胎盘粉,即恢复健康。

【按】该病员原患风湿性心脏病,随时发生心累心跳,似为心血衰少,心阴不足之故。心血衰少,血液本身即难以达于下肢,加以怀孕耗血滞气,故发为子肿。分娩后,阴血更加耗伤,则心阴更感不足。心藏神,心阴愈亏,则心阳愈亢,神不守舍,而导致通宵不眠。心病传肺,则发为剧烈咳嗽,咯血不止。口舌干燥,饮食减少,亦为胃中阴亏,津液不足。故用沙参、玄参、麦冬、玉竹、生地、知母、百合以养心肺,益胃阴,退虚火;用柏子仁、首乌藤以安神镇静;用五味子、前根、紫菀以敛肺止咳;用仙鹤草以止血。因此,收到较好的疗效。由于病员失血过多,诸症缓解后,即出现衰弱之象,故以胎盘粉大补气血,以善其后。

——《中医临床家李斯炽》

【按语】妇人分娩之后,其生理特点即"阴血骤虚,阳气易浮",加之本例患者有风湿性心脏病病史,且心脉贯肺,肺系症状较为突出,故判断其失眠主要为心肺阴虚所致。盖心为君主之官,肺为相傅之官,心藏神而肺藏魄,心肺阴虚则阳气不敛、神明失养,故拟方以养心肺之阴为主,阴充阳敛则睡眠自安。

曾某,男,41 岁

1959 年 9 月 9 日初诊。病员十年前患肺结核,经检查已钙化,向来睡眠欠佳。最近情志不畅,思虑过度,突然吐血数次,乃至彻夜不能入寐,不思饮食,体倦乏力。诊得脉象弦数,舌苔黄厚。此乃素禀阴亏之体,复加五志化火,致使阴不制阳,肝胃伏热上冲。热伤阳络则吐血,肝木侮土则纳呆,肝阳亢则魂不敛,胃不和则卧不安。其脉象弦数,舌苔黄厚,亦符肝胃郁热之证。治法当以养阴平肝,清热凉血为主,故用杭白芍、玄参、牡蛎、女贞子、旱莲草、首乌藤以养阴益胃平肝,用生地炭、藕节、阿胶珠、侧柏炭以清热凉血止血。处方如下:

杭白芍 12 g,玄参 9 g,牡蛎 9 g,女贞子 9 g,旱莲草 12 g,首乌藤 9 g,生地炭 9 g,藕节 18 g,阿胶珠 9 g,侧柏炭 9 g,甘草 3 g。五剂。

9 月 16 日二诊。服上方五剂后,近几日未见吐血,胃纳有所增加,但仍感头部紧张,夜不成寐,脉已不弦数,舌上黄厚苔已去,舌质干而少津。此虽邪热稍平,但阴分仍有枯涸之感,再本上方意酌减止血之品,加重涵养肝胃阴分,并佐以运脾消食,意使胃和则卧安。处方如下:

玉竹 9 g,生地 9 g,玄参 9 g,麦冬 9 g,鲜石斛 9 g,枳壳 9 g,生谷芽 9 g,牡蛎 9 g,杭白芍 9 g,枯黄芩 9 g,藕节 9 g,首乌藤 9 g,甘草 3 g。

10月5日三诊。上方加减服十剂后,已没有吐血现象,睡眠有所好转,每晚已能睡四五个小时,饮食虽有增进,但尚未恢复正常,脉象渐趋平和,舌苔微白。阴分虽亏,不须过于滋腻,改用育阴潜阳、健胃安神并进。

泡参12 g(米炒黄),钗石斛9 g,白芍9 g,龙骨9 g,刺蒺藜9 g,橘红9 g,白蔻壳6 g,厚朴9 g,茯神15 g,生谷芽15 g,鸡内金6 g(炒黄),合欢皮9 g,生甘草3 g。

10月19日四诊。服上方后,睡眠已渐趋正常。由于最近思想又遭受刺激,肝家郁火再起,致使失眠加重,肝热冲肺而发咳嗽,小便黄,脉弦数。宜解郁调气泄热法。

制香附9 g,青皮9 g,厚朴9 g,枳实9 g,枯黄芩9 g,白芍9 g,丹皮9 g,瓜壳9 g,甘草3 g。五剂。

11月2日五诊。服上方五剂后,郁热渐解,咳嗽减退,气亦稍舒,睡眠稍有好转,小便不黄,脉尚弦数。此肝气仍有上逆之象,再予平肝疏木泄热,使其气机调达,肝胆不横,然后再议治法。

刺蒺藜9 g,丹皮6 g,法半夏9 g,杭白芍9 g,枯黄芩9 g,焦栀子9 g,龙胆草12 g,竹茹12 g,薄荷6 g,泽泻9 g,甘草3 g。五剂。

11月16日六诊。服上方五剂后,肝气郁热症状均基本好转,睡眠亦有增进,但总感睡眠不稳。改用育阴潜阳安神,疏肝健脾泄热并进。

牡蛎12 g,龙骨9 g,杭白芍9 g,柏子仁9 g,酸枣仁9 g,青皮9 g,丹皮6 g,神曲9 g,茯神9 g,焦黄柏9 g,甘草3 g。

12月9日七诊。服上方五剂后,虽能入睡,但睡眠时间仍属不足,脉象躁疾未退。再用育阴安神健胃法,方中并加入半夏秫米汤以增强和胃安神之力。

玉竹9 g,生地9 g,茯神9 g,柏子仁9 g,丹参9 g,炒枣仁9 g,法半夏9 g,高粱米15 g,钗石斛9 g,鸡内金9 g,甘草3 g,神曲9 g。十剂。

1960年1月4日八诊。服上方十剂后,睡眠已基本正常,饮食虽有增加,但食欲仍不旺盛,脉象弦细。再用养阴安神健胃法,以巩固疗效。

明沙参9 g,玉竹9 g,杭白芍9 g,菟丝子9 g,女贞子9 g,牡蛎9 g,天冬6 g,炒苡仁9 g,木香4.5 g,茯神9 g,柏子仁9 g,丹参9 g,天花粉9 g,枳壳9 g,生甘草3 g。十剂。

2月27日九诊。近两个月来睡眠一直正常,只在饮酒后睡眠不安,诸症均已向愈,脉来纯和,未见弦劲之象。再拟以丸方常服以杜其再发,仍以育阴潜阳、疏肝健胃为主。

明沙参30 g,玉竹30 g,丹参30 g,牡蛎60 g,石决明30 g,菟丝子15 g,女贞子 60 g,刺蒺藜 30 g,旱莲草 60 g,生地 30 g,玄参 15 g,柏子仁 30 g,生枣仁 15 g,麦冬 30 g,首乌藤 60 g,山药 30 g,茯神 30 g,天冬 30 g,山茱萸 30 g,知母 60 g,丹皮 30 g,钗石斛 30 g,鸡内金 15 g,甘草 15 g。

以上诸药,共研极细末,炼蜜为丸,每丸重 4.5 g,另用朱砂约 6 g 盖面。每次服两丸,白糖开水送下,每日早晚空腹各服一次。

——《中医临床家李斯炽》

【按语】肺结核即中医所讲的肺痨,朱丹溪云"痨瘵主乎阴虚",患者有肺结核病史,又因情志化火,吐血数次,是以加重其阴虚。《医效秘传》有言:"夜以阴为主,阴气盛则目闭而安卧,若阴虚为阳所盛,则终夜烦扰而不眠也。"而本例患者尤以肝阴亏损最为突出,肝体阴而用阳,肝阴亏损易致肝阳过亢,肝木旺则脾土易伤,故养阴、疏肝、健胃之法贯穿九次诊治之始末,其余诸症医者则依变化灵活处方,是以终获良效。

史沛棠

袁某,女性,28 岁

平素经常失眠,服安神丸或补心丹等剂有好转。此次新产后,连续失眠,甚至彻夜不寐,饮食二便正常,前医投于酸枣仁汤无效,续投补养血安神,四物加茯神、枣仁类方药,也不有验,邀余诊治,两足及胫经常不温,夜间不得睡眠,虽白天亦不欲眠,诊得两脉小数无力。舌苔薄白,是属心肾不交,阳浮于上,不得下潜,古人以脾属中土,为心肾相交之媒介,故拟归脾汤以健脾养心,益气补血,再参入黄连、肉桂,从阴引阳,从阳引阴,俾水火交泰,则病自愈,再以麦冬、远志以宁心,龙齿以定志,以期巩固。方拟:

炙黄芪三钱,党参三钱,炒于术三钱,炒当归三钱,炙甘草一钱五分,茯神四钱,炒枣仁三钱,炙远志一钱二分,辰拌麦冬三钱,炒生地三钱,青龙齿四钱,龙眼肉三钱,另川连四分,肉桂四分(二味研末饭丸)。

此方服后当夜即能入睡三小时左右,再服三剂,睡眠基本正常。

复诊仍依原方去川连、肉桂,加首乌藤四钱,莲子三钱。接服十剂而安。

【按】新产后,彻夜不眠,是心肾不交,阳浮不能下潜所致。史氏据脾为中土,为心肾相交之媒介,用归脾汤以健脾养心,益气补血,再参入黄连、肉桂二药,一阴一阳,意在从阳引阴,从阴引阳,使水火交泰,则夜寐自然得安。

——《中医临床家史沛棠》

【按语】新产后,理应血虚,不寐常因此而作,但酸枣仁汤、四物加茯神、枣仁类方药养血安神均不奏效,提示患者的不寐非血虚不能养心。因患者两脉小数无力兼两足及胫经常不温,虚阳浮上,上热下寒,乃心肾不交。又上焦心阳与下焦肾阴必经中焦脾土方能相济,史氏故拟归脾汤以健脾养心,益气补血,再参入黄连、肉桂,从阴引阳,从阳引阴,俾水火交泰,则病自愈,再以麦冬、远志以宁心,龙齿以定志。复诊时患者水火既济,故去黄连、肉桂,加甘平之莲子、首乌藤补中养心安神,以资巩固。

汪某,女,36 岁

初诊:1964 年 1 月 10 日。烦劳过度,心血暗耗,加之情志抑郁,肝经气火偏旺,神不安舍,肝不藏魂,头昏胀作痛,两耳轰鸣,肢体酸痛,入夜少寐,喜怒无常。舌质红,脉弦滑。拟养阴潜阳,以安神魂。

南沙参 12 g,大麦冬 9 g,珍珠母 20 g,青龙齿 12 g,炙远志 6 g,朱茯苓 12 g,首乌藤 12 g,川贝母 6 g,大白芍 9 g,黑山栀 6 g,淮小麦 15 g,炙甘草 3 g,红枣 5 个。

另:辰砂 0.3 g,琥珀粉 1 g(每晚临睡前吞服)。

1 月 18 日二诊:前投养阴潜阳宁神之剂,服药五剂,夜寐能睡 5 小时。唯仍头昏作胀,两耳轰鸣,四肢酸痛。脉弦细,舌红苔黄。心肾初安,虚阳未靖。原方出入。

原方加清阿胶 6 g 烊化后冲,鸡子黄 1 枚,冲。

1 月 25 日三诊:夜寐颇酣,食欲亦振,两耳轰鸣减轻,但尚觉闭气。脉弦细,神魂已能安舍,阴血尚亏,虚阳未潜,原方再进。原方去阿胶、川贝母,加灵磁石 24 g。

——《张泽生医案医话集》

【按语】经曰:阳气者,烦劳则张,目盲耳闭,溃如坏都不可止。又曰:心欲软,咸补甘泻之。肝苦急,食甘以缓之,辛补酸泻之。此患烦劳过度,阴虚暗耗,则虚火浮越,神魂不舍。头额昏胀,耳鸣少寐,喜怒无常及舌脉诸症即是明证。用药以沙参、麦冬、珠母、龙齿、朱茯苓、首乌藤养阴潜降,安神舍魂。合甘麦大枣汤补养心肝,盖小麦春生,肝之谷也,最能养肝,合诸甘草、枣肉之甘,以缓肝之急益心血之亏。妙以川贝、白芍、山栀清肺化痰,柔肝清火,乃暗从丹溪法"清金开气,即是制木"义。二诊合黄连阿胶汤法,养阴清热,静摄心神。方选诸药,甘咸酸辛,正合经旨,安能不效。

颜亦鲁

沈某,男,35 岁

一诊:失眠有年,平素头昏耳鸣,胃呆神乏,右胁隐痛,腰酸背痛,阳痿早泄。脉细弦,舌红苔黄。心脾肾三经同病,阴阳不调,坎离失济。姑为安神定志。

潞党参9 g,白蒺藜12 g,炙远志 4.5 g,胡桃肉9 g,龙齿 15 g,牡蛎12 g,枣仁 12 g,首乌藤12 g,柏子仁12 g,辰茯苓9 g,白芍6 g,合欢花12 g,高枕无忧丹6 g(吞)。

二诊:药后睡眠较酣,他医因其阳痿早泄而改用柴胡龙牡汤,结果遗精反而频发。脉细,舌红苔薄。心脾肾不足之证,原当补益心脾,丸剂缓图。

归脾丸一日两次,每服 10 g。

【按】患者平素思虑过度,伤及心脾,血液耗损,不能养心,脾气不能化饮食为精微,致肾精不得补充,心脾肾三脏同病,阴阳不调故入夜不眠。治宜补益心脾,若误投疏泄之剂,有犯虚虚实实之弊。

——《餐芝轩医集》

【按语】心脾两虚证,因气血不足,心失所主,心神失养,故出现失眠多梦,心悸怔忡。正如张景岳所说:"劳倦思虑太过者,必致血液耗亡,神魂无主,所以不眠。"血虚不能上养头目,清窍功能失常而发眩晕。脾气虚损,运化功能失职,则饮食减少;气血生化乏源,机能活动减退,则疲乏无力,神倦懒言。脾为后天之本,各脏腑均需脾来化精滋养,以保证其正常的生理功能。脾虚日久,肾久不得滋养,导致肾精亏虚,腰府失养则见腰酸背痛;肾虚不得藏精,故阳痿早泄。此患者总归是心脾肾三藏皆虚,治宜补养为主,勿以实证治之。

张某,女,31 岁

一诊:气阴两亏,阴不敛阳,心肾失交。夜间失寐,头昏心悸,口干唇燥,齿衄时见,脉细滑,舌心薄黄。取生脉散加味。

南北沙参各9 g,煅牡蛎15 g,合欢花 12 g,麦冬12 g,百合9 g,五味子3 g,柏子仁12 g,茯苓9 g,首乌藤12 g,白蒺藜9 g,莲子10 粒。

服药五天,患者即能安睡七小时,头昏轻减,齿衄亦止。改用天王补心丹善后。

【按】心阴不足,心火上亢,扰乱神明,以致心悸失眠。火为阳邪,迫血妄行,使齿衄不止。一法晨服大补阴丸9g,晚服天王补心丹9g,用治此类疾病亦佳。

——《餐芝轩医集》

【按语】心藏神,心阴虚则阴不制阳,心阳偏亢,阴虚阳盛,则虚火内扰,影响心神,而见不寐。心火独亢,不能下济于肾以暖肾水,导致心肾不交。方用生脉散加味清心养阴,后用天王补心丹滋阴养血安心神以治失眠。

顾某,男,47岁

一诊:入夜少寐已久,头昏且痛,胃院胀痛,牵及两胁,时愈时发,腹胀肠鸣,脉弦细,舌苔薄白而腻。脾胃不和,肠胃降化失职。健脾和胃为先。

炒苍白术各6g,白芍6g,半夏6g,香附9g,青陈皮各4.5g,白蒺藜12g,广木香2.4g,首乌藤12g,柏子仁9g,云茯苓9g,合欢皮12g,谷麦芽各9g。

二诊:夜寐较安,胁痛亦减,唯胸膺不舒,胃呆少食,少腹胀闷,矢气频频,脉沉细而弦,舌苔薄腻。寒湿蕴结肠腑,降化无力。再以健脾和胃,兼化寒湿。

炒苍白术各6g,白芍6g,半夏6g,青陈皮各4.5g,香附9g,木香3g,炒枳壳6g,焦山楂9g,白芍6g,沉香曲4.5g,香元皮9g,大腹皮9g,煨姜2片。

药后睡眠已安,胃纳渐开,改用香砂六君丸巩固疗效。

【按】本例系寒湿内阻,扰乱心神而致失寐。胃不和则卧不安是也。

——《餐芝轩医集》

【按语】寒湿内阻,脾胃不和,方用炒苍白术燥湿健脾;白芍缓急止痛;半夏燥湿化痰;香附、青皮、陈皮理气化痰;白蒺藜理气宽胸散结;广木香健胃理气消胀;首乌藤、柏子仁、合欢皮养心安神;谷麦芽健脾;云苓健脾渗湿。服后症减,因患者不寐是因寒湿内阻,继以原方加减,去原方安神药,酌加健脾祛湿行气药,使寒湿去,脾胃和则卧安。

刘某,男,46岁

一诊:痰热内阻,夜难成寐,脘中嘈杂不适,纳食无味,或泛酸水。脉滑,舌苔薄黄。温胆汤出入。

姜半夏9g,秫米9g,炒竹茹4.5g,炒枳实4.5g,陈橘皮4.5g,酸枣仁12g,柏子仁12g,首乌藤12g,远志4.5g,合欢花12g,谷芽12g,茯苓9g。

药后夜寐较安,纳食振,泛酸止。

【按】本例系痰热上扰心神而致失寐,《张氏医通》:"脉滑数有力不眠者,中有宿滞痰火。"温胆汤清心除热,和胃化痰,使痰热除,睡眠安。证治合拍而已。

——《餐芝轩医集》

【按语】心为君主之官,心藏神。《灵枢·邪客》说:"心者,五脏六腑之大主,精神之所舍也。"而心为火脏,若痰热上扰,煽动心火,使心火偏亢,则心神妄动,不得安宁。《景岳全书·不寐》:"盖寐本乎阴,神其主也,神安则寐,神不安则不寐。"同时,痰又可以蒙蔽心窍,使神失清明,烦扰不眠。《景岳全书·不寐》引徐东皋曰:"痰火扰乱,心神不宁,思虑过伤,火炽痰郁而致不寐者多矣。"因此痰热扰心,神不安舍,是失眠的重要病机。

刘某,男,32岁

一诊:失眠十三年,入夜难寐,多梦易惊,头晕心悸,神疲易忘,胸膺痞闷,右胁疼痛,溲黄赤而短,大便秘结,脉弦细而数,舌苔薄白而腻。肝阳冲激而上,水湿凝结而下,病属柴胡加龙牡汤证。

柴胡9 g,龙骨14 g,黄芩6 g,党参9 g,茯苓12 g,牡蛎24 g,半夏9 g,大黄6 g,桂枝6 g,生姜3 g,大枣5枚。

共研粗末,每日取27 g水煎服。

二诊:诸症均减,入夜能睡六小时,患者自称多年来中西药治疗,未有这次感觉轻松,再以原法续进。同上方。

【按】《伤寒论》:"伤寒八九日,下之,胸满烦惊,小便不利,谵语,一身尽重,不可转侧者,柴胡加龙骨牡蛎汤主之。"方内小柴胡合龙牡能疏肝清热,平息肝阳;小半夏加茯苓汤以温化水湿,和胃安神,对于肝火夹有水湿引起的失寐颇验。

——《餐芝轩医集》

【按语】《临证指南医案》云:"更有风木过动,中土受戕,不能御春所胜,如不寐不食,卫疏汗泄,饮食变痰。"肝藏魂,肝为刚脏,内寄相火,体阴而用阳。其性喜条达,主升主动,肝之相火偏旺,魂无所藏,肝火扰心,心神不宁,皆可导致不寐。患者更有水湿凝结于下,《评热病论》曰:"诸水病者,故不得卧"。本方在清热疏肝的同时治以温化水湿药,使不寐得治。

林某,女,34岁

初诊:失眠数载,屡进养血安神之品,夜梦纷纭依然,甚则彻夜不寐,伴心悸、健忘、面色萎黄,兼有色素沉着,舌淡紫,苔薄,脉细涩,瘀滞窍络,心神受制。以血府逐瘀汤主之。

当归9 g,赤芍9 g,生地12 g,川芎4.5 g,红花9 g,桃仁9 g,枳壳4.5 g,桔梗4.5 g,柴胡4.5 g,甘草3 g,牛膝4.5 g。

二诊:祛瘀生新,畅达气血,渐能入睡,夜梦亦减,脉细涩已起,舌淡紫,苔薄净,前法合度,义无反顾。上方加磁朱丸9 g(吞)。

连服四十余帖,已能安睡,面色转华,色素沉着消退,精神亦佳。

【按】《内经》云:"阳气不能入于阴分,故目不瞑。"失眠原因虽多,但基本均系阳不入阴,心肾不交所引起。前医重以养血安神周效,《医林改错》指出:"夜不能睡,用安神养血药治之不效者,此方若神。"该患者面部沉着,舌紫,脉细涩,皆为瘀滞窍络之征。次方调畅气血,祛瘀生新,即"衡法"之治。加磁朱丸,相得益彰。此方启示对色素沉着亦有效果,用之多有验者。

——《餐芝轩医集》

【按语】《医林改错》曰:"不寐一症乃气滞血瘀。"患者失眠数载,久治不愈,证属顽固,顽固性不寐发病原因复杂多样,在治疗之前必须分清患者虚实。实者有火、郁、湿、瘀、痰,虚者有气血阴阳的区别。患者证属血瘀不寐,虽屡进养血安神之品,但瘀血不去,新血不生,故用以血府逐瘀汤去瘀生新而不伤正。

魏长春

朱某,男,20 岁

1981 年 2 月 27 日诊。失眠数月,近来彻夜不寐,头昏倦怠,胡思乱想,不能控制,无奈休学,甚感苦闷,前医投交泰丸无效。舌质红,苔薄黄,脉细滑。此乃思虑过度,五志化火,内耗阴液,扰乱心神所致。证机与《金匮》脏躁吻合,即以甘麦大枣汤加味治之。百合、生龙骨、生牡蛎各 12 g,炙甘草、琥珀粉(吞)各 3 g,酸枣仁、黄柏、知母各 9 g,小草 6 g,淮小麦 30 g,红枣 6 枚。五剂后每夜安眠六小时左右,精神舒畅,已准复学,唯尚感头晕心悸,原方再服五剂巩固。

甘麦大枣汤,《金匮》原治"妇人脏躁,喜悲伤欲哭,像如神灵所作,数欠伸"者。魏老复加镇静定志、清火安神之品,清补并进,相得益彰。本方对于现代医学所称神经衰弱、癔病、更年期综合征及精神分裂症等,不拘男女老少,随症加减,均可获得良效。

——《魏长春论内科》

【按语】本方以甘麦大枣汤合百合知母汤加减而成,对于甘麦大枣汤,清代徐彬曰:"小麦能和肝阴之客热,而养心液,且有消烦利溲止汗之功,故以为君;甘草泻心火而和胃,故以为臣;大枣调胃,而利其上壅之燥,故以为佐。盖病本于血,必为血主,肝之子也,心火泻而土气和,则胃气下达。肺脏润,肝气调,燥止而病自除也。补脾气者,火为土之母,心得所养,则火能生土也"(《金匮要略论注》)。对于百合知母汤,百合能治邪气之实,而补止气之虚;知母入肺金,益其水源,下通膀胱,使天水之气合,而所伤之阴转。甘麦大枣汤原治妇人脏躁,而且一般是治疗妇女更年期综合征,魏老却用来治青年男子之失眠,可见其临证时辨证施治的灵活性,以不变应万变,是我们应当终生学习掌握的本领。

何某,男,53 岁

1972 年 10 月初诊。患者头晕,夜寐不宁,梦幻缤纷,耳鸣心悸,四肢乏力,记忆力差,纳谷不香,二便尚调,脉缓,舌淡红。病起十年,经多方治疗无明显效果。十年前有头部外伤史。证属:心脾不足,生化无力,髓海空虚,脑失所养。治宜益心脾,宁心神,充髓海。

处方:黄精30 g,玉竹30 g,川芎6 g,决明子9 g,百合15 g,龙骨30 g(先煎),琥珀3 g(吞服),淮小麦30 g,炙甘草9 g,大枣6枚。经用上方十五剂后病情明显好转,效不更方,又调理十剂而告愈。

【按】黄精、玉竹、川芎、决明子四味药物是魏氏补脑汤,常用于神经衰弱及脑外伤后遗症之头晕头痛,百合龙琥甘麦大枣汤为魏氏另一个经验方,百合、龙骨、琥珀养心安神,甘草、淮小麦、大枣治疗脏躁症。综合上方,能达到安心神,疗头晕,补诸虚之目的。

——《魏长春论内科》

【按语】患者不寐、头晕、耳鸣、记忆力差伴四肢乏力、纳谷不香、脉缓,当属心脾虚弱,生化乏源,致上气不足,髓海失养,脑功能失调所致。因此调治脾胃,使中焦化源与输布功能正常,则清气得升,不寐可除,脑为之养,而功能恢复。黄精,《别录》载:"主补中益气,除风湿,安五脏";玉竹,《滇南本草》载:"补气血,补中健脾""治男妇虚证,肢体酸软,自汗,盗汗。"川芎,《本草汇言》曰:"上行头目,下调经水,中开郁结,血中气药。尝为当归所使,非第治血有功,而治气亦神验也。"决明子,《本草经疏》载:"其味咸平,《别录》益以苦甘微寒而无毒。咸得水气,甘得土气,苦可泄热,平合胃气,寒能益阴泄热,足厥阴肝家正药也。"四味药共奏补中益气之功,再配以百合龙琥甘麦大枣汤,补中益气、养心安神,则上气不足所致之不寐可愈。

邹云翔

巩某,男,39 岁,干部

自 1958 年起失眠,日趋严重,不服安眠药则难以入睡。近一年来,服用安眠药疗效亦不满意,有时服用大剂量安眠剂也不能成寐。1963 年 7—10 月住某精神病医院诊治,疗效亦不甚显著,同年 11 月 7 日转来本院治疗。严重失眠,不服安眠药则通宵不能入寐,烦躁,头昏痛,痛在后脑和两太阳穴,口味干苦,苔色黄厚,大便干结,两日一更,小溲黄赤,脉象细弦。病属血虚肝旺,胆气横逆,心肾失交。方拟养血和瘀,疏泄肝胆,交通心肾。

全当归 9 g,炒生地 15 g,小川芎 2.4 g,单桃仁 9 g,杜红花 9 g,炙龟甲 9 g(先煎),炒黄芩 9 g,焦山栀 6 g,上川连 0.9 g,白蒺藜 9 g,麦冬 9 g,生蒲黄 9 g(包煎),细柴胡 3 g,江枳壳 3 g,熟枣仁 12 g(杵),炒竹茹 9 g,陈胆星 3 g,青龙齿 9 g(先煎),川牛膝 9 g,夏枯草 9 g,火麻仁 15 g,生甘草 3 g

另:琥珀多寐散(即琥珀多寐丸改为散剂。该药成分为:明琥珀 30 g,潞党参 30 g,云茯苓 30 g,远志 30 g,羚羊角 30 g,甘草 30 g。上药研末,以灯心草 9 g,生蒲黄 15 g 煎水泛丸如绿豆大小,辰砂为衣)1.5 g,每晚睡前服一次。

服药五剂,即见效果,20 帖时,除能每夜睡眠四五小时外,其他症状基本消失。至 12 月初,因环境关系,睡眠一度又较差,并出现烦躁、出汗现象,脉象细弦而滑。乃于汤药中增入海蜇、荸荠各 30 g,平肝化痰,并另吞紫雪丹 0.9 g,一日两次,以泻心散结,宁心安神。一旬后睡眠每夜在五小时以上,并能午睡一小时,烦躁、出汗等症状消失,停服紫雪丹,用汤药和多寐散巩固至 1964 年 2 月 8 日出院。

【按】本例为一顽固性失眠患者,久治无效。前医以为病者肝火偏旺,心肾失交,用大剂量的龙胆草、黄芩、黄连等失效。尤在泾《静香楼医案》内伤杂病门中说:"阴不足者,阳必上亢而内燔,欲阳之降,必滋其阴,徒恃清凉,无益也。"有人认为烦躁不寐,应用镇静安眠法,西医用大剂量的镇静催眠剂,中医用大剂量的琥珀、枣仁、五味子、珍珠母等也未能效。此属见症治症,治病不求本,故亦无益。《内经》说:"今厥气客于五脏六腑,则卫气独卫其外,行于阳,不得入于阴。行于阳则阳气盛,阳气盛则阳陷,不得入于阴,阴虚,故目不瞑……补其不足,泻其有余,调其虚实,以通其道,而去其邪……阴阳已通,其卧立至……此谓决渎壅塞,经络大通,阴阳得和者也。"邹老根据《内经》这一理论,选用血府逐瘀汤、龙胆泻肝丸加减,合以琥珀多寐散,后又增入紫雪、雪羹,补其不足,泻其有余,以通其道,而去其邪,经络大通,阴阳得和,使五年之久的顽固不寐证,三月而愈。

——《临床中医家邹云翔》

【按语】《内经》云:"肾受五脏之精而藏之。"久病及肾,导致肾阴不足,阴衰于下,不能上奉于心,水火不济,心火独亢,心火上炎表现为失眠、烦躁,心火下炎则小溲黄赤。肝肾同源,由于肾阴亏虚,水不涵木,肝血不足,肝阳上亢,表现为头昏痛、痛在后脑和两太阳穴。胆与肝相表里,肝旺则胆气横逆,胆汁随气机上行,则口味干苦,苔色黄厚。肝胆郁热,影响中焦气机,升降失常则大便干结,两日一更。治以养血和瘀,疏泄肝胆,交通心肾。宜用血府逐瘀汤合龙胆泻肝汤加减。方中生蒲黄、当归、生地、川芎、桃仁、红花补血活血,行血分之瘀滞,活血不耗血,白蒺藜、黄芩、栀子、黄连、竹茹、胆南星、夏枯草清泻肝胆实火,柴胡、枳壳疏肝理气,与补血活血药同用,顺应肝体阴而用阳之性,龟甲、麦冬、火麻仁滋阴润燥,以防甘温辛燥之品耗气伤阴,并有润肠通便之效,龙齿、枣仁重镇与养心安神并举,川牛膝破瘀通络,引血下行。又合琥珀多寐散,交通心肾,后因烦躁、出汗,加海蜇平肝化痰,紫雪丹泻心散结,宁心安神,调和阴阳,不寐渐愈。

刘惠民

房某,男,37 岁

1957 年 4 月 6 日初诊。病史:1953 年开始,经常心悸,头晕,头痛,头胀,失眠,多梦,胸闷,气短,烦躁易怒,有时面浮肢肿,食纳尚可。

检查:面色黯红,眼睑及下肢轻度浮肿,舌苔白厚,脉虚弱。

辨证:心肾不足,脾失健运。

治法:滋肾养心,益气健脾。

处方:炒酸枣仁 45 g,山药 18 g,柏子仁 12 g,朱茯神 12 g,石菖蒲 6 g,天冬 9 g,远志 4.5 g,天麻 9 g,淡豆豉 12 g,栀子皮 6 g,茯苓皮 12 g,知母 12 g,砂仁 9 g,橘络 9 g,白术 9 g。水煎两遍,分两次温服。

人参 1.5 g,琥珀 0.9 g,共为细粉,分两次冲服。

5 月 23 日来函,按上方服药二十多剂,效果颇佳,精神很好,体力增强,心悸减轻,睡眠好转。仍多梦,劳累后面仍浮肿。原方加山茱萸 12 g,菟丝子 18 g,以增强补肾之功,继服。

————《刘惠民医案》

【按语】根据舌脉症状辨证为心肾不足,脾失健运。《内经》云:"肾受五脏之精而藏之。"久病及肾,导致肾中阴阳不足,首先肾阴亏虚,阴衰于下,不能上奉于心,水火不济,心火独亢,心血不足表现为心悸,失眠多梦,胸闷,气短,烦躁易怒。肝肾同源,由于肾阴亏虚,水不涵木,肝血不足,肝阳上亢,表现为头痛,头晕,头胀。由于脾气不足,脾失健运,湿浊内生,外溢于肌肤,表现为面浮肢肿,在舌脉表现为舌苔白厚,脉虚弱。治以天王补心丹合四君子汤加减,《名医别录》载酸枣仁能"补中、益肝气、坚筋骨,助阴气,能令人肥健",故重用炒酸枣仁为君药,养心益肝安神,加柏子仁、朱茯神、石菖蒲、远志养心安神,交通心神;淡豆豉、栀子皮清心除烦以安神;茯苓皮、砂仁、白术、山药益气健脾,淡渗利水;天冬、知母、橘络清热滋阴,制约虚火上扰以安神;天麻平抑肝阳,治头痛眩晕。人参、琥珀研末冲服,用人参补心脾两气,使气旺而阴血自生,以宁心神;琥珀入心肝二经,镇静安神,两者加强上方宁心安神之力。从而达到滋肾养心,益气健脾的治疗目的。二诊:仍多梦,劳累后面仍浮肿,考虑到脾肾阳气不足,故原方加用山茱萸、菟丝子,以加强补肾作用,脾肾同补,增强温阳气化利水之功。

葛某,男,39 岁

1958 年 6 月 27 日初诊。病史:1951 年起,经常失眠,多梦,头痛,眩晕,眼花,脑涨,耳鸣,心慌,烦躁,易怒,记忆力减退,伴有脱发、阳痿等症。食欲一般,饭后上腹部闷胀,有时胃脘隐痛,大便稍干,两日一次。

检查:面黄,体瘦,舌苔薄黄,脉虚弱。

辨证:肾气不足,心肾阴虚,痰热内盛。

治法:补肾养心,益阴生津,清热化痰。

处方:酸枣仁(生熟各半)37 g,枸杞子 12 g,柏子仁 9 g,首乌藤 9 g,生菟丝子 25 g,天冬 12 g,合欢皮 9 g,生珍珠母 31 g,天竺黄 6 g,淫羊藿 9 g,生龙齿 15 g,豆豉 12 g,橘络 12 g,石斛 13 g,生白术 9 g,白豆蔻 9 g,肉苁蓉 9 g,山栀 6 g。水煎两遍,分两次温服。

西洋参 1.5 g,琥珀 0.6 g 共研细粉,分两次冲服。

7 月 9 日二诊:服药八剂,睡眠好转,每天能睡八小时以上,头晕、头胀、头痛等症均减轻,食纳好转,胃脘已无不适,大便已正常。仍多梦。舌苔脉象同前。嘱原方继服。

7 月 16 日三诊:又服上方六剂,诸症基本痊愈。

——《刘惠民医案》

【按语】根据舌脉症状辨证为肾气不足,心肾阴虚,痰热内盛。久病及肾,伤及肾中阴阳,肾气不足,气化不利,表现为脑涨耳鸣,阳痿等症;肾阴亏虚,阴血衰于下,不能上奉于心,水火不济,心火独亢,心血不足,表现为失眠,多梦,头痛,眩晕,眼花,烦躁易怒等症;"脾胃为后天之本""五脏六腑皆禀气于胃""胃不和则卧不安",脾失健运,痰湿内阻,郁久化热,导致痰热阻于中焦,表现为饭后上腹部闷胀,时有胃脘隐痛,大便稍干。舌苔薄黄,脉虚弱,是心肾阴虚,痰热内盛的表现。方中枸杞子、天冬、石斛三药共同滋补心肾阴血,治病求本。酸枣仁生熟各半,《本草纲目》载"熟用疗胆虚不得眠……生用疗胆热好眠。"柏子仁、首乌藤、合欢皮滋阴补血,养心安神;由于患者病史较长,病情较重,加用生珍珠母、生龙齿重镇安神;栀子豉汤出自《伤寒论》"虚烦不得眠……栀子豉汤主之。"此用以泻心火以除烦;淫羊藿、肉苁蓉、生菟丝子补肾壮阳,润肠通便;天竺黄、白豆蔻、生白术、橘络健脾除湿,清热化痰。西洋参、琥珀研末冲服,增强上方益气生津、镇静安神之功,以达到补肾养心、益阴生津、清热化痰的目的。

王某,男,36 岁

1957 年 7 月 10 日初诊。病史:睡眠不沉,多梦,记忆力减退半年余,伴有烦躁,胸闷。近月来每日黎明前溏便一次。有时面部浮肿。

检查:体瘦,面黄,舌苔薄白,脉沉细。

辨证:脾肾虚弱,心神不宁。

治法:补肾健脾,益气安神。

处方:炒酸枣仁 50 g,覆盆子 12 g,山药 25 g,补骨脂 9 g,神曲 12 g,泽泻 9 g,白术 9 g,黄芪 12 g,朱茯神 12 g,砂仁 9 g,生鸡内金 12 g,豆豉12 g,天冬 12 g,陈皮 6 g,半夏 6 g。水煎两遍,分两次温服。

人参 1.5 g,天竺黄 1.5 g,琥珀 0.9 g,共研细粉,分两次冲服。

7 月 17 日二诊:服药六付,已能睡六小时,梦减少,心烦减轻,面部浮肿已渐消。舌苔脉象同前。就原方略作加减,配药丸一料,继服,以资巩固。

处方:炒酸枣仁 125 g,何首乌 93 g,覆盆子 62 g,山药 62 g,人参 46 g,黄芪 62 g,补骨脂 93 g,神曲 93 g,泽泻 46 g,白术 62 g,生鸡内金 77 g,豆豉 62 g,天冬 62 g,陈皮 62 g,半夏 46 g,朱茯神 62 g,砂仁 46 g,橘络46 g,天竺黄 37 g,琥珀 25 g,天麻 62 g,胎盘粉 62 g。共研细粉,水泛为小丸。每次服 6 g,每日三次,服药一周,休药一天。

——《刘惠民医案》

【按语】根据舌脉症状辨证为脾肾虚弱,心神不宁。《内经》云:"心者,君主之官,神明出焉。"长期劳倦,思虑过度,脾气亏损,脾失健运,气血生化不足,导致心血亏虚,心神失养,表现为面黄、体瘦、睡眠不沉、多梦;长期失眠,久病及肾,导致肾阴亏虚,心火亢盛,心肾不交,表现为记忆力减退,伴有烦躁、胸闷。阴虚久则及阳,阴阳两虚,肾阳不足,命门火衰不能温煦脾阳,导致脾肾两虚,虚寒内生,温化无权,水谷不化,水液潴留,表现为五更泄泻,面部浮肿,舌苔薄白,脉沉细。治以香砂六君子合人参琥珀丸加减,香砂六君子益气健脾,行气化痰,补后天以养先天;覆盆子、补骨脂、天冬补肾阳,滋肾阴,补肾阳以温煦脾阳,脾肾同补,以治本。另加山药、黄芪、泽泻、神曲、生鸡内金,健脾养胃,渗湿利水,以加强香砂六君子益气健脾之功效。重用炒枣仁、朱茯神,补心安神,豆豉、天竺黄宣热除烦,清热化痰,以治标;人参、琥珀补心脾之气,重镇安神;标本同治,以达补肾健脾,益气安神的疗效。二诊:上述症状基本都减轻,加入何首乌、胎盘粉,增强补肾之功,继以丸药缓图其养。

盖某,男,55 岁

1975 年 1 月 18 日初诊。病史:头痛、头晕、失眠已多年,劳累后加重,伴有心烦、急躁、耳鸣。时有腰痛,食欲欠佳,偶有胃痛,大便稍干。

检查:身体较瘦,舌苔微黄、稍厚,脉虚弱。

辨证:心肾两虚,脾胃不和,痰火内阻。

治法:滋肾养心,健脾调胃,清热豁痰。

处方:酸枣仁 37 g(生熟各半),菟丝子 12 g,枸杞子 12 g,黄精 12 g,淡豆豉 12 g,山栀皮 6 g,天麻 18 g,天竺黄 5 g,天冬 12 g,白术 18 g,生鸡内金 12 g,厚朴 6 g,砂仁 6 g,橘络 9 g,柏子仁 12 g。水煎两遍,分两次温服。

人参 1.5 g,马宝 0.6 g,共研细粉,分两次冲服。

2 月 18 日二诊:服药二十余剂,饮食、睡眠均有好转,舌苔脉象已正常。仍按原方继服,以巩固疗效。

——《刘惠民医案》

【按语】根据患者的舌脉症状辨证为心肾两虚,脾胃不足,痰火内阻。《景岳全书·不寐》云:"劳倦思虑太过者,必致血液耗亡,神魂无主,所以不眠。"脾气不足,脾失健运,脾胃不和,劳累后加重,食欲欠佳,偶有胃痛,大便稍干。《景云全书·不寐》云:"真阴精血不足,阴阳不交,而神有不安其室耳。"《内经》云:"心者,君主之官,神明出焉。"心气虚,心阳不能下交于肾,肾水亏,肾阴不能上承于心,心肾不交则失眠多梦,伴有心烦、急躁。肝藏血,血舍魂。肝肾同源,肾阴不足,水不涵木,肝阳偏盛则头痛,头晕,伴有耳鸣。方中菟丝子、枸杞子、黄精、天冬滋补肝肾,润肠通便;重用酸枣仁,柏子仁养心补血安神;栀子、淡豆豉清心火除烦以安神;天麻,《本草汇言》曰:"主头风,头痛,头晕虚旋……一切中风,风痰。"平抑肝阳,止眩晕。橘络、天竺黄、马宝清热化痰,清心定惊。以达滋肾养心、健脾调胃、清热豁痰的目的。

耿某,男,24 岁

1955 年 5 月 25 日初诊。病史:头痛沉重,眩晕,失眠、多梦已半年余,每夜仅能睡三至四小时,甚则整夜不寐,记忆力减退,时有耳鸣,视物不清,心慌,气短,烦躁,食纳欠佳。

检查:舌苔微黄而厚,脉象弦细,沉取弱。

辨证:肾阴不足,肝阳偏盛。

治法:滋肾清肝,养血安神。

处方:山药12 g,石斛9 g,生杜仲15 g,炒槐米9 g,桑寄生12 g,夏枯草9 g,生石决明12 g,橘络9 g,大黄2.4 g,川芎6 g,丹皮9 g,枸杞子15 g,海藻12 g,炒酸枣仁37 g,柏子仁9 g。水煎两遍,分两次温服。

6月27日二诊:服药十余剂,头痛、头晕减轻,睡眠已好转。舌苔脉象如常,嘱按原方继服几剂,以资巩固。

——《刘惠民医案》

【按语】根据患者的舌脉症状辨证为肾阴不足,肝阳偏盛。《类证制裁·不寐》云:"阳气自动而之静,则寐;阴气自静而之动则寤。不寐者,病在阳不交阴也。"《内经》云:"心者,君主之官,神明出焉。"心气虚,心阳不能下交于肾,肾水亏,肾阴不能上承于心,心肾不交则失眠多梦,甚至彻夜不眠,记忆力下降,心慌气短,烦躁,脉象弦细,沉取弱。肝藏血,血舍魂。肝肾同源,肾阴不足,水不涵木,肝阳偏盛则头痛沉重,眩晕,时有耳鸣。肝开窍于目,肝血亏虚,不能上行濡养于目,则视物不清;思虑过度,劳伤心脾,脾气不足,脾失健运,湿阻中焦,郁而化热,浊气上逆,则食欲欠佳,舌苔微黄而厚。方中重用酸枣仁、柏子仁补心安神;山药、石斛、生杜仲、桑寄生、枸杞子滋补肝肾,健脾益气;炒槐米、夏枯草、生石决明清热泻火,平肝潜阳,使肝经之热不致上扰;川芎、丹皮、大黄清热凉血,引血下行,以利于肝阳的平降;橘络、海藻清热化痰,以清中焦之郁热。正所谓:滋肾清肝为主,配伍清热泻火,养心安神之品,使肾阴得补,肝阳得降,心肝之热得清,神志安宁,则头痛、眩晕、失眠诸症皆除。

郭某,男,48岁

1956年3月9日初诊。病史:头痛、头胀、失眠、多梦三年余。严重时彻夜不眠,可连续三至四昼夜,心烦,易怒,并时有耳鸣、心悸等不适。

检查:体胖,面红,舌质略红,苔薄白,脉象沉弱。

辨证:肾阴不足,心阳偏盛。

治法:补肾滋阴,清心安神。

处方:山药19 g,枸杞子15 g,菟丝子12 g,覆盆子12 g,五味子6 g,酸枣仁37 g(生熟各半),淡豆豉12 g,山栀6 g,朱茯神12 g,橘络9 g,天冬12 g,红豆蔻6 g。水煎两遍,分两次温服。

朱砂0.6 g,琥珀0.9 g,共研细粉,分两次冲服。

4月15日二诊:服药十二剂,睡眠好转,已能睡四至五小时,头痛见轻,仍有耳鸣、头晕、烦躁,大便略稀。原方去五味子、天冬,加芡实 1.5 g,神曲 1.5 g,天麻 9 g,水煎服,煎服法同前。

人参粉 1.5 g,分两次冲服。

服药二十四剂,每天能睡六至七小时,梦减少,饮食好转,消化正常。

——《刘惠民医案》

【按语】不寐多由劳累太多,五志过极,导致体内阴阳气血紊乱而发病。阴阳失调,阳不入阴。心肾不交是主要病机。肾阴不足,水不上承,心阳独亢,干扰神志,致失眠,心烦,易怒;阴虚,心志不宁则多梦;日久精营耗损,则脑髓不充,故见头痛,头胀,耳鸣。心肾阴虚则表现为面红,舌质略红。治以五子衍宗丸合栀子豉汤加减运用,用五子衍宗丸补益肾精,以滋肾阴,补先天之不足;酸枣仁、朱茯神补血安神,由于患者严重时彻夜难眠,加用朱砂、琥珀重镇安神,以敛心火;栀子豉汤清心除烦以安神;山药、红豆蔻健脾益气,脾气得健,气血得生,心神得养;天冬、橘络清热滋阴,以防甘温滋腻,郁而化热。正所谓有补有清从而肾阴得补,心火得清,神志得宁。二诊:由于睡眠好转,头痛减轻,但仍耳鸣、头晕、烦躁,大便略稀。故去甘寒的五味子、天冬;由于肾阴不足,水不涵木,肝阳偏亢,加天麻平肝息风,止眩晕,加芡实、神曲、人参粉健脾消食,以增元气。

沙某,男,23 岁

1957 年 7 月 10 日初诊。病史:一年来经常失眠,多梦,头痛,头胀,眩晕,眼花,记忆力减退,注意力不集中,有时心悸,惊恐,烦躁,食欲不振,时有腰、腿酸痛,四肢无力,麻木。

检查:身高,体胖,面色黯黄,舌苔白,微厚,脉弦细,沉取虚弱。

辨证:心脾不足,肝阳偏盛。

治法:养心健脾,清肝潜阳,祛风豁痰。

处方:酸枣仁 46 g(生熟各半),柏子仁 12 g(炒),生龙骨 9 g,朱茯神 12 g,天麻 12 g,生珍珠母 30 g,苍耳子 9 g,全蝎 9 g(去刺),炒槐实 9 g,豆豉 12 g,山栀 9 g,木香 9 g,白术 9 g,生鸡内金 12 g。水煎两遍,分两次温服。

天竺黄 1.8 g,人参 1.5 g,琥珀 1.8 g,共为细粉,分两次冲服。

8 月 7 日二诊:服药十余剂,睡眠好转,梦减少,心悸、头胀、眩晕、烦躁等症均有减轻。仍感头昏,肢体麻木。脉象缓和,沉取仍弱。原方去槐实、豆豉,加蕤仁(炒)12 g,海藻 12 g,谷精草 9 g,水煎服。煎服法同前。

8 月 21 日三诊:又服药十余剂,每天可睡眠七小时左右,头晕、眼花、烦躁、心悸、惊恐等症明显减轻,食欲增进。脉象同前。服药有效,嘱原方继服,以资巩固。

——《刘惠民医案》

【按语】根据患者的舌脉症状可辨证为心脾不足,肝阳偏盛,风痰内阻。方中重用酸枣仁(生熟各半)、柏子仁、朱茯神养心安神;生龙骨、生珍珠母、琥珀清肝潜阳,重镇安神;白术、生鸡内金加木香以健脾益气,暖胃消食,以防肝郁乘脾,及防止金石类药物碍胃;炒槐实、天竺黄清热化痰,清心定惊;天麻、苍耳子、全蝎平抑肝阳,祛风通络以止痛;栀子豉汤清热除烦以安神。诸药合用,镇潜以治标,健脾养心以治本,标本兼顾,以治标为主,共成养心健脾,清肝潜阳,祛风豁痰之良剂。二诊:睡眠好转,心悸、失眠、眩晕、烦躁等症状均有减轻,仍感头昏,肢体麻木。故去槐实、豆豉,加炒蕤仁,《本草拾遗》曰:"生治足睡,熟治不眠"。海藻、谷精草祛风散热,养肝明目安神。

崔某,男,39 岁

1956 年 11 月 3 日初诊。病史:一年来睡眠欠佳,多梦,时有惊悸,头痛,眩晕,记忆力减退,视物略久则模糊不清,烦躁易怒,疲乏无力,头身时有虚汗。近日小便黄涩。

检查:面色黯黄,结膜充血,舌苔微黄,脉弦稍数。

辨证:肝肾两虚,心火偏盛。

治法:补肾平肝,清心安神,佐以涩汗。

处方:酸枣仁24 g(生熟各半),生牡蛎 12 g,朱茯神 12 g,麻黄根 9 g,萆薢 6 g,车前子 9 g(包),菟丝子 12 g,枸杞子 12 g,豆豉 12 g,山栀 6 g,地骨皮 9 g,白术 9 g,砂仁 9 g,浮小麦 15 g,天麻 12 g。水煎两遍,分两次温服。

天竺黄 1.5 g,琥珀 0.9 g,共研细粉,分两次冲服。

12 月 8 日二诊:服药二十余剂,虚汗减少,每日已能睡眠七小时,烦躁减轻,仍全身乏力,头痛。舌苔薄白,脉象缓和。原方去牡蛎,加人参 6 g,蔓荆子 6 g,继服。

——《刘惠民医案》

【按语】根据患者的舌脉症状辨证为肝肾两虚,心火偏虚。肝藏血,肾藏精,长期失眠,肝肾阴虚,由于"肝体阴而用阳",肝血不足,肝血不能养肝体,肝阳上亢,表现为头痛、眩晕、结膜充血、记忆力减退;肝开窍于目,肝血亏虚,不能上行濡养于目,导致视物略久则模糊不清;肾阴不足,阴衰于下,不能上奉于心,心血不足,心火亢盛,上行于头面,失眠多梦,烦躁易怒,下行于膀胱,小便黄涩;同时患者疲乏无力,头身时有虚汗,为阴虚火旺耗气,迫津外泄。治以济生黄芪汤合栀子豉汤加减;重用酸枣仁(生熟各半)、朱茯神补心安神;琥珀、牡蛎镇静安神;菟丝子、枸杞子滋补肝肾;栀子豉汤清热泻火以除烦;白术、砂仁健脾益气,脾气得建,气血得生,以防滋腻或矿石类药物碍胃,以补后天充养先天;萆薢、车前子利尿通淋,引火下行;天麻平肝潜阳,以止眩晕;地骨皮、天竺黄清热以除烦;牡蛎散敛阴止汗,益气固表。清补并用以达到补肾平肝,清心安神,佐以涩汗的目的。二诊:虚汗减少,睡眠好转,烦躁减轻,仍全身乏力,头痛,即肺脾气虚,故去牡蛎,加人参补气生津,蔓荆子清利头目,以增强益气固表之力。

程某,男,19 岁

1973 年 7 月 17 日初诊。病史:自 1971 年开始,头痛,头晕,失眠,多梦,梦呓,伴有心慌、胸闷、乏力、精神疲惫、烦躁、易于激动、两眼干涩、视物模糊等症状,食欲不振,大便时稀。

检查:面色白,少华,舌质淡红,舌苔白厚,脉弦细。

辨证:心肾阴虚,肝阳偏盛,脾胃失和。

治法:补肾养心,清热平肝,佐以健脾和胃。

处方:炒枣仁 48 g,山药 30 g,何首乌 15 g,山栀 12 g,磁石 18 g,淡豆豉 12 g,生牡蛎 24 g,生珍珠母 36 g,延胡索 12 g,全瓜蒌 15 g,桑寄生 15 g,夏枯草 15 g,牛膝 15 g,菊花 12 g,炒白术 15 g,煨草果 9 g。水煎两遍,分两次温服。

琥珀 1.8 g,朱砂 0.6 g,天竺黄 2.1 g,共研细粉,分两次冲服。

服药十余剂,睡眠基本正常,诸症也随之而消。

【按】刘老医生治疗神经衰弱的一般规律和特点如下。

(1)治疗的一般规律:根据历代医家的论述结合其医疗实践认为,神经衰弱临床所见属虚者多,属实者少,治疗用药多重用滋补,以滋补肝肾、育阴潜阳、养心健脾为主,佐以清热化痰等法为治,以张仲景之酸枣仁汤和栀子豉汤等为主方,并参以历代医家的良方,如景岳何人饮、文武膏、五子衍宗丸、大补元煎、天麻钩藤饮、磁朱丸、人参琥珀丸、珍珠母丸、镇心丹、归脾丸、资生汤、济生黄芪汤等诸方义,综合加减组成新方。用何首乌、菟丝子、枸杞子、桑椹、覆盆子、天冬、桑寄生、石斛、黄精等以滋补肝肾,用酸枣仁、柏子仁、五味子、远志、石菖蒲、茯神、龙眼肉、琥珀、朱砂等养心安神,用人参、黄芪、山药、鸡内金、白术、砂仁、豆蔻等以益气健脾调胃,用橘络、天竺黄、海藻等以清热化痰;磁石、珍珠母、天麻、钩藤、石决明、龙骨、牡蛎等以平肝潜阳，并根据临床见症灵活加减，如头昏不清加菊花、桑叶，头痛重者用白芷、蔓荆子；耳鸣甚者加蝉蜕、磁石，恶心、呕吐者加竹茹、半夏、生姜、灶心土，腹胀加草果、枳壳、厚朴、豆蔻，虚汗用浮小麦、麻黄根、黄芪、防风，遗精用金樱子、芡实；阳痿用肉苁蓉、淫羊藿、巴戟天等。临床证实，多收良效。

(2)治疗的特点：

①重视滋补肝肾，健脾调胃。肝肾的功能状况与体质的盛衰及高级神经功能活动有密切关系，早在《内经》中即有"肾者……受五脏之精而藏之""肾者作强之官伎巧出焉"的论述。其后《难经》中有"所谓生气之原者十二经脉之根本也，谓肾间动气也，此五脏六腑之本，十二经脉之根，呼吸之门，三焦之源……"张仲景更有"命门为精血之海……为元气之根，五脏之阴气非此不能滋，五脏之阳气非此不能发"的进一步论述，可见肾脏对于人体的重要性实为重要，故有"肾为先天之本"之说。此外前人并有"乙(肝)癸(肾)同源"的说法，且滋肾药物多兼有养肝作用。综观前人论述本病之发病机理，不外阴虚阳盛或阴阳两虚，前者乃肝肾阴虚，肝阴虚则肝阳偏亢，肾阴虚，肾水不能上承于心，心火独盛，后者则为肾脏之阴阳两虚，说明肝肾虚损实为本病的主要病机，朱丹溪并创有"阴常不足，阳常有余"之说，都对其有所启发，故其治疗本病处方用药重视滋补，尤其是滋补肝肾。

"脾胃为后天之本""五脏六腑皆禀气于胃"，说明脾胃在人体生理及病理中具有极为重要的意义，调理脾胃不仅对脾胃本身疾病有较好疗效，且治疗任何疾病也只有脾胃功能健全，受纳输布机能正常，才能将药力输布至病所，更好地发挥药物的效能。因此，刘老医生在对神经衰弱的治疗中，也十分强调调理脾胃，多喜应用白术、砂仁等健脾调胃药。至于伴有脾胃症状者更是必用之品。

②善用酸枣仁。酸枣仁能镇静安眠，早为历代医者所重视，远在汉代张仲景即应用酸枣仁汤以治疗"虚烦不眠"，后世医家对酸枣仁的作用也屡有阐述，认为本药有养心宁神的作用，故亦多用治疗不寐等症，近代许多药理学者经过实验证实，酸枣仁确有较好的镇静安眠作用，可知古今医者对酸枣仁的药理作用尽管探讨途径不同，但对其镇静安眠功能已无异议。然而用量方面，综观刘老医生以前古今医者单剂用量极少有超过15 g以上者，晚近更有人提出，本药如一次用量超过五十粒，即有发生昏睡、丧失知觉，使人中毒的危险。刘老医生根据《名医别录》酸枣仁能"补中、益肝气、坚筋骨，助阴气，能令人肥健"的记载，并结合其自身多年来用药的实践经验，认为酸枣仁不仅是治疗失眠不寐之

要药,且具有滋补强壮作用,久服能养心健脑,安五脏,强精神,并认为"酸枣仁用至五十粒即有中毒"的说法不足为凭。他治疗神经衰弱,酸枣仁几为必用之品,其用量除根据体质强弱、病情轻重而酌定外,一般成人一次剂量多在30 g以上,甚有多达75~90 g者,用量五六倍于他人,从而完全突破古今本草方书对本药用量之记载。实践证明,只要配伍得宜,大多可应手取效,且无不良反应。根据他的经验,在神经衰弱的治疗中如能根据病情和体质酌情应用重剂酸枣仁,实乃取得良好效果的关键,反之如墨守成规,迷于用多中毒之说,则常因病重药轻,杯水车薪,乃至延误病情。总之,可以说刘老医生之善用酸枣仁,犹如张锡纯之善用生石膏,确有创见。在酸枣仁的用法上他常喜欢生熟并用,乃宗《本草纲目》"熟用疗胆虚不得眠……生用疗胆热好眠"的论述,认为酸枣仁生熟之差,在作用上有兴奋或抑制的不同作用之故。

——《刘惠民医案》

【按语】根据患者的临床表现,辨证为心肾阴虚,肝阳偏亢,脾胃失和。《内经》云:"心者,君主之官,神明出焉。"长期劳倦,思虑过度,脾气亏损,脾失健运,湿浊内生,表现为面色白,少华,精神疲惫,乏力,食欲不振,大便时稀,舌质淡红,舌苔白厚,脉弦细;脾气不足,气血生化不足,导致心血亏虚,心神失养,表现为失眠,多梦,梦呓,伴有心慌,胸闷;长期失眠,久病及肾,导致肾阴亏虚,心火亢盛,心肾不交,表现为烦躁,易于激动;肝肾同源,由于肾阴亏虚,水不涵木,肝血不足,肝阳上亢,表现为头痛、头晕、两眼干涩、视物模糊等症状。治以生珍珠母汤合栀子豉汤加减,生珍珠母汤滋阴养血,交通心肾,镇静安神;栀子豉汤清心火泄热以除烦;以治标。何首乌、桑寄生、牛膝补肝肾,强筋骨;以治本。夏枯草、菊花清热平肝;山药、炒白术、煨草果益气健脾调胃以燥湿,全瓜蒌、天竺黄清热除烦,清心定惊;延胡索行气活血止痛;补而不滋腻,清而不伤阴,清补并用,以达补肾养心,清热平肝,佐以健脾和胃之疗效。

言庚孚

吴某,女,38 岁,教师

近七年来,经常失眠,有时通宵达旦,难于入睡,寐不安则头昏加剧,神疲乏力,记忆减退。经常使用镇静药及中成药柏子养心丸、补心丹等,未能奏效。舌质红少津,苔薄黄,脉缓。

患者近七年来经常大便秘结,如羊屎状,数日一行,胃中嘈杂,口苦咽干,为一派胃热肠燥之证。此胃强脾弱,与《伤寒论》"脾约"一证相似,胃火上犯,扰及神明而夜寐不安。此非虚证,当用仲师麻仁丸试治。每日两次,每次 15 g,连服四天。

服药后来诊,腑气已通,每日一行,夜寐大有进步,每晚能睡三四个小时,口苦咽干也消失,食欲增加,精神好转。又嘱其继服麻仁丸五天,药后不寐一证逐渐恢复正常。

——《言庚孚医疗经验集》

【按语】本案证属胃强脾弱,症见大便秘结,胃中嘈杂不欲饮食。《素问·逆调论》言:"胃不和则卧不安",且大便不通,浊气不降,上扰心神,神不安则不寐。在治则上《灵枢·邪客》提出:"补其不足,泻其有余,调其虚实,以通其道。"《景岳全书·不寐》中记载有"有邪而不寐者,去其邪而神自安也。"方用麻子仁丸润肠泄热,行气通便,大便通下则胃热得泄,浊气得降,脾阴得养,心神得安,卧得寐。

黄文东

秦某,女,20 岁

初诊:1963 年 8 月 2 日。头痛失眠已一年余,仅能睡一小时左右,精神反感兴奋,纳呆,常有嗳气。舌质淡而带青,脉象弦细。此乃肝阴不足,肝阳上亢,心火偏旺,胃失和降所致。治拟平肝潜阳,和胃安神之法。

石决明四钱,珍珠母四钱,钩藤三钱(后下),菊花三钱,丹参三钱,赤芍三钱,首乌藤四钱,合欢皮三钱,淮小麦四钱,炙甘草一钱半,鲜竹叶三钱。七剂。

二诊:8 月 9 日。夜寐尚好,已能睡三四小时,梦多,胃纳不香,常有嗳气。舌淡青,中剥,脉弦细。再予前方加减。

石决明四钱,珍珠母四钱,菊花三钱,丹参三钱,赤芍三钱,首乌藤四钱,合欢皮三钱,淮小麦四钱,炒枣仁三钱(研),鲜竹叶三钱,炙甘草一钱半。七剂。

三诊:8 月 16 日。睡眠续有进步,可睡四五个小时,胃纳亦转佳。因开学期近,即将赴宁,嘱再配服七剂,服完后改用补心丸,每晚吞服三钱,以收全功。

【按】本例患者系高校学生,埋头读书,甚至废寝忘食,形成严重失眠已年余。黄医师用平肝潜阳、和胃安神之法;见舌质带青,参用丹参、赤芍等祛瘀之品。初诊方服七剂后,睡眠从每晚一小时,增加到三四个小时,复诊稍事加减,续服七剂,竟能睡四五个小时,胃纳亦转佳。离沪去南京后一个月,接来信说,已停药多日,睡眠仍较安静云。

——《黄文东医案》

【按语】观患者舌脉证,知其不寐属肝阴不足,肝阳上亢,心火偏旺,胃失和降所致。《灵枢·邪客》云:"夫邪气之客人也,或令人目不暝,不卧出者,何气使然……今厥气克于五脏六腑,则卫气独卫其外,行于阳,不得入于阴。行于阳则阳气盛,阳气盛则阳跷陷;不得入于阴,阴虚,故目不暝……补其不足,泻其有余,调其虚实,以通其道,而去其邪。"故治应滋阴平肝潜阳,和胃安神。主证为头痛失眠,结合病机为阴虚肝阳上亢所致,故用石决明、珍珠母、钩藤、菊花平抑肝阳治本,首乌藤、合欢皮、淮小麦养心安神以治标,观其舌淡带青知有瘀血,加丹参、赤芍活血化瘀,鲜竹叶清心除烦,炙甘草调和诸药兼以和中。二诊时,睡眠改善,上亢之肝阳已稍平复,故稍减潜阳之力,以防制其太过,而加安神之品酸枣仁,以助神安。三诊睡眠复有所好转,为巩固治疗继服七剂,后用补心丸补益心气以安神收功。然患者本有纳呆、嗳气,为何未用健脾和胃之品?观其胃不和,根于肝阳上亢,肝气横逆犯胃,肝气上亢带动胃气上逆,治应本其源,治肝亦同于治胃。

高某,男,54 岁

初诊:1963 年 10 月 4 日。失眠已将一年半,逐渐加重,目前每晚睡三四小时,有时更少,头晕耳鸣,健忘,饮食二便如常。舌质红带青有裂纹,苔薄黄,脉细弱。用脑过度,心肾两亏,阴虚阳亢,心肾不交。治宜育阴潜阳,交通心肾。

生地三钱,山萸肉一钱半,山药三钱,茯神三钱,泽泻三钱,丹皮三钱,元参三钱,麦冬三钱,炙远志一钱半,牡蛎一两,珍珠母一两。七剂。

二诊:10 月 11 日。症状基本如前。原方续服七剂。

三诊:10 月 18 日。服上方睡眠好转,但近两天较差,未入睡而有鼾声(自诉打鼾时神志完全清楚),头脑发胀,口干欲饮。舌质红,中腻有碎纹,脉细。阴虚火旺,心肾不交,痰热同蕴,前方加入清化痰热之品。

元参三钱,麦冬三钱,生地三钱,山萸肉三钱,丹皮一钱半,泽泻三钱,茯神三钱,珍珠母一两,牡蛎一两,海浮石四钱,炙远志一钱,黄芩一钱半,仙半夏三钱。七剂。

四诊:10 月 25 日。近日寐尚安宁,鼾声亦少,可睡六七小时,头昏脑胀亦减。舌质淡红中剥,苔黄腻,脉细。阴虚痰热内蕴,再拟前法出入。

元参三钱,麦冬三钱,丹皮一钱半,黄芩一钱半,川贝母三钱,海浮石四钱,仙半夏三钱,炙远志一钱,炒枣仁三钱(研),珍珠母一两,牡蛎一两。七剂。

五诊:11 月 1 日。夜寐尚安。舌质红有碎纹,苔黄腻渐化,脉小滑。再守前法。原方七剂(间日服一剂)。

六诊:11 月 18 日。二周来间日服药一剂,仅两夜入眠较迟,精神不宁,头昏心烦。脉小滑,舌红。阴虚未复,痰热未清,仍从前法出入。

元参三钱,大麦冬三钱,淡黄芩一钱半,仙半夏三钱,炙远志一钱,炒枣仁三钱,珍珠母一两,牡蛎一两,川贝母三钱,朱灯心二扎。七剂。

七诊:11 月 22 日。症状基本如前。原方加川连三分。七剂。

八诊:11 月 29 日。症状如前。脉小滑,舌红有碎纹,苔腻。头胀神疲,心烦。阴虚火旺,痰热留恋。前方加味。原方加陈胆星一钱半。七剂。

九诊:12月6日。叠进养阴平肝、清化痰热之剂。自诉睡眠大有进步,本周来无失眠现象。脉舌如前。原方。七剂。

十诊:12月13日。两周来仅昨晚有一次失眠。舌质红带青,有碎纹,脉细带弦。再拟滋阴清肝,以善其后。

元参三钱,赤白芍各三钱,黑山栀三钱,陈胆星一钱,炒枳壳一钱半,炒竹茹三钱,仙半夏二钱,陈皮一钱半,紫丹参三钱,交泰丸一钱(吞)。七剂。

【按】入睡而作鼾声,为一般常见现象。本例则与常人有异,未入睡而有鼾声。黄医师认为:"鼾而不寐乃痰热内蕴,肺气不利,挟肝火上逆所致。"因患者有头晕、耳鸣、舌红等阴虚之象,故以六味地黄汤为基础,并选用黄芩、竹茹、胆星、远志、半夏、川贝等清热化痰之品。由于方证合拍,长期不寐之证,经黄医师诊治十次,调治两个月余,睡眠明显进步,即重返工作岗位。

——《黄文东医案》

【按语】《古今医统大全·不寐候》:"有因肾水不足,真阴不升而心阳独亢,亦不得眠。"患者失眠伴头晕、耳鸣、健忘,推知其属心肾两亏,阴虚阳亢,心肾不交。治宜育阴潜阳,交通心肾。故初诊时予六味地黄丸加味,因热传心营,加元参、麦冬治热伤心营所致的神烦少寐;远志安神益智又能化痰开窍,牡蛎、珍珠母平阳重镇安神。总以滋肾阴为主,清心安神为辅。三诊时,不寐但闻鼾声,痰气阻痹不通而为鼾,《古今医统大全·不寐候》:"痰火扰心,心神不宁,思虑过伤,火炽痰郁,而致不寐者多矣。"又因其头胀、苔腻,知其内有痰热,遂加清化痰热之黄芩、半夏之类,去滋腻纯补之山药,又因鼻为肺之窍,肺为储痰之器,故加海浮石清肺化痰,清肺以治鼻鼾。四诊时,见苔黄腻,知痰热益甚,因去六味之属,更加清化痰热之品,余诊随症稍作加减,终获良效。由此观之,诊病时,症状为次,把握病机乃为重中之重。

何某,女,31岁

初诊:1963年4月9日。胸闷腹部作胀,时觉腹冷,夜不安寐。时作惊悸,口淡内热,大便如常。脉细,舌尖红,根苔薄黄。气滞热郁,表里失于宣通,以致阳不入阴,夜难成寐。羌已年余。先拟调气畅中之法治之。

薤白头三钱,瓜蒌皮三钱,广木香一钱半,枳壳一钱半,大腹皮三钱,白蒺藜三钱,陈皮一钱半,六神曲四钱,交泰丸五分(吞)。七剂。

二诊:4月26日。胸闷腹胀觉冷已减,夜寐未安,神疲气短,大便干结。舌根腻有红刺,脉细带弦。气机渐和,阴阳尚未协调。再拟和胃调气,而交心肾。

炒枳壳二钱,沉香曲三钱,瓜蒌皮三钱,白蒺藜三钱,广木香一钱半,乌药片一钱半,路路通一钱半,火麻仁三钱,柏子仁三钱,首乌藤四钱,合欢皮三钱,交泰丸五分(吞)。七剂。

三诊:5月2日。腹胀已舒,夜寐欠安。舌尖红有裂纹,脉细。阴亏不潜藏,再拟潜阳安神之法。

生地三钱,牡蛎一两,珍珠母八钱,炙远志一钱半,首乌藤四钱,合欢皮三钱,淮小麦四钱,炙甘草一钱半。大枣五枚。

四、五诊:5月10日及5月31日。小便频数,经事超前,心烦易怒。前方加黄芩、山栀各三钱,龙胆草一钱,以泻肝清热。十四剂。

六诊:6月7日。迭进潜阳安神,泻火滋阴之剂,夜寐渐有进步,午后头胀,胆怯易惊,筋惕肉瞤,面目略有虚浮。脉细,舌尖红。阴亏火旺,肾水不足,心阳独亢。再拟育阴潜阳,养心安神。

珍珠母一两,左牡蛎一两,炙甘草二钱,淮小麦一两,柏子仁四钱,元参三钱,川石斛四钱,生地三钱,紫丹参三钱,大枣七枚,交泰丸一钱(吞)。六剂。

七诊:6月21日。面浮已退,夜寐显著好转,故已停药一周。目前工作劳累,神情紧张,因此夜寐又有不酣之象,心悸胆怯,口干咽燥。脉细,舌尖红。平时月经超前数日,日内即将来潮。再予前法加减。

生地三钱,川石斛三钱,旱莲草三钱,元参三钱,珍珠母一两,龙胆草一钱,炙甘草二钱,淮小麦一两,茜草根三钱,大枣十枚,交泰丸一钱(吞)。七剂。

八诊:7月26日。停药已将一个月,睡眠甚佳。目前月经来潮,夜寐稍觉不酣,心悸、喉干、肢软等症均有好转,二便如常。苔薄腻,舌尖红,脉细。再守原方。

元参三钱,川石斛四钱,淮小麦八钱,炙甘草二钱,大枣十枚,炒枣仁三钱,龙胆草一钱,真珠母一两,云茯苓三钱,朱灯心四扎,交泰丸八分(吞)。六剂。

【按】本例患失眠已年余,曾先后服中西药物治疗,未见改善。初诊时,脘胀不舒,腹部觉冷。夜寐不安。黄医师认为:单用保和丸、半夏秫米汤之类以和胃,恐难见效。因腹部怕冷,故用薤白头以通阳,使阳气通畅,则腹冷可除。黄医师分析:此例寒热交错,虚实夹杂,要密切观察可能从两方面转化:一为素体阴虚,转向肝火亢盛;一为气机失调,转向阳气痹阻。开始,先用和胃通阳、调气畅中,以除"胃不和则卧不安"之象,但用药要避免过于香燥;第二步,着重滋阴潜阳、泻肝宁神。这样,抓住不同阶段的主要矛盾,分别轻重缓急,予以各个击破,始能逐步奏效。而交通心肾之法,则贯彻始终。最后,失眠基本治愈,其他各症也渐趋消失。

——《黄文东医案》

【按语】《素问·逆调论》云:"胃不和则卧不安",后人认为凡脾胃不和,痰湿、食滞内扰以致寐寝不安者均属于此。患者腹胀、腹冷不舒,实为胃不和,其致不寐者,单用安神之品效必不佳,须针对其病机主以和胃之品,又腹冷、胸闷,故用薤白使阳气通,以助阴阳和。《景岳全书·不寐》云:"真阴精血不足,阴阳不交,而神有不安其室耳。"若素体阴虚,兼因房劳过度,肾阴耗伤,阴衰于下,不能上奉于心,水火不济,心火独亢,火盛神动,心肾不交而神志不宁。故针对患者症状的一系列改变,识其病证寒热交错,虚实夹杂,逐加潜阳安神、泻肝清热、育阴潜阳、养心安神之品。

王某,女,33 岁

初诊:1975 年 4 月 10 日。失眠十余年,今年起尤为严重。近三个月来临睡服安眠药,入睡不到三小时,甚至仅睡一小时。醒后心悸不宁,烦躁,不能再入睡。上午头昏,下午头胀痛,晚上头痛尤甚,头部筋脉紧张,颈部板紧不舒。食欲不振,嗳气,每餐仅吃一两,健忘,思维不易集中,情绪抑郁,以往便秘,近一个月来大便日行二三次,精神疲乏,怕冷,腰酸带下。脉弦细,舌质淡青,苔薄腻。脾胃运化不键,生化之源不旺,气血亏虚,血不养心,以致心神不安,肝阳上扰,由失眠心悸引起头昏胀痛之症。治拟补养心脾为主,方用甘麦大枣汤合定志丸意。

炙甘草三钱,淮小麦一两,大枣五枚,郁金三钱,菖蒲三钱,炙远志一钱半,党参三钱,木香二钱,珍珠母一两。六剂。

二诊:4 月 17 日。大便转稠,每天一次,胃纳略振,每餐一两余,但食后仍胀气,睡眠约三四小时,晚上头痛亦减轻。脉弦细,舌淡青,苔薄腻。再守原意。

炙甘草三钱,淮小麦一两,大枣五枚,郁金三钱,菖蒲三钱,党参三钱,珍珠母一两,大腹皮三钱,旱莲草四钱,佛手二钱。七剂。

三诊:4 月 26 日。睡眠续有进步,可达四小时。安眠药片已减少,头痛亦轻,腰酸带下,左胁胀痛,乏力,脉弦细,舌淡青。再予补养心脾为主,加入益肾止带之品。

炙甘草三钱,淮小麦一两,大枣五枚,郁金三钱,菖蒲三钱,党参三钱,青陈皮各三钱,佛手三钱,狗脊四钱,椿根皮三钱。七剂。

四诊:5月3日。各症续减,胃纳进步,每餐一至二两,头晕。再守原意。原方去郁金、菖蒲,加枸杞子三钱、旱莲草五钱。六剂。

五诊:5月17日。上周感冒,近已好转,咳嗽已减,神疲乏力。原法出入。

炙甘草三钱,淮小麦一两,大枣五枚,炙紫菀四钱,前胡四钱,陈皮三钱,半夏三钱,旱莲草五钱,狗脊四钱。六剂。

六诊:5月24日。睡眠可达四五个小时,偶服少量安眠药,胃纳进步,大便成形。舌淡青,苔薄腻。再予养心安神,益气健脾。

炙甘草三钱,淮小麦一两,大枣五枚,郁金三钱,菖蒲二钱,党参三钱,旱莲草五钱,首乌藤一两。六剂。

【按】患者由思虑劳倦导致心脾两亏,脾不健运,气血生化不旺,心失所养,而成失眠,健忘,思维不易集中系血不养脑所致。黄医师治病之法,首先抓住脾胃这一关键,因此患者心血虽亏,但治疗重点不在养血,而在补脾益气。如胃纳增加,大便正常,则营养吸收较好,气血渐充,而心神得以安宁。用甘麦大枣汤为基础方随症加减,治疗一月余,睡眠明显进步,胃纳转佳,大便成形。可见阴血虚而脾运不健,不一定用滋养阴血之品,以免妨碍运化功能。重点抓住健脾益气,以助生化气血之功,使严重失眠症,逐步好转。

——《黄文东医案》

【按语】患者失眠且食欲不振、嗳气、食少等脾胃运化不健症状尤为突出,正如《类证治裁·不寐》中曰:"思虑伤脾,脾血亏损,经年不寐。"《景岳全书·不寐》:"劳倦、思虑太过者,必致血液耗亡,神魂无主,所以不眠。"可见,脾伤则食少,纳呆,生化之源不足,营血亏虚,不能上奉于心,而致心神不安。肝阳上扰,由失眠心悸引起头昏胀痛之症。治拟补养心脾为主,方用甘麦大枣汤合定志丸,气血虚不在补气血,而在于补益其源头。药后睡眠好转,又顾及其怕冷、腰酸带下,肾虚之证可见,故在补脾益气基础上酌加益肾止带之品,以治其兼夹。

【按】不寐之症,原因甚多。上述四例,或由劳心过度,阴血亏耗,心火偏旺,肝阳上升,以致夜不安寐(秦案);或由用脑过度,阴虚阳亢,心肾不交,引起睡眠不安(高案);或由思虑劳倦,心脾两亏,气血不足,心失所养,导致失眠(王案);或由肝郁气滞,胃失通降,由于胃不和而心肾不交,以致夜难成寐(何案)。须根据不同情况,采用平肝潜阳,交通心肾,补养心脾,和胃安神等法以治之。黄医师认为,在辨证过程中还应辨夹杂之证,加以具体分析。例如秦案舌质淡青,用丹参、赤芍以祛瘀;高案未入睡而有鼾声,从痰热内蕴论治,用黄芩、竹茹、胆星以清化痰热;何案腹部怕冷,乃阳气不展之象,用薤白头以通阳;王案阴血虚而脾运不健,重点抓住补脾益气,等等。对祛瘀、清化痰热、通阳、健脾等法拟与不眠关系不大,实则此等辨证用药细微之处,体现了辨证论治的灵活运用,却是提高临床疗效的关键所在。

程门雪

姚某,女,45 岁

初诊:1955 年 2 月 3 日。不寐胸闷,心悸不安,时噫,纳食不香,苔薄脉濡。和胃安中法治之。

制半夏二钱,北秫米二钱(包煎),炙远志一钱,云茯苓三钱,陈广皮一钱半,春砂壳八分,紫苏梗一钱半,白蔻壳八分,佛手柑一钱半,炒谷芽、炒麦芽各三钱。

二诊:不寐、胸闷、心悸较见轻减。仍从原法出入,续进以治。

制半夏二钱,北秫米三钱(包煎),炙远志一钱,佛手柑一钱半,云茯苓三钱,白杏仁三钱,白蔻壳八分,煅瓦楞四钱,生薏苡仁四钱,陈广皮一钱半,紫苏梗一钱半,炒谷芽、炒麦芽各三钱。

三诊:不寐、心悸、胸闷时噫均已见安。仍从原方加减治之。

制半夏一钱半,北秫米三钱(包煎),炙远志一钱,炒枣仁三钱,云茯苓三钱,白杏仁三钱,白蔻壳八分,生薏苡仁四钱,瓜蒌皮三钱,枳壳八分,炒竹茹一钱半,佛手花八分,煅瓦楞四钱,淮小麦四钱,炒香谷芽四钱。

【按】本例不寐心悸,胸闷噫嗳,纳谷不香,程老断为"胃不和则卧不安",用半夏秫米汤、温胆汤、三仁汤等和胃府、化痰湿而获效。程老认为所谓胃不和者系包含胃有湿热、痰浊、积滞以及肝胃不和等等,治疗时必须分别主次,注意兼顾。《内经》虽有以半夏秫米汤治"胃不和则卧不安"之说,单独使用时效果不大。此例除用半夏、秫米外,又以温胆汤治其肝胃不和,以杏仁、白蔻、薏苡仁宣通三焦,并辅以诸调气和胃、养心安神之品。《金匮》用瓜蒌薤白汤宽胸展痹,程老则常用蒌皮、枳壳、苏梗、郁金、生紫菀、旋覆梗等以为替代,一是避免薤白气味辛臭,而是用在兼有其他症状(如阴虚、热重等)不宜用桂枝以代之。

——《江南名医医案精选:程门雪医案》

【按语】《素问悬解·腹中论》:"阳明者,胃之脉也,胃者六腑之长,其气亦下行,经腑相同,下行则浊气降摄,仓廪开而水谷入,胃气不降,则经气上逆,不得从其故道而下,经腑皆逆,浊气上填,故不得卧也。"以二陈汤化痰,三仁汤祛湿,同时配伍行气宽中的瓜蒌、枳壳,以淮小麦扶助脾胃之气,祛邪而不伤正。

失眠的基本病机是"阳不入阴",《类证治裁·不寐论治》:"阳气自动而之静则寐,阴气自静而之动则寤"。瓦楞子收敛浮越在外的阳气。阳入阴则心神宁。血不归脾而睡卧不宁者,用酸枣仁大补心脾,则血归脾而五脏安和,睡卧自宁。

王某,男,成年

初诊:1953 年 2 月 27 日。心悸胆怯,不安寐,苔腻,脉濡滑。十味温胆汤出入治之。

潞党参一钱半,酒洗白当归身一钱半,炒川芎八分,淮小麦四钱,辰茯神三钱,炙远志一钱,炒枣仁三钱,枳实八分,炒竹茹一钱半,竹沥半夏二钱,北秫米三钱(包煎),薄橘红一钱半,煅瓦楞四钱,首乌藤四钱。

【按】本例气血两虚,但苔腻脉滑,内又有痰湿之阻,故用十味温胆汤时,生地、五味子之滋腻、酸涩,舍而不用,加半夏秫米汤、瓦楞等,以和胃化痰湿。

胆怯不安之症,为痰湿阻郁,心气不振之故。故以远志、川芎与枣仁相配,以振心气而开郁痰(是仲景酸枣仁汤法),而不用徐之才"重可去怯"的重镇药。由于虚中夹实之故,补虚避免腻涩,安神不用重镇,这种选药方法,很有参考意义。

——《江南名医医案精选:程门雪医案》

【按语】《素灵微蕴》:"胆以甲木而化相火,亦与三焦同归于癸水,根深蒂固,则惊骇不生,三焦馅泄,甲木逆飘,胆气虚浮,故生惊骇。"胆怯心悸,苔腻,脉滑为痰湿内阻,心胆气虚的表现,治法以化痰除湿,益气镇惊为主。湿邪困脾故去滋腻之熟地。《医便·饮食论》:"五味入口,不欲偏多,多则随其脏腑各有所损,故咸多伤心,甘多伤肾,辛多伤肝,苦多伤肺,酸多伤脾"。恐五味子助肝伐脾,故去之。以酒洗当归身、炒川芎、首乌藤三药配合以养血调气。祛邪而不伤正。

姚某,女,成年

初诊:1955 年 3 月 4 日。纳呆、脘中不舒,泛泛欲恶。不寐、心悸不安,夜半发烦,阳不入阴也。拟交泰丸加味。

肉桂心四分,姜川连五分,制半夏二钱,北秫米三钱(包煎),云茯苓三钱,炙远志一钱,炒枣仁三钱,淮小麦四钱,陈广皮一钱半,春砂壳一钱,炒谷芽麦芽各四钱,佛手柑一钱半,枳实八分,炒竹茹一钱半。

二诊:夜寐渐安,心悸减而未尽。脘痛不舒,胃纳不香,脉数。原方出入,续进以治。

肉桂心四分,姜川连三分,制半夏二钱,北秫米三钱(包煎),云茯苓三钱,炙远志一钱,炒枣仁三钱,淮小麦四钱,陈广皮一钱半,春砂壳八分,炒川楝子二钱,煅瓦楞四钱,佛手柑八分,炒香谷芽四钱,片姜黄八分。

【按】本例用交泰丸治失眠,以夜半发烦,辨为阳不入阴之证。桂心与黄连两味之配合,《韩氏医通》桂五分而黄连一分,黄连用作反佐,借以引阳入阴,引火归原。患者兼有肝气犯胃、胃失和降之证,故合温胆汤、半夏秫米汤等以和胃降逆。

桂心与姜黄两味,程老常同用以滋胃止痛。古方大沉香丸、《局方》大已寒丸、《医学统旨》加味七气汤等亦均以此两药作为治疗心腹痛、心胃痛之重要配伍。

——《江南名医医案精选:程门雪医案》

【按语】程老善用半夏秫米汤配合温胆汤加减和胃降逆,同时配合行气解郁药物。脏腑安阴阳合,自能安寐。同时用桂心配姜黄止胃痛。《类证制裁》:"阳气自动而之静,则寐;阴气自静而之动则寤;不寐者,病在阴阳不交也",用交泰丸引阳入阴,交通心肾。

吴某,男,成年

初诊:1944年10月31日。肝阳上亢,水火不交,则为不寐。治以珍珠母丸合温胆汤加减。

珍珠母五钱(先煎),煅龙齿三钱(先煎),泡麦冬二钱(去心),竹沥半夏一钱半,北秫米一钱半(包煎),抱茯神三钱,炙远志一钱,川连三分,炒枣仁三钱,薄橘红一钱半,枳实五分,炒竹茹一钱半,首乌藤四钱,朱灯心一扎,淮小麦四钱。

二诊:木旺水亏水不涵木则肝阳上扰,水不济火则心神不安,举凡心悸不眠、头眩耳鸣、肢胀诸恙,均缘乎此。治法滋水涵木,柔肝养心,安神和胃。既已得效,今再于前方中加入黄连阿胶汤法,以资调理。

蛤粉炒阿胶珠二钱,川连三分,炒枣仁三钱,大白芍一钱半,煅牡蛎四钱(先煎),炙龟甲三钱(先煎),辰茯神三钱,炙远志一钱,淮小麦四钱,炙甘草八分,北秫米三钱(包煎),竹沥半夏各二钱,广橘白一钱半,红枣四枚。

三诊:水不济火,则为不寐。前进清心平肝、安神和胃法,尚合病机。仍从原法加味,以治其本。

蛤粉炒阿胶珠二钱,炙龟甲三钱(先煎),大白芍二钱,煅牡蛎六钱(先煎),川连三分,枣仁三钱(同炒),抱茯神三钱,盐水炒肥知母一钱半,夜合花二钱,首乌藤四钱,朱灯心一扎,鸡子黄一个,青盐一撮(服时调入)。

【按】本例用珍珠母丸镇肝;半夏秫米汤、黄连温胆汤和胃化痰。但镇肝与和胃,只是先治其发病之标。其本则由于肾水之亏,以致心火失济、肝胆失涵。故次诊以后,进而治心、肾,转为黄连阿胶鸡子黄汤、甘麦大枣汤、大补阴丸、大定风珠等法,补肾柔肝、养心安神,以治其本。

"咸能补心、软心""咸能润下",是《内经》之法。本方取阿胶、龟甲、青盐以滋肾阴、降心火,达到水火交济之目的。

——《江南名医医案精选:程门雪医案》

【按语】肝者,罢极之本,魂之居也,肝火偏旺则魂不安,需滋水涵木,柔肝养心。首诊肝虚热炽,热盛生风,心气不降,不能藏魂,而梦寐不安,故惊悸不寐。珍珠母丸为清补宁神剂,配温胆汤化痰除热,热清则神安。二诊三诊补肾柔肝、养心安神,以治其本,标本兼治,故能安然入睡。

顾某,男,35 岁

初诊:1958 年 7 月 21 日。不寐已久,口苦,舌麻辣感,后脑热,时痛。心肾不交,阴虚阳扰之故。拟与育肾柔肝,清心安神。

阿胶珠二钱,酒炒大白芍二钱,珍珠母四钱(先煎),抱茯神三钱,炙远志一钱,枣仁三钱、川连三分(同炒),酒炒黄芩八分,嫩钩藤一钱半(后下),首乌藤四钱,莲子心八分,淮小麦四钱。五剂。

二诊:不寐、口苦、舌麻辣感、后脑痛均见轻减,腰酸痛。再从前方加减之。

阿胶珠三钱,酒炒大白芍二钱,珍珠母四钱(先煎),抱茯神三钱,炙远志一钱,枣仁三钱、川连三分(同炒),酒炒黄芩一钱,炒川断三钱,桑寄生三钱,嫩钩藤三钱(后下),首乌藤四钱。五剂。

三诊:不寐、头痛虽减未安,腰酸痛,遗泄。再拟育肾柔肝安神。

阿胶珠三钱,酒炒大白芍二钱,珍珠母五钱(先煎),抱茯神三钱,枣仁三钱、川连三分(同炒),炒川断三钱,桑寄生三钱,金锁固精丸四钱(包煎)。五剂。

四诊:夜寐安,头痛止,口舌和,已二旬余。近日上为耳后疼痛、头痛耳鸣,下则遗泄,寐少梦多,相因同发。苔薄,脉细弦,再拟育阴清肝。

阿胶珠三钱,生白芍二钱,枣仁四钱、川连四分(同炒),抱茯神三钱,酒炒黄芩一钱半,黑山栀一钱半,夏枯草三钱,炒杭菊二钱,三才封髓丹四钱(包煎)。五剂。

【原按】本例阳不入阴,心肾不交,阴虚火旺,肝阳扰动,前后四诊,黄连阿胶汤滋阴清心的主法不变。

肾阴耗伤,不能上承于心,则口苦舌燥,舌感麻辣。肝肾阴亏,相火易动,四诊时头痛、耳鸣、梦遗、失眠又发,故程老终以滋阴为主,着眼于治本而兼顾其标,方中养心、柔肝、育肾都属于滋阴的范畴。

【又按】程老治不寐用黄连,很注意配合。他认为对心阴不足(或肾水不足)、心火有余而烦躁者,黄连用量宜小,一般在三分到五分之间,用水炒、盐水炒或蜜水炒,主要是防其"苦从燥化"。程老尝有因黄连用量较大而致彻夜不寐,后经减轻剂量,加入柔润,而得以见效的一些例子,所以曾提出轻用的告诫。他常以黄连与阿胶同用,以得其滋润;与枣仁同用,以得其酸制。程老的意见:补心"体"宜酸,强心"用"宜辛,故归脾汤、补心丹等成方中均以枣仁、远志相配,且远志交通心肾,解郁开结,辛而不猛,比之川芎与枣仁为伍似更为妥善(川芎过于升散),所以他常用茯神(或朱茯苓)、远志、枣仁三药相配以养心安神。

——《江南名医医案精选:程门雪医案》

【按语】《灵枢·大惑论》:"黄帝曰:病而不得卧者,何气使然? 岐伯曰:卫气不得入于阴,常留于阳。留于阳则阳气满,阳气满则阳跷盛,不得入于阴则阴气虚,故目不瞑矣。"本案不寐的主要病机是阴虚阳扰,阳不入阴,故治以滋肾水、清心火,处方以黄连阿胶汤为主,以酒炒黄芩防泻火太重,泻中有升。酸枣仁养肝,宁心,安神,着眼于治本而兼顾其标,方中养心、柔肝、育肾都属于滋阴的范畴。

章次公

梁男

夜难成寐,多梦,心悸,古人以为肝虚,以肝藏魂故也。凡补肝之药,大多有强壮神经之功能。

明天麻9 g,杭白芍9 g,稽豆衣12 g,大熟地12 g,当归身9 g,炙远志5 g,炒枣仁9 g,抱茯神9 g,潼沙苑9 g,柏子仁9 g,黑芝麻12 g。

二诊:寐为之酣,悸为之减,但多梦则如故。

大熟地18 g,当归身9 g,杭白芍9 g,山萸肉9 g,五味子5 g,菟丝子9 g,炙远志5 g,抱茯神9 g,潼沙苑9 g,首乌藤12 g,左牡蛎30 g。

【按】肝血虚一方面可导致心失供养,另一方面,又可使肝阳偏亢,上扰心神,而为心悸、失眠、多梦等症。初诊用地、芍、归、沙苑、芝麻养肝阴,补肝血;天麻平肝镇静;枣仁、柏子仁、茯神、远志养心宁神。古人有"乙癸同源,肝肾同治"之说,故二诊在上方基础上加补肾药,加强强壮调整作用,以巩固疗效。

——《章次公医案》

【按语】梁男一案,章公辨为肝虚不藏魂。何谓魂?《灵枢·本神》谓"随神往来者谓之魂",魂为神所化,随神往来,昼则魂精于外,夜则魂得静藏。肝虚是指阴血不足,《灵枢·本神》载"肝藏血,血舍魂",阴血不足,静藏之力不及,则魂藏不定,是故夜则魂扰难成寐,虽寐亦杂梦纷飞难成眠;魂不定亦扰神不安或阴血不足而心神失养,则可发为心悸。治疗大法总以补益阴血、安魂定志为主。药用熟地、当归、白芍、黑芝麻、柏子仁质阴柔润之品以补阴血不足,炒枣仁、炙远志、抱茯神安魂定志、养心宁神,稽豆衣甘平,滋阴养血,平肝益肾,潼沙苑甘温,温补肝肾,稽豆衣、潼沙苑同熟地、黑芝麻以成"乙癸同源,肝肾同治"之说。天麻甘、辛,性平,《本草纲目》载"乃肝经气分药,入厥阴肝经"。《药性论》载其可疗"多惊失志",其一味辛甘化阳,又入肝经气分,使得大队滋阴补血之品不至黏腻不化,又助阴血得以上呈而养心宁神。失眠一症,西医有神经衰弱之说,但不完全对应。"凡补肝之药,大多有强壮神经之功能",大抵针对此说。

姚男

头昏,夜难安寐,口干唇碎,服西药七八月无效。每夜必饮水数次,否则口干不可名状,影响睡眠。察其舌色淡白无华,按其脉沉细无力,不能以为热证而投凉。

附块 6 g,生白术 12 g,熟地 30 g,五味子 5 g,党参 12 g,怀牛膝 12 g,麦冬 10 g。

二诊:很有效,口干没有从前严重,夜寐也较安。原方去牛膝,加当归、枣仁。

【按】本案失眠而兼口干、唇碎、每晚渴饮,似为热证,但据脉象、舌色,非实火而为虚火,即肾水亏不能上济于心,心火内炽。方用熟地、牛膝补肾阴,麦冬、五味养心阴,参、术益脾气,复用大辛大热之附子引火归原,是为反佐之法。

——《章次公医案》

【按语】此案甚佳,除外其效验,单说章老之辨证思维,实当我辈后学效仿之。姚男,夜难安寐,口干欲饮,入夜尤甚,以上看似火热证,然舌淡苔白,脉沉细无力,皆是虚证。本案抓住舌脉,所谓"治病求本"。章老辨为肾水亏浮阳上扰。昼日阳受气而起,故得寤,夜则阴受气而卧,故得寐。姚男肾水亏而无阴受气,气扰于阳而静藏不能,故难安寐;气扰于阳、阳动蒸津,此非为生理之阳,又本为津少,愈蒸愈少而口唇干渴难耐,亦必扰眠不能,此患所饮之水必从小便而出,当有饮不解渴一症。治法当滋补肾水。重用熟地,味厚气薄、可补五脏之真阴,怀牛膝苦甘酸平,性专下行,既补助肾阴又使得气下行而阴静得藏。党参、麦冬、五味子,仿生脉散之义,又得白术助中焦之力,使得阴生而又可灌注全身;附子辛温大热,使"阴得阳升而泉源不竭"。此案有三妙:一妙在于其抓舌脉,辨证精当;二妙在于不用一味安神之品,而得眠佳;三妙在于用附子一药,成全方画龙点睛之笔。

谢男

胃不和则卧不安,多见于思虑过度而胃肠机能衰弱者。《内经》半夏秫米汤非安眠之方,健胃整肠,自然遂之入梦。

法半夏 9 g,北秫米 15 g,山萸肉 6 g,炒枣仁 9 g,茯苓、茯神各 12 g,怀山药 9 g,白芍 9 g,首乌藤 12 g,柏子仁 12 g,太子参 9 g。

【按】此用半夏秫米汤和胃化痰,兼用养心神、补肝阴之品。

——《章次公医案》

【按语】"胃不和则卧不安"是《下经》语,在《素问·逆调论》中被岐伯引用以解释"阳明逆,不得从其道,故不得卧也"这句话。半夏秫米汤出自《灵枢·邪客》:"饮以半夏秫米汤一剂,阴阳已通,其卧立至"。此案除不寐外,无及他症,亦无舌脉,观章公意,为脾胃功能下降而痰浊滋生,扰碍正常精微津液的化生布散。病机责之痰浊逆而扰神,发为不寐。方主以半夏秫米汤,半夏辛温通导痰浊,秫米甘凉补虚共成补虚泻实、"决渎壅塞"之功,可使"经络大通,阴阳和得";炒枣仁、首乌藤、云苓神、柏子仁、山萸肉、白芍养阴安神,太子参、山药益气养阴,助长阳明之气,以佐半夏祛邪,且使阴柔之品得以和化。诚然,半夏秫米汤非安眠之方,疾却可愈,此正是中医之妙也。

周女

病失眠已久,最近时时作哕,苔白腻满布。因其以往叠用滋阴安神剂无效,《内经》云:"胃不和则卧不安",当先从治胃入手。

炮附块9 g,大川芎9 g,姜半夏24 g,北秫米12 g,香甘松9 g,炙甘草3 g,肉桂末1.9 g(分三次吞)。

【按】"胃不和则卧不安",为胃有宿食,或变生痰湿、痰热,影响心神所致。此病人苔白腻,作哕,为脾阳虚不能运化水湿,生痰壅过于胃,以致胃不和。方用桂、附温阳,阳气充足则湿可化;姜夏、秫米、甘松和胃除痰,胃和则心神安。川芎一味,王好古谓其能"搜肝气,补肝血,润肝燥,补风虚"。现代药理研究证实,该品能抑制自发活动,还能延长戊巴比妥钠的睡眠时间,有良好的安眠作用。辨证准确,施方中肯,疗效自然得心应手。

——《章次公医案》

【按语】本患叠用滋阴安神剂无效,查舌苔白腻满布,又时时作哕,皆为中焦湿浊滞塞,浊气上逆。故治法以温振阳气、通导痰浊为主,主方半夏秫米汤。此案重用半夏,味辛畅通气机,性温可化痰浊,《医学启源》载其"治寒痰及形寒饮冷伤肺而咳,大和胃气,除胃寒,进饮食"。北秫米味甘性微寒,可祛风除湿,和胃安神。二者合用,可使胃气和而痰浊化。香甘松味辛甘,性温,《本草纲目》载"甘松,芳香能开脾郁,少加入脾胃药中,甚醒脾气",川芎辛温,《本草汇言》载"川芎,上行头目,下调经水,中开郁结,血中气药",二药共行醒脾胃、畅气血之用。肉桂、附子辛温之品,振奋阳气,共助半夏温化湿浊。甘草和胃。此案辨证精确,用方配伍严谨,当时时玩味之。

周男

苦失眠,头晕时痛,梦多。此方乃中医之镇静剂,神经衰弱之失眠宜之。

附块5 g,天麻9 g,川芎3 g,五味子9 g,当归9 g,延胡索9 g,枣仁9 g,珍珠母12 g。

【按】方用宁心安神之品,加息风、镇静、镇痛药。其中川芎兼补肝血,治血虚头痛,延胡索镇痛,且具良好的催眠安定作用。

先生曾指出:"根据实践经验,有些失眠患者,单纯用养阴、安神、镇静药效果不佳时,适当地加入桂、附一类兴奋药,每可奏效"。这个经验可供今后进一步验证。

——《章次公医案》

【按语】周男一案,以眠为苦,头晕时痛,多梦,此为肝虚风阳上扰证。炒枣仁、当归、川芎、五味子酸甘温润,养肝体以成静收之用;天麻,《药性论》称其为"定风草",用治肝风内旋之头晕头痛,珍珠母咸寒,《中国医学大辞典》载"此物(珍珠母)兼入心、肝两经,与石决明但入肝经者不同,故涉神志病者,非此不可",二者共用,肝体得静而风阳得消;延胡索辛苦温,既可防大队阴柔之品滋腻,又可畅通血气;附子一味,别有微义。章老根据临床经验用之,实为心得。失眠之患,阴虚者多见,多久服阴柔镇静安神之品,或病程较久,阳气委顿,此时加用附子,有振奋阳气、流通气血之效。

雷女

夜晚难以入睡,服安眠药亦无济于事,偶尔入睡,则乱梦纷纭;因而白昼疲惫不堪,每晚饭后则其精神特别兴奋。此属虚火。

川连3 g,黄芩6 g,生白芍18 g,阿胶30 g(分冲),枣仁18 g,茯神18 g,鸡子黄2枚(分冲)。

二诊:连服五剂,失眠情况已有显著改善,晚上精神不如前之兴奋,头胀,有时昏沉。

枣仁30 g,川芎9 g,知母12 g,茯神18 g,远志9 g,清炙草3 g。

【按】证属阴虚火旺,治以黄连阿胶汤滋阴降火,佐以养心安神。药证相合,收效甚捷。二诊用酸枣仁汤,清肝宁心,安神镇静,更以归脾汤两补心脾,扶助根本。

——《章次公医案》

【按语】黄连阿胶汤首载于《伤寒论》,"少阴病,得之二三日以上,心中烦,不得卧,黄连阿胶汤主之"。此为阴血不足,虚火扰心证。治疗大法养阴安神、清泻虚火。方中重用血肉有情之品阿胶,配以鸡子黄,直入血脉而养心安神;芩、连苦泻虚火而使志宁;白芍、枣仁、茯神酸甘养阴,宁志安神。全方小而精当,直中病所,故效亦捷。二诊,心血渐充,虚火已泻,失眠改善。却增头胀、昏沉二症,为肝血不足,风阳内扰,故改方酸枣仁汤。此方出于《金匮要略·血痹虚劳病脉证并治第六》,"虚劳虚烦不得眠,酸枣仁汤主之"。方中重用酸枣仁,《别录》载其"主烦心不得眠,脐上下痛,血转久泄,虚汗烦渴,补中,益肝气,坚筋骨,助阴气,令人肥健",伍以川芎,补肝体而行肝用;知母苦、甘、寒,甘寒既可养肝阴,又能凉肝泻火,茯神、远志安神定志,清炙草和胃。另以归脾丸睡前服用,继以补益心脾气血、宁神益志。

吴女

产后思虑劳烦,脑力受其打击者良巨,以致辗转难以入眠。

酸枣仁 9 g,知母 9 g,煅牡蛎 30 g(打),北秫米 9 g,粉草 2.4 g,大川芎 5 g,抱木神 9 g,仙鹤草 15 g,怀山药 9 g,川雅连 0.6 g,上安桂 0.6 g(研吞)。

【按】酸枣仁汤适用于肝郁日久化火,上扰心神之失眠。此案起于产后思虑劳烦,故甚为惬当。黄连、肉桂同用,名交泰丸,黄连清心火,肉桂温肾阳,引火归原。

——《章次公医案》

【按语】吴女产后,为阴血不足之体,加之思虑劳烦,阴血更损,精神失养,发为不寐。治法助养阴血为主。主方酸枣仁汤。此方酸甘益养肝、心之阴,又可畅通血气;阴血不足之体,除直接补益阴血外,更关键要助养脾胃之气,使其自生,山药、北秫米、粉草、仙鹤草养阴益气,具有强壮补虚之效;煅牡蛎、抱木茯神收摄心神;配以交泰丸,使心火清、虚火收,以成酸枣仁汤之用。

冯男

失眠已历一月,平素胃肠不健。

酸枣仁 12 g,川芎 6 g,知母 9 g,柏子仁 12 g,当归 9 g,抱茯神 12 g,首乌藤 9 g,煅牡蛎 24 g(先煎),炮附子 2.4 g,炙草 3 g。

【按】方用酸枣仁汤宁心除烦以治失眠。用少量附子振奋中阳,以健胃肠。

——《章次公医案》

【按语】冯男失眠,已历一月,章公辨为肝虚神魂失养证,治法补肝虚宁神魂为主,主方酸枣仁汤。此方清养兼用、气血同畅,又配以当归、柏子仁,增强其养阴血之效;首乌藤、煅牡蛎收摄心神,宁神安魂;附子为佐,振奋阳气,气血得行、营卫得通则眠愈。

陈道隆

沈某,女,56 岁

初诊日期 1965 年 7 月 18 日。失眠经久不瘥,已逾五载。轰热上升,两目干涩,心悸不宁。脉虚弦,当以半夏秫米、黄连阿胶合温胆汤三方出入之。

仙半夏 6 g(杵),北秫米 12 g(包),大生地 12 g,杭白芍 6 g,珍珠母 30 g(先煎),灵磁石 24 g(先煎),小川连 1.5 g,藕粉炒阿胶 9 g,朱茯苓 12 g,炒竹茹 6 g,小枳实 3 g,橘皮 4.5 g,柏子仁 12 g。

7 月 21 日(二诊):阳跷为病,胆失清宁,失眠经久不瘥。两目干涩,虚烦心悸,遇事惊慌,脉来虚弦。再以半夏秫米、黄连阿胶合温胆汤三方并治之。

仙半夏 6 g(杵),北秫米 12 g(包),大生地 12 g,杭白芍 6 g,灵磁石 24 g(先煎),小川连 1.5 g,藕粉炒阿胶 9 g,朱茯苓 12 g,炒竹茹 6 g,小枳实 3 g,橘皮 4.5 g,泡远志 4.5 g,炒枣仁 12 g(研)。三剂。

7 月 25 日(三诊):迭服半夏秫米、黄连阿胶合温胆汤三方之后,经久之失眠已得安睡,心悸已宁,两目重涩,脉小弦,再循前治。

仙半夏 6 g(杵),北秫米 12 g(包),大生地 12 g,杭白芍 6 g,珍珠母 30 g(先煎),灵磁石 24 g(先煎),霜桑叶 9 g,黑芝麻 12 g,小川连 1.5 g,藕粉炒阿胶 9 g,炒竹茹 6 g,小枳实 3 g,橘皮 4.5 g,泡远志 4.5 g,炒枣仁 12 g(研)。三剂。

7 月 28 日(四诊):阳能入阴,得半夏秫米之交通阴阳,温胆之宁胆化痰,黄连阿胶之清心养血,故经久之失眠已安然入睡,两目重涩已瘥,脉小弦,再以前法治之。

仙半夏 6 g(杵),北秫米 12 g(包),大生地 12 g,杭白芍 6 g,霜桑叶 9 g,黑芝麻 12 g,滁菊花 9 g,拌炒女贞子 9 g,小川连 1.5 g,藕粉炒阿胶 9 g,白茯苓 12 g,炒竹茹 6 g,小枳实 3 g,橘皮 4.5 g,泡远志 4.5 g,炒枣仁 12 g(研)。三剂。

嗣后,仍以上述方意,再适当配苍龙齿、朱灯心、柏子仁、合欢皮、血琥珀,以加强养心安神作用,调治一个月而收功。

1975 年 3 月随访:睡眠良好,十年来未复。

——《内科临证录》

【按语】《景岳全书·不寐》所说："真阴精血不足,阴阳不交,而神有不安其室耳。"患者年迈血少,心失所养,阴阳不交而不寐。自觉体内轰热上升,结合虚弦之脉可知真阴不足,虚火上炎。虚烦心悸、遇事惊慌,乃心虚胆怯,胆气不宁之候。正如《沈氏尊生书·不寐》所言:"心胆惧怯,触事易惊,梦多不详,虚烦不眠"。患者病情复杂,多脏腑合病;但病之根本在于虚损,是以多方配伍治疗。案中用黄连阿胶汤清心养血;温胆汤补心气,宁胆怯;半夏秫米汤交通阴阳,引阳入阴。另陈老遣方用药时,补益与安神交替着重,二者互存互生。

沈某,女,56岁,教师

初诊:1965年7月18日。营阴积亏,阳不入阴,跷脉为病。失眠经久不瘥,已逾五载。轰热上升,两目干涩,心悸不宁。脉虚弦。当以半夏秫米、黄连阿胶合温胆汤三方出入之。

仙半夏二钱(杵),北秫米四钱(包),大生地四钱,杭白芍二钱,珍珠母一两(先煎),灵磁石八钱(先煎),小川连五分,藕粉炒阿胶三钱,朱茯苓四钱,炒竹茹二钱,小枳实一钱,橘皮一钱五分,柏子仁四钱。二帖。

二诊:7月21日。阳跷为病,胆失清宁,失眠经久不瘥。两目干涩,虚烦心悸,遇事惊慌。脉来虚弦。再以半夏秫米、黄连阿胶合温胆汤三方并治之。

仙半夏二钱(杵),北秫米四钱(包),大生地四钱,杭白芍二钱,灵磁石八钱(先煎),小川连五分,藕粉炒阿胶三钱,朱茯苓四钱,炒竹茹二钱,小枳实一钱,橘皮一钱五分,泡远志一钱五分,炒枣仁四钱(研)。三帖。

三诊:7月25日。迭服半夏秫米、黄连阿胶合温胆汤三方之后,经久之失眠已得安睡,心悸已宁,两目重涩。脉小弦。再循前治。

仙半夏二钱(杵),北秫米四钱(包),大生地四钱,杭白芍二钱,珍珠母一两(先煎),灵磁石八钱(先煎),霜桑叶三钱,黑芝麻四钱,小川连五分,藕粉炒阿胶三钱,炒竹茹二钱,小枳实一钱,橘皮一钱五分,泡远志一钱五分,炒枣仁四钱(研)。三帖。

四诊:7月28日。阳能入阴,得半夏秫米之交通阴阳,温胆之宁胆化痰,黄连阿胶之清心养血,故经久之失眠已安然入睡。两目重涩已瘥。脉小弦。再以前法之治。

仙半夏二钱(杵),北秫米四钱(包),大生地四钱,杭白芍二钱,霜桑叶三钱,黑芝麻四钱,滁菊花三钱,拌炒女贞子三钱,小川连五分,藕粉炒阿胶三钱,白茯苓四钱,炒竹茹二钱,小枳实一钱,橘皮一钱五分,泡远志一钱五分,炒枣仁四钱(研)。三帖。

嗣后,仍以上述方意,再适当配苍龙齿、朱灯心、柏子仁、合欢皮、血琥珀等,以加强养心安神作用,调治一个月而收功。

1975年3月随访:据病员反映,当时失眠严重,治疗无效;后服中药月余,睡眠恢复正常。十年来未复发,睡眠良好。

【按】此案之所以取得疗效,关键在于审证求因,恰当地使用复方。患者素体营阴亏损,且年逾五十,太冲脉衰,天癸竭,故阴血不足可知;症见轰热上升,脉虚弦等,乃肾阴不足、肝阳偏胜之象;虚烦心悸、遇事惊慌,乃肝气郁结、胆气不宁之候。纵观上列诸症,失眠原因错综复杂,故治疗不能硋守一法一方。案中用黄连阿胶汤清心养血;温胆汤补心气,宁胆怯;半夏秫米汤交通阴阳,引阳入阴。

——《内科临证录》

【按语】不寐,古称"不得眠""不得卧""目不瞑""少寐""不眠"等。对于不寐病因病机,应认识到五脏功能失调均可引发不寐。如思虑伤脾,抑郁伤肝,惊恐伤肾,心肾不交,阴虚火旺,胃气不和,肺失清肃等。尤年老体弱者,可能多种原因协同导致失眠,治疗应审病因,辨脏腑,定病位,分虚实,随机而变,不可拘于一法一方。

龚去非

方某,女,未婚

1980 年夏就诊。久病失眠健忘,加重半年。每日未断中西药,均鲜效果。近来有时通夜不眠,加倍服安眠药亦难入睡,完全无效已一个月。日夜毫无睡意,头脑晕胀恍惚,心烦不安,不能坚持日常工作,数月未上班。

患者营养状况欠佳,神态紧张。疑惧悲观。言谈中,微露幻视之象。因慕名而来,对我怀着崇敬之意,寄于莫大希望,恳求治愈。询悉因长期失眠,影响食欲,口苦,大便干燥不畅,尚无其他旧疾。否认有暴受惊骇、思想负担等因,月经正常。舌质红干,舌尖有瘀点,少津,脉数有力。

心主神志,为一身之大主,又司血脉,舌乃心之苗。肝藏魂,主疏泄,开窍于目。肾主水,开窍于耳。脑为髓之海。脾主运化,系阴精之源。舌红干而少津,尖有瘀点,脉数有力,为心火独亢,扰乱血脉,暗伤心液之征。久必及肾,以致水不涵木,肝阳上亢。运化之功与心肝相关,既无七情之患。又无胃脘痞满、胃肠湿热积滞等征,而先纳差便结,似乎由于心神不安,夜则魂不归肝,夜以继日,绵延数月,损伤脾气。寐本乎阴,阴伤则不寐。在此,伤阴之理有二:主为心火亢盛,次为化源不足,二者互为因果关系。心火盛则心中烦懊,神情紧张;肝肾阴虚则头晕脑胀,幻视幻听;阳亢阴虚,则日夜不眠,恍惚难以任事。法当泻火滋阴,抑阳扶阴,安抚全局,仿天王补心丹化裁,药用黄连、熟大黄、天冬、麦冬、生地、熟地、丹参、玄参、枣仁、柏子仁、牡蛎、石决明。以黄连苦寒泻心火,熟大黄导热下行,直泻阳亢之因。二冬、二地滋阴,壮水制火。丹参、枣仁、柏子仁养心安神,牡蛎、石决明平肝潜阳,共达驱邪扶正,调节阴阳之效。

处方毕,患者接视良久,曰:"头二味药未吃过,其余的药都吃过"。对此疑问,我作了认真严肃的解释:"效应主要是头两味药,其余的药你是先后分别吃的,同时应用、分量的多少都与疗效有很大关系。你的病一定能治愈,一点也不会发生意外。"听后连连点头而去。半月后复诊,笑容满面地说:"龚医生,我吃了 15 付,每日 3 次。头天即能入睡,此后每晚安眠,偶尔出现入睡难、易醒不过十之一二。晕胀心烦大减,饮食增加,日解便一次,润泽通畅。"余听之,内心不胜惊奇。脉已平缓,遂断曰:"病将愈矣。"原方去熟大黄,减黄连用量。半月后,又诊时云:"入睡难,易醒仍有出现,余无不适。"前方加肉桂少许,意在交泰,两日一剂。再次鼓励应有信心,劝其边治疗边工作。尔后来诊三四次,睡眠大多正常,守方治之。现已上班两年多,未闻发病。

此案之效,速而固。究其因,一为辨证较准,遣方用药较恰当;一为进行了适宜的心理治疗,二者相辅相成之故。

——《临床中医家龚去非》

【按语】患者长期失眠健忘,久病及肾,肾阴亏虚,水不涵木,肝血亦不足,肝肾阴虚,髓海不充,脑窍失养,则头脑晕胀恍惚;肾阴亏于下,心火亢于上,阴不敛阳,水火不济,心火上炎则心烦不安,舌质红干,舌尖有瘀点,少津,脉数有力;血燥津枯则大便干燥不畅;肝阴不足,阴不敛阳,肝阳亢盛而化火,则食欲不振,口苦。治以滋阴清热,补心安神的天王补心丹加减。生地取其下入足少阴以滋水主,水盛可以伏火,况地黄为血分要药,又能入手少阴也。枣仁、柏仁,养心神者也;丹参、元参,生心血者也;二冬助其津液。黄连苦寒泻心火,熟大黄通腑泄热,导热下行;牡蛎、石决明平肝潜阳,重镇安神。调和阴阳,使心神安定,精神恢复正常。

熊寥笙

患者,男,40 岁

失眠七个月,服中西药无效。一身困倦乏力,食欲不振,口腻乏味,总觉胸脘痞满不适,小便黄短,入夜心烦意乱。辗转床第,难以入睡,每夜只能睡二三小时,有时彻夜不能入睡。脉濡数,苔白腻。证属湿热中阻,心肾不交。宜先治其病,若单以宁心安神则劳而无功,宜导湿热下行,引水液上行,水火济,阴阳和则病可愈,用栀子豉汤加味:淡豆豉 12 g,炒栀子12 g,米仁 15 g,杏仁 9 g,京半夏 9 g,带皮云苓 18 g,川朴 9 g,藿香 9 g,酒芩 9 g,大豆黄卷 50 g,佩兰 9 g,鲜竹叶半张。服三剂,诸恙皆除,能正常入睡。

——《中国现代名中医医案精华:第二集》

【按语】患者一身困倦无力、食欲不振、口腻乏味、胸脘痞闷,脉濡数,濡则为湿,数则为热,苔白腻,为有湿邪的征象,故因湿热困遏中焦,导致脾不运化,中土壅滞,则水火不济,心肾不交,心神不宁,致不寐。故用栀子豉汤加味治疗,栀子豉汤原方可以用来解热除烦,而其中栀子本身也有清利湿热的作用,配伍薏米、黄芩增强了清热利湿之功;半夏、茯苓、藿香、大豆黄卷、佩兰皆为醒脾利湿之药;杏仁、厚朴调畅气机,通达三焦;鲜竹叶清热泻火,除烦。

张某,女,36 岁,家庭主妇

1974 年 11 月 15 日初诊:面白,身弱,神虚,合目即有异人来与之同床而卧,惊不能寐,神情恍惚,渐至白日亦不能安卧。两个月来,食欲减少,精神紧张,越怕人来越不敢睡,整夜失眠,形体日渐消瘦。将其夫唤回在侧陪伴,合目亦有异人在侧,仍不能睡。舌瘦质红苔白,脉濡数。辨证为心虚神气失藏。拟养心清肝安神之剂,养心汤加减。

方药:当归15 g,炒白芍9 g,茯神12 g,远志6 g,炒枣仁18 g,辽沙参15 g,瓜蒌15 g,枳壳6 g,陈皮9 g,半夏9 g,厚朴9 g,焦山楂6 g,天竺黄6 g,胆南星6 g,龙齿12 g,炙甘草6 g,朱砂3 g(分两次冲服)。

11 月 21 日二诊:食欲增进,稍能睡眠,有时仍有异人来卧,自己已不惊疑恐惧。仍以上方服用四剂。

11 月 27 日三诊:精神舒畅,面不显痴呆,食欲大增,谈笑已如常人,但脉仍细弱而数,口干头晕。又拟下方继服:

当归15 g,炒白芍9 g,茯神12 g,龙齿15 g,首乌藤24 g,炒枣仁18 g,辽沙参12 g,麦冬12 g,天竺黄9 g,胆南星5 g,陈皮12 g,生山楂9 g,菊花12 g,炙甘草6 g,朱砂3 g(分两次冲服)。

12 月 3 日四诊:浮火已清,口干头晕已愈,异人不来,可合目安卧,精神已振,脉亦复常。上方再服四剂。

连诊五次,即获痊愈。

——《临床中医家邹云翔》

【按语】心主血而藏神,《经》曰静则神藏,躁则消亡,心血虚则易动故精神紧张,整夜失眠。脾为后天之本,气血生化之源,脾气受损,脾失健运,则气血乏源,故面白,身弱,食欲减退,形体日渐消瘦。气血乏源,导致肝血亏虚,阴不敛阳,肝火偏亢,故惊不能寐,神情恍惚。治以养心清肝安神的养心汤加减。方中当归、炒白芍养心脾肝血,茯神、远志、枣仁养心安神,枳壳、陈皮、半夏、厚朴、焦山楂理气健脾、燥湿化痰,瓜蒌、天竺黄、胆南星清心肝之火以镇静,龙骨、朱砂镇惊安神,辽沙参养阴补气,以防辛温之品耗气伤阴。气血调和,心气心血得养,心神得宁,则诸症减轻。后诊中患者食欲大增,但脉象仍细弱而数,口干头晕,即脾气逐渐恢复,肝火偏旺,故去理气药加菊花清泻肝火。辨证随症而变,用药精当,阴阳气血皆和,心神安宁,失眠渐愈。

杜某,男,21岁,工人

1975年2月9日初诊:自言自语,自觉有人在跟前和自己听话,旁人亦可听出他和一女子对话之言,久之,睡眠不好,精神不振,自己亦恐惧不安。自述有一天,刚从太原回榆次上班,即有人至其身旁说他家中着火,父母受伤,立即又返回太原,并无此事,其父发现他精神失常,自言自语,异见异闻,遂领来山医二院就诊。诊其脉细数无力。拟清肝涤痰、安神定志之剂。

当归12g,茯神15g,远志9g,炒枣仁18g,石菖蒲9g,郁金6g,橘红12g,半夏9g,天竺黄9g,胆南星9g,瓜蒌15g,川贝母9g,麦冬12g,龙齿14g,炙甘草6g,朱砂5g(分两次冲服)。

2月15日二诊:神志清楚,睡眠好转,已无异人与之对话,问话亦不默然不语,已可以正确答对。前方去半夏、龙齿、朱砂,加辽沙参12g以滋阴润肺,蔓荆子12g以清头目,合成养心清肝滋阴之剂,以调脏腑气血阴阳之失调。再服四剂。

2月23日三诊:诸症悉愈。嘱再服两剂。要慎起居,宽情绪,可不再犯。后遂正常工作。

【按】此二例为神经衰弱之严重病例。案一(张某)因心血亏虚,思想不遂,偶遇惊恐所引起。心主血,主藏神,心虚神气失藏,故魂不安而精神恍惚,妄言妄见。故拟养心清肝安神之剂。方中用当归、白芍养血,茯神、远志、枣仁养心安神,配合天竺黄、胆星清心肝之火以镇静,龙齿、朱砂镇惊安神,辽沙参养阴补气,辅以宽胸和中之品,使阴阳气血皆和,心神安宁,中焦宣通,则神气不散,精神内守而渐安睡。案二(杜某)系心肾不交,神志失藏,所致。中医谓心藏神,肾藏志,心肾不交,神志失藏,故出现自言自语、精神恍惚之症,再加肝胆郁火而生痰,痰火扰乱神明,心神失守,故惊恐不安。故拟清肝涤痰、安神定志之剂,使心神安定,再调脏气阴阳之失调。补肾养心以藏神定志,使阴阳脏气归于平和,精神恢复正常。

——《临床中医家邹云翔》

【按语】心藏神,肾藏志,心肾不交,水火不济则睡眠不好,精神不振;肝藏魂,肝血不足,魂无所藏,则精神失常,自言自语;肝肾同源,水不涵木,则肝火郁结,火炼津成痰,痰火上扰,心神失守,故惊恐不安。故拟清肝涤痰、补肝养心、安神定志之剂。茯神、炒枣仁补心养血安神,远志、石菖蒲、郁金豁痰开窍、交通心肾,当归、麦冬养血滋阴、清心除烦,天竺黄、胆南星、瓜蒌、川贝母清肝涤痰,半夏、橘红辛温理气健脾,燥湿化痰,在大量清热涤痰药中,增强其涤痰之力,龙齿、朱砂镇惊安神,调和气血阴阳以安神。二诊中神志清楚,睡眠好转,去重镇安神的龙齿、朱砂,加辽沙参滋阴润肺,蔓荆子清利头目合成养心清肝滋阴之剂,以调脏腑气血阴阳之失调,精神逐渐恢复正常。

陈存仁

李君

初诊:心肾不交,神志失宁,夜寐欠安,神思昏乱。治与交通心肾。

远志肉一钱半,炒枣仁三钱,生石决一钱半,熟女贞三钱,炒白芍三钱,白蒺藜一钱半,佩兰叶一钱半,厚杜仲三钱,制首乌一钱,制香附一钱半,珍珠母四钱,焦楂肉一钱半。

二诊:脉象沉数细,苔薄黄,心肾两亏,神思不定,肝气壅塞,胸膺闷结。治宜补益心肾,利气畅中。

制首乌二钱,续断肉三钱,制香附钱半,阿胶珠四钱,远志肉五分,春砂壳五分,全当归三钱,朱茯神三钱,佩兰梗一钱半,炒枣仁三钱,白蒺藜一钱半,佛手八分。

三诊:心肾两脏衰弱,交通无能,神志失宁。治宜补益心肾。

白归身三钱,珍珠母三钱,远志肉一钱,白蒺藜一钱半,冬桑叶三钱,炒枣仁三钱,佩兰梗一钱,炒白芍一钱半,左金丸一钱,制香附一钱半,苦桔梗八分,佛手八分。

四诊:心肾两脏衰弱,神思不定,夜寐欠安。治宜补益心肾。

潞党参三钱,黄芪皮三钱,远志肉一钱,炒枣仁三钱,朱茯神三钱,白蒺藜一钱半,珍珠母四钱,益智母三钱,厚杜仲三钱,首乌藤三钱,佩兰梗一钱半,西秦艽一钱半。

五诊:心肾两亏,夜寐欠安,神疲骨楚。治宜补益心肾。

潞党参三钱,黄芪皮三钱,续断肉三钱,益智仁三钱,朱茯神三钱,远志肉一钱,白蒺藜三钱,炒枣仁三钱,覆盆子三钱,佩兰梗一钱半,厚杜仲三钱,六神曲三钱。

六诊:心肾两亏,气血不和,体力衰微,神志不宁。治宜交通心肾,补益气血。

潞党参二钱,全当归三钱,黄芪皮三钱,制首乌三钱,白蒺藜三钱,珍珠母三钱,炒枣仁三钱,朱茯神三钱,佩兰梗一钱半,六神曲三钱,厚杜仲三钱,益智仁三钱,远志肉一钱。

——《现代著名老中医名著重刊丛书:上海名医医案选粹》

【按语】李君一案,陈先生辨为心肾不交,治宜交通心肾。从其组方来看,此患以肝肾阴虚、风阳内旋为主。熟女贞甘苦凉、厚杜仲甘温,皆入肝肾经,阴阳俱补,肾气得化;制首乌、炒白芍、炒枣仁静养肝肾阴血;生石决、珍珠母、远志肉收潜肝阳、安神定志;白蒺藜苦泄温通,辛散、轻扬疏达,善散肝经风热,又能疏肝解郁、行气活血,佩兰叶辛平能散结滞,芬芳能除秽恶、开胃除恶、行散郁结,白蒺藜、佩兰叶合用,轻清祛除头目风阳、疏通中焦气机;制香附、焦楂肉流通气血,畅和营卫。如此肝肾得补、风阳得祛,故眠可安。二、三诊,随症加减,如肝气壅塞,胸膺闷结,加春砂壳、佛手理气疏郁;四、五、六诊,患者眠差神疲,处方在一诊基础上加潞党参、黄芪皮,益气补虚。此案主诉及兼证叙述简单,只能从陈先生辨为心肾不交证及处方上考虑,略谈证治,希明鉴之。

姜春华

高某,女,31 岁

初诊:1971 年 1 月 3 日。患神经衰弱,失眠一年以上,服过多种安神镇静药无效。现头昏、失眠、心悸,面色苍白虚浮,脉弱,舌胖有齿印。

处方:桂枝 6 g,炙甘草 9 g,牡蛎(先煎)30 g,龙骨(先煎)15 g,黄芪 9 g。七剂。

二诊:服上方后失眠症状有改善,但心悸、怔忡依旧。前方加淮小麦 30 g,大枣 7 枚,续方七剂。

【按】本案长期失眠,服镇静药罔效。根据先生经验,用桂枝甘草龙骨牡蛎汤对失眠有一定疗效。先生说:"桂枝、甘草有兴奋作用,龙骨、牡蛎有镇静作用。阳药与阴药同用,看起来相反,实质是相成。兴奋药与镇静药同用,治疗失眠比单用镇静效果好。"

——《内科名家姜春华学术经验集》

【按语】心阳不足,心神失于温养故而失眠、心悸、面色苍白虚浮,舌脉俱为佐证。方选桂枝甘草龙骨牡蛎汤加味温通心阳、重镇安神。方以桂枝辛温入心通阳,与甘草相合,辛甘化阳,阳气化生,则心阳复职而能主内外;黄芪补益心气;龙骨、牡蛎重镇安神、固敛心阳。二诊中患者睡眠改善而心悸、怔忡依旧,"阳得阴助则生化无穷",且虑其阳虚日久恐伤阴液,故加淮小麦、大枣,与甘草组成甘麦大枣汤助心阴养心液以安神。

黄某,男,48 岁

初诊:1972 年 3 月 5 日。失眠多梦已三年,气急,乏力,面色苍白,纳差,舌淡,脉弱。以归脾汤加减。

处方:党参 9 g,黄芪 9 g,熟地黄 9 g,龙眼肉 9 g,丹参 9 g,白术 9 g,木香 6 g,茯神 9 g,酸枣仁 6 g,柏子仁 9 g,首乌藤 15 g,五味子 9 g。七剂。

药后失眠等症改善,续方十四剂。

【按】本案失眠心脾血亏,治宜养血安神。以归脾汤养心血,并健脾以畅化源;佐五味子、柏子仁及首乌藤安神养心。

——《内科名家姜春华学术经验集》

【按语】心主血藏神,脾主运化,心脾不足,则血无所养,神无所安。法当健脾养心,方用归脾汤心脾同治,气血并补。心肾相济、心肝互用,补心不可忘肝肾,故加熟地黄补阴益精以生血,丹参入手、足少阴,足厥阴经,"补血生血,功过归、地",《滇南本草》言其"补心定志,安神宁心"。另加柏子仁、五味子、首乌藤补肾宁心安神。

徐某,女,31岁

初诊:1971年11月21日。失眠已两个月,下午有低热37.7℃,头昏,乏力,舌稍红,脉弱。以酸枣仁汤加味。

处方:青蒿15 g,白薇15 g,知母9 g,酸枣仁15 g,炙甘草3 g。七剂。

二诊:药后低热已除,失眠症状改善,但仍乏力。上方加党参9 g,黄芪9 g,续方七剂后病者已愈,未再复诊。

【按】本案辨证为虚热烦不得眠,治宜清热安神。以青蒿、白薇配知母退虚热,酸枣仁安神镇静,热去神安。

——《内科名家姜春华学术经验集》

【按语】"夜以阴为主……若阴虚为阳所胜,则终夜烦扰而不眠也",阴液亏虚,无以制阳,而午后卫阳又渐入于里,使得阳气更盛而生内热,故又见午后低热。治以酸枣仁汤养阴清热,养血安神,佐以苦寒之青蒿、白薇清热凉血、益阴除烦。二诊中患者低热已除,睡眠好转,但见乏力,加党参、黄芪健脾补气。方虽简小,而效如桴鼓,实乃辨证立法选方之精当。

战某,男,38岁

初诊:1982年3月4日。连续失眠十余日,彻夜不寐,服大量安眠药无用,痛苦不堪。面红目赤,大便不通多日,舌苔黄厚,脉大。用大承气汤。

处方:大黄9 g,芒硝6 g,枳实6 g,厚朴9 g。仅服一剂,腑通,当夜醋然入眠。

【按】先生说:"此属胃家实,腑浊上攻于心,心神受扰而不宁,故不眠。用安神镇静之品,是治标而遗其本,服大量安眠药无效即是明证。法当去胃腑之实,实祛浊除,心神得宁,自然安寐。"

——《内科名家姜春华学术经验集》

【按语】大便数日不通,面红目赤,舌苔黄厚,脉大,乃胃实而秘者,实热内结,腑气不通,浊毒上攻,扰乱心神而不寐。治疗上张景岳提出:"有邪实而不寐者,去其邪而神自安也。"不寐乃脏病,腑通则脏安,故用大承气汤通便泻浊,清心安神。大黄苦寒以泄实去热,芒硝咸寒以润燥软坚,二者合用共去胃肠浊邪,则心神得清;"六腑以通为用,以降为顺",枳实行气消痞,厚朴下气除满,二者相合胃肠气机通降,并助泻下通便。法方精准,故能一剂而腑通神安。

韩某,女,35 岁

初诊:1974 年 3 月 15 日。失眠已三个月以上,烦躁难入眠(最多睡两个小时),心悸不安,白昼头昏昏然思睡,舌尖红,脉细弦。以黄连阿胶汤及交泰丸加减。

处方:黄连 3 g,肉桂 1.5 g,阿胶(烊化)9 g,白芍 9 g,生地黄 9 g。七剂。

二诊:药后,睡眠显著改善,续方七剂治愈。

【按】本案失眠属于心火上炎,肾阴亏损,心肾不交所致。以黄连泻心火为主药,配阿胶、白芍、生地黄之类滋养肾阴,以肉桂温肾阳,引火归原,是以"交通心肾"治法。

——《内科名家姜春华学术经验集》

【按语】心主火居上,肾主水居下,"火炎上,水吸之而下行。水沁下,火挈之而上溉",水火相济,则寤寐正常。心肾两亏而不交则见失眠。宜心肾并调以交通阴阳。遣方以黄连阿胶汤合交泰丸加减。方中黄连苦寒泻心火以下降;阿胶、生地黄养阴滋肾水以上潮;"无阳则阴无以化",肉桂辛热,入少阴肾经,暖水脏,扶助肾阳以鼓舞肾水上承,肾阳得扶则肾水上承自有动力。黄连、肉桂寒热并用,如此水火既济,《本草新编》所言:"黄连与肉桂同用,则心肾交于顷刻,又何梦之不安乎"。经曰:"苦酸涌泄为阴",白芍本为苦酸之品具有养血敛阴之性,配黄连酸苦涌泄以泻火,配阿胶、生地酸甘化阴以滋阴。诸药相合,上清心火,下滋肾水,水火相济,心肾相交,寐即得酣。

陈某,男,37 岁

初诊:1971 年 12 月 3 日。不寐纳少,苔白厚,脉弦。取半夏秫米汤加减。

处方:姜半夏 15 g,北秫米 15 g,苍术 9 g,川朴 9 g。三剂。

【按】经曰:"胃不和则卧不安。"本案用半夏、北秫米和胃,配术、朴燥湿,故药后胃和神安。

——《内科名家姜春华学术经验集》

【按语】"胃络通心"且"胃为中枢,升降阴阳,于此交通",故胃有痰湿不和则见不寐；腐熟不及，和降不顺，则见纳少；胃肠秽浊之气上蒸，则见苔白厚；脉弦，亦是痰湿之象。法当和胃化湿、祛痰宁神，方以半夏秫米汤加味。半夏降逆和胃，燥湿化痰，《本草纲目》言半夏能除"目不得瞑"；秫米和胃宁神，李时珍言秫米"半夏汤中用之，取其益阴气而利大肠也，大肠利则阳不盛矣。"配以苍术、厚朴燥湿消痰。方虽精简，应手奏效。

杨某，男，43 岁

初诊：1972 年 5 月 20 日。心烦不眠，口干，舌尖红，脉细数。为心火旺及脏躁，用栀子豆豉及甘麦大枣汤加味。

处方：川黄连 1.5 g，栀子 6 g，豆豉 9 g，淮小麦 30 g，炙甘草 9 g，大枣 7 g。五剂。

【按】本案用清心宁神法，以黄连清心火，栀子豆豉汤治虚烦不眠，又甘麦大枣汤养心宁神，仅服三剂，诸症悉减，能入眠。

——《内科名家姜春华学术经验集》

【按语】心阴亏耗，心失濡养，久而化火，上扰心神，发为脏躁；心火独亢，无以下温肾水，心肾不交而不眠。栀子豉汤合甘麦大枣汤共奏养阴清热，除烦安神之功。清代高世栻解析栀子豉汤言："栀豉汤一方，乃坎、离交济之方，非涌吐之方也。夫栀子色赤、味苦、性寒，能泻心中邪热，又能导火热之气下交于肾，而肾脏温。豆形象肾，制造为豉轻浮，能引水液之气上交于心，而心脏凉。一升一降，往来不乖，则心、肾交而此症可立瘳矣。"甘麦大枣汤中"小麦为肝之谷，而善养心气；甘草、大枣甘润生阴，所以滋脏气而止其躁也。"黄连苦寒，苦入心，寒胜火，黄连功在泻心火。两方相合，阴得养，火得清，神自安，躁自除。

盛某，男，34 岁

初诊：失眠半年以上，口苦臭，纳呆，心烦欲呕，头重目眩，痰黄，舌红，苔黄腻，脉滑数，以温胆汤加味。

处方：制半夏 9 g，陈皮 5 g，茯苓 9 g，黄连 3 g，枳实 6 g，竹茹 9 g，生姜 3 片，大枣 7 枚。七剂。

【按】本案失眠，为少阳胆热移于胃，胃热蒸痰所致，宜用涤痰泄热法，以二陈汤和胃涤痰，黄连、竹茹清上焦之热，枳实清泄下焦之热。故药后痰热清，能入眠。

——《内科名家姜春华学术经验集》

【按语】胆腑受扰，失于疏泄，气郁生痰，痰阻胃中，久郁化热，痰热上逆，扰动心神,致心神不安而失眠,如《血证论·卧寐》所言:"盖以心神不安,非痰即火""胃为中枢,升降阴阳,于此交通",痰热阻于胃中则失水火相交之道而不寐。当化痰泄热以通胃府,方以黄连温胆汤清热化痰、和胃利胆。黄连苦寒,配以甘而微寒之竹茹,清热燥湿化痰;二者再合以辛温之半夏,共奏和胃化痰之效;陈皮与枳实相合,一温一凉,增理气化痰之用;"脾为生痰之源",茯苓健脾渗湿,以杜生痰之源;生姜、大枣调和脾胃,并取生姜制半夏毒性之功。

向某,女,49 岁

初诊:1974 年 6 月 3 日。失眠已一个月,阵发性面部潮红,头昏痛,心烦,自汗,经断两个月,血压 180/100 毫米汞柱,脉弦,舌红。治宜调理冲任,以二仙汤治之。

处方:仙茅 6 g,仙灵脾 9 g,黄柏 6 g,知母 9 g。七剂。

二诊:诸症减,续方十四剂。

【按】本案失眠,为更年期综合征所致。不宜平肝泻火。先用二仙汤调理冲任之法,以治内分泌失调,服药二十一剂后,病者痊愈。

——《内科名家姜春华学术经验集》

【按语】肾为先天之本,藏元阴而寓元阳,与冲任二脉密切相关。本案中患者女性,年近五十,肾精亏虚,肾中阴阳不足,而致"任脉虚,太冲脉衰少,天癸竭"。肾阴不足,不能上滋心阴,心神失养,心火易旺,上浮不敛而致失眠多梦、心烦、阵发性面部潮红;肾虚精亏,脑髓失养,而致头昏痛;肾阴阳俱虚,冲任失调,而致经断;阴阳失衡,营卫不和而见自汗。当用二仙汤温补肾阳,滋阴降火,调理冲任。仙茅、仙灵脾温肾阳、补肾精,黄柏、知母泻肾火、滋肾阴,方中辛温与苦寒共用、壮阳与滋阴并举、温补与寒泻同施,实取"善补阳者必于阴中求阳……善补阴者必于阳中求阴"之义,最终达到阴阳皆补,冲任共调之效。

肖某,男,28 岁

初诊:1975 年 9 月 9 日。少寐多梦,口干苦,面红目赤,乏力,口干中有裂纹,脉弦细。治宜养心滋阴,以甘麦大枣汤及百合地黄汤加减。

处方:淮小麦 30 g,炙甘草 9 g,大枣 5 枚,五味子 9 g,百合 30 g,熟地黄 9 g。五剂。

二诊:药后失眠减轻,但口干如前。淮小麦 60 g,炙甘草 9 g,大枣 5 枚,五味子 9 g。百合 30 g,生地黄 30 g。七剂。

【按】本案失眠,先生诊断为神经官能症。他说:"若少寐多梦患者,令其闭目,眼睑抖动者,为神经官能症。"处方虽平淡,但对于神经官能症、神经衰弱症及癔病患者等,每多能收效。

——《内科名家姜春华学术经验集》

【按语】"阳气盛则醒,阴气盛则寐,阴平阳秘,寤寐有时,精神乃治也。"今心阴受损,不能制阳,故见寐少梦多;阴虚生内热,虚火上炎,则见面红目赤,口干苦;舌脉俱是一派阴虚之象。方用甘麦大枣汤及百合地黄汤加减以养阴清热宁心。"心病者,宜食麦",淮小麦味甘,微寒,可补心养肝,除烦安神,徐彬言其"能和肝阴之客热,而养心液",合甘、枣之甘平温润补养心脾、滋阴安神;百合甘苦微寒,滋阴清热;生、熟地均有滋阴之功,二诊时口干如前,虑熟地恐有滋腻不化之性,二诊后改用兼具苦寒清热的生地;五味子宁神,除烦渴,安梦寐。组方正本清源而臻寐安。

陈苏生

朱某,女,45 岁

苦失眠十余年,常服安眠药而寐终不安。头痛卓卓然,日服镇痛片而疼痛不解。反复感冒,月无数日安适,汗之而表气愈虚,清之则里真益怯。向有胃下垂,纳谷久虚,脘痛时作,攻补俱不得。虚阳上亢、躁难自安;营卫失和,洒淅形寒,口燥咽痛、厌恶凉饮。有表不敢表,惧重虚其表;有热不敢清,恐愈寒其中;温卫解肌,原是正治之法,又恐触犯咽痛,处方下药每有顾此失彼之虞。综观全局,权衡得失,其总是阳浮于上,阴虚于下,营卫不和,气血舛乱之象。治病必求其本,循此施治,持之以恒,日久当有所获。遂予加减潜阳宁神煎十四剂,以资观察。

制附子 9 g,灵磁石 30 g(先煎),酸枣仁 12 g,生龙牡各 30 g(先煎),紫石英 15 g(先煎),远志 9 g,首乌藤 15 g,合欢皮 12 g,知母 9 g,甘草 9 g,川芎 6 g,白芍 9 g,枸杞子 12 g,潼沙苑 12 g,白芷 9 g,明天麻 6 g。

守方至四十二剂,诸恙大减,西药镇痛片由每日四五片递减为一片,乃至难得头痛时偶服之。燥热自汗如雨现象消失,夜寐自安,已摒弃安眠西药。纳谷尚差,但精神渐振,已能处理繁忙公务而无倦容。续进前方加减,共七十剂,胃纳日馨,诸症霍然,前后判若两人。

【按】附子、磁石、枣仁、远志四味同用对安抚中枢、调节神经有良好功效。附子通十二经,有强壮兴奋之功。伍磁石之镇静,能抑制虚性兴奋,合枣仁之滋养、远志之安神益智、定心止惊,对长期失眠、形神俱惫之自主神经紊乱,有安抚调节作用;对心动过速、脉来早搏亦颇有效。《本草经集注》尝谓远志能"杀天雄、附子毒"。先生所拟"潜阳宁神煎",即以此四味为君。为增强药效,或时加柴胡、龙骨、牡蛎、半夏、北秫米、首乌藤、合欢皮,综合成方,集兴奋、强壮、收敛、缓和、滋养诸药于一炉,每每起到拮抗协调、相辅相成的作用,无论对失眠还是嗜睡,皆有调治之效。

——《中医临床家陈苏生》

【按语】此例失眠病机当属真阳不足,以致虚阳上浮,出现不寐、头痛,同时伴有易感冒、口燥咽痛等阳虚及虚火上炎之症。治应补火、潜阳、安神。虞抟:

附子禀雄壮之质,有斩关夺将之气,能引补气药行十二经,以追复散失之元阳。《本草汇言》载:附子乃命门主药,能入其窟穴而招之,引火归原,则浮游之火自熄矣。凡属阳虚阴极之候,肺肾无热证者,服之有起死之殊功。《本草新编》载:磁石能治喉痛者,以喉乃足少阳、少阴二经之虚火上冲也,磁石咸以入肾,其性重坠而下吸,则火归原,以归于下,而上痛自失。酸枣仁,《本草汇言》载:敛气安神,荣筋养髓,和胃运脾。远志,《本草正》载:功专心肾,故可镇心止惊,辟邪安梦,壮阳益精,强志助力。以其气升,故同人参、甘草、枣仁,极能举陷摄精,交接水火。附子、磁石,温不足之阳,引火归原;枣仁、远志和胃运脾,交通心肾以安神,配合龙骨、牡蛎、首乌藤、合欢花共奏补火潜阳安神之功。

李克绍

徐某,中年女性,工人,济南市人

1990年2月13日就诊。患者一周前做人流手术,身体较弱,睡眠欠佳,不烦躁,近两日竟发展至昼夜不能入睡。服用安定片亦无效,舌质淡胖大,边缘有齿印,脉弱而无力。

处方:珍珠母45 g,龙骨18 g,柏子仁9 g,熟地24 g,黄连1.5 g,茯苓12 g,炙甘草6 g,薄荷3 g(后入),酸枣仁9 g。水煎服。

上方服完一剂后,即能入睡,共服三剂,睡眠如常。

此方实本许胤宗之珍珠母丸,去人参、当归、犀角、沉香,加黄连、炙草、薄荷,因药房缺龙齿,故改用龙骨。

中医认为人卧则魂归于肝,肝虚不能藏魂,故以珍珠母入肝为君,龙齿亦有安魂镇静作用。酸枣仁、柏子仁亦皆养肝益血之品。肾为肝之母,故用熟地滋肾以养肝。加少许黄连、薄荷者,因此虽属肝虚之证,但不眠之症,最易引起心火,虽暂不烦躁,亦少加黄连,以防心火内生,也符合珍珠母丸使血充而不热之方义。由于本方用大队补肝之品,为使补而不壅,故又用少许薄荷以疏肝。

《金匮要略》曰:"虚劳,虚烦不得眠,酸枣仁汤主之。"酸枣仁养肝敛魂;佐以茯苓,宁心安神;知母清热润燥,滋肾以养肝,清热以安神;炙甘草奠安中土,以养五脏;川芎一味,辛温走窜,在大队敛润药中,用以条达肝气,有调和阴阳的作用。本方在《千金翼方》中加麦冬、干姜,治伤寒吐下后,心烦气乏不得眠,更有利于接合阴阳。

——《临床中医家李克绍》

【按语】女子以肝为先天,肝藏魂,肝血不足,魂不安藏,神明扰乱,可致不寐;心主血而藏神,肝血不足,则心无所主而神无所藏,神不守舍,治宜养血、补肝、安神。方用熟地补肝阴;二仁、茯苓涵濡心脾,养肝益血,茯苓亦宁心安神;肝阴虚,虚则补其母,当补肾,知母清热润燥,滋肾以养肝;珍珠母、龙骨安魂镇静;未病先防,用以黄连以防心火内生,全方共奏补肝养血安神之功。

李某,女性,年约六旬,某大学干部家属

1970 年春,失眠证复发,屡治不愈,日渐严重,竟至烦躁不食,昼夜不眠,每日只得服安眠药片,才能勉强略睡片刻,先生应邀往诊。按其脉涩,舌苔黄厚黏腻,显系中脘湿热。因问其胃脘满闷否?答曰,非常满闷,并大便日久未行,腹无胀痛(其实已近月未正常进食)。此为"胃不和则卧不安",要安眠,先要和胃。

处方:半夏泻心汤原方加枳实。傍晚服下,当晚即酣睡一整夜,满闷烦躁等症大都好转。又服几剂,食欲恢复,大便畅行,临床治愈。

总之,失眠证,从病理说,虽有五脏六腑寒热虚实之分,但临床家都一言以蔽之曰:"阳不归阴。"其实,若从症状严格区分的话,阳不归阴必有身热,一般是身有微热。若无身热这一症状,而以心烦、舌赤为主症,反映为水亏火旺的,叫作心肾不交;精神不振,怔忡心悸,脉虚血少的,叫作心脾两虚;精神不安,杂梦纷纭,惊悸多怒,脉见弦牢的,为肝魂不安。类型不同,各有主方。主证主方之外,再酌加开痰、泻火、调气、解郁、导滞、潜镇、安神、和胃等药,随证选药,标本兼顾。对治失眠证来说,大体离不开这些原则。

——《临床中医家李克绍》

【按语】《素问·逆调论》有"胃不和则卧不安"之论。明代李中梓《医宗必读》提出:"不寐之故,大约有五:一曰气虚,一曰阴虚,一曰痰滞,一曰水停,一曰胃不和。"脾胃居中焦,为气机升降之枢纽。若饮食不节,损伤肠胃,则聚湿成饮,酿热生痰,或宿食停滞,壅遏于中,浊气不降,上扰胸膈,心神不安而致失眠。此即《素问·逆调论》所谓:"阳明者,胃脉也,胃者,六腑之海,其气亦下行,阳明逆,不得从其道,故不得卧也"。方用半夏泻心汤和胃降逆,散结消痞,配枳实破气消积,化痰除痞,通便闭,使胃和邪去病自除。

赵棻

曾某,男,41 岁,工人

1975 年 11 月 14 日初诊。主诉:失眠六年,时轻时重,未能治愈。

病史:患者失眠六年,经常每晚仅睡两三个小时,曾住某医院,经西药治疗,并多服滋阴潜阳中药,症无改善。就诊时,梦多、口苦、头晕、耳鸣、心悸心烦、神疲乏力、食欲尚可、腰酸、夜尿次数多、舌质淡、舌尖红、苔薄,脉沉细无力。

辨证分析:失眠、多梦、口苦、心悸心烦、舌尖红,是火气上扰心神,心肝火旺的表现。然观头晕、耳鸣、腰酸、夜尿多,参之舌质淡,苔薄白,脉沉细无力,却是肾阳虚之象。肾阳虚、虚火上浮,扰乱神魂,是以失眠;外观表现出一派虚性亢奋征象,这便是虚火的由来。故证属肾阳虚的虚火证。

诊断:失眠。治法:健脾益肾,潜纳浮阳,重镇安神。方剂:磁朱丸合肾气丸化裁。

处方:紫石英 30 g(先煎),龙牡各 30 g(先煎),磁石 30 g(先煎),黑桑椹 15 g,枸杞子 15 g,菟丝子 15 g,熟附片 6 g,芡实 15 g,朱砂 1 g(冲服)。三剂。

1975 年 11 月 21 日二诊。患者相隔 6 日,才来复诊,复诊时,症无变化,又照上方续服三剂。

1975 年 11 月 28 日三诊。症无变化,仍照上方再服三剂。

1975 年 12 月 8 日四诊。自诉服药九剂后,睡眠已有好转,其他症状亦有不同程度的减轻。脉仍沉细无力,舌质淡,苔薄黄。照前方将熟附改为 4.5 g,并加熟地 12 g,连服四剂。

1975 年 12 月 24 日五诊。自诉最近几天,每晚能睡五到七小时,饮食、二便正常,其他症状续有减轻。舌质淡,苔薄黄,脉稍沉。照 12 月 8 日处方,将附片改为 3 g(熟附用量逐渐减少),再服六剂。

1976 年 1 月 21 日六诊。睡眠较好,耳鸣、腰酸、头晕、心悸症状基本消失,只是夜间小便次数多。照 12 月 24 日方,再加桑螵蛸 9 g、黄精 12 g,又服六剂。

1976 年 1 月 30 日七诊。每晚保持睡眠七小时左右,夜尿次数减少。遂嘱停药观察,并加强体育锻炼,以资巩固。

【按】失眠发病原因很多,有因阴虚阳亢引起的;有因心脾气血亏引起的;有因心胆气虚引起的;有因痰火内扰或胃中不和引起的。本例失眠,则是虚阳上浮引起心神不安。故仿磁朱丸和右归丸之意,取附子合菟丝子、枸杞、桑椹(代山萸肉)、芡实(代淮山药)、熟地,以补养肝肾,并用紫石英、龙牡、磁石、朱砂,镇心安神。连投数剂,始见端倪。假如当时不坚持用药,又改用滋阴潜阳之法,不免重蹈六年不愈之白。本例辨证准确、坚定不移,连用附子方剂以治失眠,临床中用这样方法是不多见的。

——《中医临床家赵棻》

【按语】患者属于阳气虚衰,虚阳虚阳上扰,表现出失眠、多梦、心悸、心烦、舌尖红,火气上扰心神的表现,同时心火亢盛,导致肝火旺盛,则出现口苦、心烦的症状,肾阳不足,上气不足则头晕、耳鸣、腰酸,不能固守津液则夜尿多。用磁朱丸重镇安神,使外浮之虚阳得以潜降,而用肾气丸加减治疗阳气虚,服九剂之后,减少附子的用量,加上熟地,而熟地属于张景岳用药中的"四维",曾云:"熟地黄,味甘气薄,沉也,阴中有阳,大补血衰,滋培肾水,填骨髓,益真阴,专补肾中元气,兼疗藏血之经",熟地性沉,可以镇静,又可以补益肾精肾水,补五脏之真阴,阴气旺,则虚阳可固。后加黄精等也是滋补肾精之用。总的来说,以填补真阴为主,稍加补肾阳、敛阳的药物,最后加上重镇安神的药物,体现了"阴中求阳,阳中求阴"的治法,从而使阴阳平衡,心肾交泰。

黄某,女,38 岁,医生

1976 年 9 月 30 日初诊。主诉:失眠、多梦四个月,时轻时重。加剧三天。

病史:患者平素劳神过度。损及心脾。半年前,因患"甲亢",疑有恶变,精神紧张,行手术切除后,又因夜晚曾一度暴受惊骇,从此夜夜不眠,目不交睫,纵能合眼片刻,而外界情况,心中亦历历明了。稍有响动,即心惊骤跳,白天亦无法安静。辰下见症:头晕目眩,耳鸣如蝉,消谷善饥,夜尿频数,精神倦怠至极。病史四个月有余,屡经中西药治疗(药物未详),未见端倪。

实验室检查如下:甲状腺功能基础代谢测量:+13%;尿糖:(-);尿常规:脓细胞极少。脑电图正常。血常规正常。

患者自诉:从事医务工作十余年,未见如此棘手之病。以致严重影响工作,忧心忡忡,痛苦难以尽述。兹由该院某医生介绍,特来诊治。平素月经、白带正常,脉象虚弦,舌质淡,苔薄,中有浅剥。

辨证分析:患者平素工作紧张,劳伤心脾,加之某种原因的精神刺激引发严重失眠,症见精神倦怠,消谷善饥,腹中空虚,舌质淡,苔薄,中有浅剥,此乃心脾两虚。头晕目眩、耳鸣如蝉,夜尿频数,寐中惊骇,脉虚弦,显示肝肾亏虚,浮阳上扰,心神肝魂不得安宁。综观此案,证属心脾两虚,肝肾不足,心肾不交。

诊断:失眠。治法:补养心脾,交通心肾,镇静安神。方剂:磁朱丸合自拟健运麦谷芽汤化裁。

处方:紫石英 30 g(先煎),磁石 30 g(先煎),朱砂 0.6 g(冲服),菟丝子 15 g,补骨脂 15 g,淮山药 15 g,潞党参 15 g,芡实 20 g,谷芽 30 g,益智仁 9 g,浮小麦 30 g,甘草 3 g。四剂。

1976 年 10 月 5 日二诊。自诉药后能入睡三到五小时,数月难眠,得此酣息,精神清爽,真乃一大快事。他症均见明显减轻。此乃向愈之征,仍继前方,加楮实子 15 g 益气补虚、通脑安神,五剂,以善其后。随访一个月,健康状况良好,睡眠恢复正常。

【按】失眠之症,病因多端。本例患者,本因心脾亏虚,肝肾不足。《内经》指出:"肾……气不足则善恐""血不足则恐"。复兼暴受惊骇,以致"惊则心无所倚,神无所附,虚无所定,故气乱矣"。

心为五脏六腑之主,心失所主,五脏六腑功能皆乱。影响到肝,则头晕目眩;影响到胃,则消谷善饥;影响到肾,则耳鸣不休,夜尿频数,形体疲惫。

素体不足为本,暴受惊骇为标,此时应标本同治,互相兼顾为上策。

方中重用紫石英、磁石、朱砂,重镇安神,潜阳纳气,使浮越的心气复归原位,从上达下,这是赵老多年临证总结出来的治验,用之确有疗效;用菟丝子、补骨脂、楮实子,鼓舞肾阳,蒸腾肾水,从下济上;再配以交泰丸、磁石、朱砂,使心肾相交,阴阳互济。用党参、淮山药、鸡血藤,健脾气、养心血,以实心脾之虚。益智仁、芡实收敛固涩,可助前药补脾固肾,以制夜间多尿。谷芽健胃、助运化,使药石不碍胃气,有利药力运行。甘草调和诸药,亦能补中。

心肾得交,心脾得补,心有所倚,神有所附,则五脏六腑功能有所支配,故能安然入睡,诸恙悉除。此乃治病求本,一剂知,二剂已,效如桴鼓。

——《中医临床家赵棻》

【按语】患者平素工作紧张,加之本身心气不足,以及外部环境的影响,超越了其身体承受能力,导致心气更加虚弱,再加上精神刺激,"惊则气乱",导致了心神无主,神无所依,则虚阳外越,进而导致严重失眠,梦中惊骇,长此以往,必然消耗气血,导致精神倦怠;再者,长期心气不足,无以暖土,则脾虚,脾虚胃强,则消谷善饥,腹中空虚;肝藏魂,因受精神刺激,扰动魂魄,则夜梦惊骇;长期的心脾两虚,导致后天失养,致肝肾亏虚,出现耳鸣、夜尿频数的表现。方用磁朱丸重镇潜阳,镇静安神,镇定魂魄,用菟丝子、补骨脂、山药补益肾精,强壮心气心阳,用浮小麦固表,使卫气实,加上芡实固涩肾精,使邪不可干,阳气得以收敛,防止外散;谷芽可以健运脾胃,党参补心气,两者补益心脾,使心神得养;益智仁既可以收敛固涩,又可以缩尿,减少夜尿频繁的症状。

哈荔田

贾某,女,28 岁,已婚

产后逾月,夜难入寐,辗转反侧,心烦不宁。曾服西药镇静,初时尚能入睡,近则罔效,且病情日重,几乎彻夜不眠。伴见日夕潮热,头晕口苦,心中烦悸,惕然易惊,泛恶欲呕,口黏痰多,神疲乏力,下肢微肿,舌质淡,边尖红,苔白腻。此脾虚不运,痰涎沃心。既往有癎病史,拟从心胆论治,亦即沈金鳌所谓"理气顺痰,养心安神第一义"之旨。

处方:清半夏 9 g,云茯苓 15 g,广陈皮 6 g,淡竹茹 12 g,莲子心 3 g,淡条芩 12 g,柏子仁、炒枣仁各 12 g,远志肉 9 g,首乌藤、朱寸冬各 12 g。

服药三剂,已能入睡,可睡五小时。但仍多梦易惊,倦软乏力,腹胀胫肿,纳少便溏,烦劳则有低热,脉见沉滑无力。此痰热虽清,而脾虚未复,元气为伤,烦劳则低热者,乃"劳则气耗"耳。拟甘温益气法,所谓"劳则温之"。

处方:野党参 15 g,炙黄芪、炒白术各 9 g,云茯苓 15 g,冬瓜皮 12 g,广陈皮 6 g,朱寸冬 9 g,首乌藤、炒枣仁、柏子仁各 12 g,远志肉 9 g,炒神曲 12 g。

连服六剂,诸症悉退,嘱服归脾丸,日服两丸,以为善后。

【按】本案脾虚不运,聚湿生痰,痰火扰心,而致失眠。证属本虚标实,治当先治其标而后顾其本。故先用温胆汤加减清热化痰、宁神益智,继用健脾益气再顾其本,遂使诸症悉退。次用丸剂两补心脾,以资巩固。

——《中医临床家哈荔田》

【按语】本案不眠、惊悸、呕吐及头晕、口苦属胆郁痰扰之证,方选温胆汤恰到好处,清胆和胃,理气化痰,胆清胃和,则不眠、惊悸诸症得解。方中莲子心,《本草再新》载:"清心火,平肝火,泻脾火,降肺火。"莲子心与黄芩共奏清心火、安心神之功;炒枣仁、远志、首乌藤安神定志;柏子仁用的巧妙,《药品化义》载"柏子仁香气透心,体润滋血。"此处用以养心安神,胃和则痰消,痰去神安。后改用补中益气汤加减,体现中医"急则治其标,缓则治其本"的思想。

刘春圃

李某,男,26 岁

主证:于两年前因开汽车失事,精神受到严重刺激,此后失眠逐渐加重,即可入睡且多噩梦,时作头晕,心悸,神志不安,久经治疗未效,诊其舌略赤,脉滑数。

辨证:受惊过甚,胆虚不眠。治法:温胆豁痰,镇惊安神。

方药:天竺黄 10 g,胆星 10 g,首乌藤 31 g,知母 10 g,黄柏 10 g,远志 10 g,珍珠母 25 g,杭芍 12 g,莲子心 4 g,生龙齿 12 g,竹茹 12 g,枳实 6 g。

服上药一剂已能完全入睡,噩梦消失,但仍感头晕、心悸,舌赤而津短,脉稍数,再于上方加磁石 25 g、柏子仁 15 g,服药后眠颇佳,心悸大减,余正常,脉略数左关弦。再以上方加生地 12 g、元参 15 g、合欢皮 12 g,连续服用十余剂,一切正常,睡眠安稳,临床治愈。

——《北京市老中医经验选编》

【按语】此患因精神所挫而致失眠,但观其脉症,则为胆虚痰扰、心神不宁之证。故治以温胆豁痰,镇惊安神。天竺黄、胆星豁痰开窍,枳实、竹茹清泻胶着之痰火;远志、首乌藤、莲子心清养心神,和珍珠母、生龙齿镇惊安神,共奏宁神之效;知母、黄柏、杭芍,于清导之中养护阴血,使痰火清而不伤阴。全方配伍严谨,方小精当,一剂即可眠,后痰火渐清而阴血不足之本渐显,故三诊加生地黄、元参、合欢皮等养阴血、和血气,服用十余剂后,寐安神宁。

郑某,男,39 岁

主证:失眠已久,睡眠不实,多梦纷纭,心慌,惊悸,头晕,倦怠,易汗出,体瘦,面苍,舌少苔质红,脉细弱。

辨证:心肾两虚。治法:养心气,益肾阴,交心肾。

方药:首乌藤 31 g,知母 10 g,黄柏 10 g,龙眼肉 12 g,杭芍 12 g,地骨皮 15 g,合欢皮 12 g,龟甲胶 10 g,炒枣仁 15 g,柏子仁 15 g,阿胶珠 12 g,山药 15 g,熟地 12 g。

因心主汗,汗为心之液,因心气不固,而易汗出,故方中用柏子仁、龙眼肉、阿胶等助心气;又因肾藏精,肾虚精少则见头晕乏力,方中用龟甲胶、熟地等滋补肾阴,加之首乌藤,炒枣仁安神,患者服药两剂后,梦已减,汗出已少,但睡眠仍易醒,且醒后难以入睡,舌略赤,脉细,再以上方加党参18 g、五味子10 g以助滋补之力,佐谷稻芽炒香25 g、陈皮10 g,芳香快脾助胃气,连服五剂自汗止,睡眠增至六七小时,梦大减,仍感气短,嘱其再服五剂,患者谓睡眠已恢复正常,无其他不适感,气血复,脉力增,临床治愈停药。

——《北京市老中医经验选编》

【按语】患者失眠久不愈,伴心悸、头晕、倦怠、汗出,舌赤脉细弱,刘师首辨为心肾两虚。心虚者,为心气不足,发为惊悸、汗出;肾虚者,为阴精亏乏,舌脉即是佐证。治以养心气,益肾阴,交心肾。服药二剂,梦减汗少;二诊,加入扶助脾胃之品,汗止眠安;三诊,效不更方,继服五剂而愈。

陈某,女,36岁

主证:因气恼肝郁,情志不遂,症已月余,每夜只眠三四小时,且头晕烦躁,呃逆满闷,恶心,纳呆,中脘时疼,两胁发胀,诊舌苔白厚,脉关弦。

辨证:肝郁胃滞,神明被扰。治法:和中解郁,舒肝安神。

方药:焦神曲12 g,焦麦芽12 g,藿香12 g,青皮10 g,陈皮10 g,广木香10 g,白蔻4 g,川朴6 g,榔片10 g,枳壳12 g,苏梗10 g,首乌藤31 g,合欢皮12 g,杭芍12 g。

服药两剂后,睡眠即增至六七小时,肝郁渐平,胃滞已轻,中脘痛止,呃逆除,唯感胸脘胀闷,又服三剂,诸证均除。再加朱砂1.2 g研冲连服三剂,此例治愈。

——《北京市老中医经验选编》

【按语】陈女,始因气恼肝郁而致眠差,《素问·病能论篇第四十六》谓"情有所倚,则卧不安",即是此意。经月余,症见呃逆满闷、纳呆、中脘时疼,辨为肝郁胃滞。治以和中解郁、舒肝安神。此方大队辛香解郁之品,则肝郁得舒;又用榔片、焦神曲、焦麦芽以和胃滞;首乌藤、合欢皮开郁安神,二剂后眠增痛止;继服三剂,症除;再服三剂且加朱砂冲服,病愈。

王某,男,29岁

主证:述曾于数年前患"肺结核",迄今体质较差。失眠日久,虽有时可眠四小时左右,但梦寐恍惚,头晕心慌,乏力,记忆力减退,时有耳鸣,烦躁,兼有干咳,口干唇红,苔薄黄舌质赤,脉弦细数。

辨证:阴虚火旺,心肾不交。治法:滋阴清热,安神兼益肺气。

方药:知母 10 g,黄柏 10 g,生地 12 g,首乌藤 31 g,杭芍 12 g,合欢皮 12 g,珍珠母 31 g,天竺黄 10 g,柏子仁 15 g,广木香 10 g,杏仁泥 10 g,川贝 3 g,朱砂 1.2 g(冲服),琥珀 1.2 g(冲服)。

服药三剂,睡眠略增尚多梦,咳未作,头晕已轻。余症如前,诊脉略数,再以上方去杏仁、贝母加炒枣仁 15 g、生龙齿 15 g、磁石 25 g、生龟甲 15 g,益阴安神,连服五剂后,睡至七小时左右,仍有耳鸣多梦,口干舌痛,上方加元参 15 g、天冬 12 g、地骨皮 12 g、女贞子 12 g 加减服药二十剂,诸症均去,睡眠安稳体力渐复,临床治愈。

——《北京市老中医经验选编》

【按语】此患"肺结核"病史,当为阴虚火旺体质。眠差伴头晕心慌、口干唇红舌赤皆为阴虚之象;耳鸣、烦躁、干咳,辨为火旺之证,基本病机为阴虚火旺,心肾不交。治法总以滋阴清热为主。生地、杭芍甘凉滋阴益津,知母、黄柏清润浮火;珍珠母、朱砂、琥珀、天竺黄镇惊化痰安神,首乌藤、合欢皮、柏子仁养心安神;佐以杏仁、川贝润肺化痰以止咳;全方伍以广木香,使得滋阴不滞、气机得畅,可谓妙处,值得品味。后二三诊,镇潜、育阴法叠进,寐安病瘳。

何某,男,32 岁

主证:述前数日因患"病毒性感冒"致高热神昏,经治虽热退,谵语已无。但余热未清,夜寐不安,恶热烦躁,时时汗出,口渴,惊悸,诊舌苔黄燥质红,脉洪数。

辨证:高热伤阴,心火独旺,心肾不交。治法:滋肾水,抑心阳。

方药:黄连 10 g,黄芩 10 g,白芍 12 g,阿胶 12 g,鸡子黄 2 个(兑服),鲜石斛 31 g,莲子心 3 g,天竺黄 10 g,寸冬 12 g。

服药三剂后,身热尽退,汗出亦减,睡眠渐安,仍感头晕身倦,再于上方加生鳖甲 12 g、鲜生地 25 g 连服六剂,热去神安,眠如常,临床治愈。

——《北京市老中医经验选编》

【按语】此患外感高热,耗损人体津液;余热未清,又增夜寐不安一症;伴有汗出、口渴、心悸等症,辨为高热伤阴,心火独旺,心肾不交。法总以滋肾水、抑心阳为主。方以黄连阿胶汤加减。黄芩、黄连苦寒清在上之余热,白芍、石斛、寸冬总以益养阴津为主,阿胶、鸡子黄血肉有情之品,直补阴血,莲子心、竺黄清心化痰安神。全方小而精当,直中病机,前后加减九剂,神安寐酣。

张某,女,50岁

主证:因与邻不睦,吵架郁怒,气逆上冲,胸闷太息,烦躁不安,头晕神痴,不能入睡,症已十八日,曾被某医院疑为"内耳迷路"疾患,现感头晕,耳后胀痛,常彻夜不眠,诊舌苔白厚质黯,脉弦数左关有力。

辨证:暴怒伤肝,气机不畅,上扰心神。治法:舒肝解郁,安神定志。

方药:生石决25 g,杭芍12 g,广木香10 g,知母10 g,黄柏10 g,龙胆草10 g,郁金12 g,首乌藤31 g,竹茹12 g,苦丁茶15 g,牛膝12 g,羚羊角粉0.4 g(冲服)。

服药两剂,渐能入睡,肝郁略疏,神情安定仍感头晕,耳后胀痛不尽,再以上方加夏枯草15 g、生龙齿15 g、黄芩12 g、莲子心10 g去牛膝清抑肝热,连服七剂后,诸证均消,已能安睡,照常操持家务,无任何不适感,再服五剂巩固之,临床治愈。

——《北京市老中医经验选编》

【按语】此患因怒气上冲致胸闷太息、头晕眠差,辨证为肝郁神扰。肝郁,气机不畅,痰浊内生,可见苔白厚,脉弦数。胆草、黄柏、竹茹、苦丁茶直清肝经痰火郁浊之气,杭芍、知母、牛膝、郁金、首乌藤清浮火、滋阴血;羚羊角粉、石决明清肝热、潜肝阳;伍以广木香辛以开气结。二剂后,肝郁略舒,耳后仍胀痛不尽,故二诊加夏枯草、生龙齿等增强潜镇肝阳之效。三诊眠安,无不适感,继服五剂以巩固之。

陈某,女,38岁

主证:初因操劳过度,忧愁多虑,气血大伤,心失所养,述失眠六年不愈,曾去某院治疗未效,每夜只眠三四个小时,多梦易醒,头晕脑涨,精神恍惚,纳呆体倦,心慌气短,诊其面白,舌淡,脉细。

辨证:思虑伤脾,血不荣心。治法:补益心脾。

方药:首乌藤31 g,当归12 g,合欢皮12 g,杭芍12 g,远志10 g,茯神12 g,珍珠母25 g,柏子仁15 g,炒稻芽12 g,炒谷芽12 g,生山药15 g。

服药三剂,病情大致如前,饮纳略增,故去杭芍而重用滋补,加何首乌25 g、龙眼肉15 g、炒枣仁15 g、北沙参31 g、龟甲胶10 g,服药十余剂后气血渐复,已能眠五六个小时,精力亦充,头晕大减,脉细。因虑其病程太久恐为一时奏效,嘱其连续治疗以资巩固。目前眠睡如常,已能做一般家务劳动,临床治愈。

——《北京市老中医经验选编》

【按语】此患因忧愁多虑而气血大伤,神失所养,失眠久不愈。辨证为思虑伤脾、血不荣心。法以补益心脾为主。补益心脾,在脏有心、脾之分,又有气、血之别,察刘师选方用药,并未大队滋补阴血,亦未大剂补气之用,其方味以甘平为主,且用炒稻芽、炒谷芽、生山药扶助脾胃之气,故三剂后,饮纳增,始重用滋补。治病有先后、标本之分,此一例治验,足资考鉴。

刘奉五

患者,女,28 岁

患者于某日产后感高热,经中药治疗热退后经常失眠,心烦意乱,发寒热。近一周来夜寐不实,梦乱纷纭,有幻视,两人,一黑一白,夜见昼消,故夜间不敢关灯睡觉,自觉头痛头晕,心烦意躁,时觉身热汗出,心跳,惊悸,胆怯,恶心,胸胁胀满,小腹发胀,小便黄短,月经未至,舌质红,脉弦。辨为产后外感,余邪未尽,热入血室,扰于神明。宜和解肝胆、清热安神:柴胡6 g,党参6 g,黄芩9 g,半夏9 g,甘草6 g,枳壳3 g,栀子9 g,连翘9 g,白芍9 g,生姜3 片,大枣3 个,生龙齿30 g,丹皮6 g。服三剂后诸症减轻,寒热已退,能关灯入睡,幻觉消失。又服三剂,诸症皆愈。

——《刘奉五妇科经验》

【按语】患者首先有发热外感史,治疗后,仍时发寒热,故外感之邪未能完全祛除。而患者正好为产后外感,出现了时发寒热,昼日明了,暮则谵语,如见鬼状,夜间不敢关灯睡觉,心烦意乱、胆怯易惊,胸胁胀满、月经未至等的表现,正如《金匮要略》所言"妇人中风,七八日,续来寒热,发作有时,经水适断,此为热入血室,其血必结,故使如疟状,发作有时,小柴胡汤主之。""妇人伤寒发热,经水适来,昼日明了,暮则谵语,如见鬼状者,此为热入血室,治之无犯胃气及上二焦,必自愈。""妇人中风发热恶寒,经水适来,得之七八日,热除,脉迟,身凉和,胸胁满如结胸状,谵语者,此为热入血室也",该患者的症状与《金匮要略》中描述的症状基本吻合,属于热入血室证,用小柴胡汤加减治之,加上枳壳破气散痞,畅通三焦,牡丹皮、栀子解热凉血除烦,连翘体现"火郁达之"的用法,龙骨重镇安神。本证的表现是典型的产后妇女外感之后的热入血室证,故对症用药,药到病除。

董德懋

荣某,女,48 岁

1991 年 7 月 8 日初诊。患者诉失眠,多梦数月,甚者彻夜不能入眠,服安神催眠类中西药多种,亦未获效,侥幸入眠,亦多梦纷扰,头晕,口苦,纳尚可,二便调,舌质淡,苔白,脉弦细。证属肝脾不和,治宜平肝健脾,和胃安神。

处方:生龙牡各 15 g,石决明 15 g,藿香 10 g,清半夏 10 g,炒陈皮 10 g,竹茹 10 g,炒白术 10 g,云茯苓 10 g,枳壳 10 g,炒远志 10 g,菖蒲 10 g,白蒺藜 10 g,天麻 10 g,酸枣仁 20 g。

二诊:1991 年 7 月 15 日。服药六剂,失眠明显好转,入睡好,梦少,头晕减轻,精神转佳,原方去生龙牡、藿香,加磁石、菊花以平肝止晕,加枸杞增补肾之力,以治其本。继服六剂而愈。

【按】失眠,人多从心经论治,以安神为主。本例患者肝脾不调,胃气失和,正《内经》所谓"胃不和则卧不安"。平肝健脾和胃,使肝脾调,胃气和降,其眠自安。夏暑多湿,故首诊酌加藿香。

——《董德懋内科经验集》

【按语】此案,失眠多梦,口苦,头晕,舌淡脉弦,为肝脾不调,胃气失和。肝失疏泄而致脾失健运,脾失健运,气滞湿阻,又致肝气疏泄。《经》云"胃不和则卧不安",故以龙牡,石决明,平肝潜阳,镇静安神,白蒺藜、天麻,平肝潜阳,半夏降逆和胃,合竹茹则化痰止呕除烦。枳壳行气消痰,陈皮理气燥湿、茯苓、白术健脾渗湿,远志、菖蒲酸枣仁宁心安神,又暑天,加藿香以祛暑化湿。平肝健脾和胃,肝脾调,胃气和,其眠自安。二诊,神稍安则去龙牡,而加磁石、菊花以平肝止晕,复加枸杞补肾治本。

谭日强

马某,女,45岁

患神经衰弱,经常头昏头痛,心烦失眠,精神疲倦,记忆减退,血压波动在130～145/80～90毫米汞柱,舌红无苔,脉象弦细。曾服谷维素、甲丙氨酯、氯氮、补脑汁等药无效。此肝虚挟热、心神受扰,治宜清肝除烦、养心宁神,用酸枣仁汤:炒枣仁12 g,川芎3 g,知母10 g,茯苓10 g,甘草5 g,加钩藤12 g,菊花10 g,蒺藜10 g,生地15 g,白芍10 g,生牡蛎15 g。服十剂,头痛失眠稍好,继用天王补心丹嘱其常服,以善其后。

——《金匮要略浅述》

【按语】虚劳虚烦不眠,与外感热病所致的虚烦不眠不同。《伤寒论》阳明病发汗吐下后的虚烦不得眠,为余热未净,故用栀子豉汤以清余热;少阴病得之二三日以上的心中烦不得卧,为心热阴虚,故用黄连阿胶汤以养心阴。本条证则为虚热内扰,故用酸枣仁汤除烦安眠,医者注意比较区别。本方在酸枣仁汤基础上增加钩藤、菊花清肝之品,肝藏魂,肝清则魂安。白芍养肝柔阴,生地凉血养阴,养阴以清热。诸药配伍达到养阴清肝安魂的功效。

王某,男,46岁

柘溪水电站职工。曾有高血压病史,头昏脑涨,痰多体胖,心烦不眠,食欲尚佳,二便尚调,口苦苔黄,脉象弦滑,此痰热内扰,心神不宁所致。拟涤痰清热、镇静宁神为治,用温胆汤加减。

清半夏9 g,云茯苓10 g,广陈皮5 g,鲜竹茹12 g,全钩藤15 g,杭菊花9 g,刺蒺藜10 g,川牛膝12 g,广地龙10 g,石决明15 g,生甘草3 g。

服十五剂,心烦失眠好转,再服原方十剂,血压已趋正常。

【按】失眠一症,多责之阴虚阳亢,所谓"阳气满不得入于阴,阴气虚故目不得暝"。本例体胖多痰,按滋阴法治之,无益反害。据脉证分析,属痰热不眠,且"胃不和则卧不安",故选用温胆汤除痰和胃,加入镇静宁神之品,疗效更著。

——《湖南省老中医医案选:第二辑》

【按语】结合病史、症状及舌脉之象,患者痰热内扰,兼肝阳上亢,故用温胆汤加平肝潜阳药。半夏祛痰和胃,茯苓与半夏相配化痰清胆;竹茹清化热痰。陈皮理气燥湿化痰,助半夏祛痰;痰之成,本在脾,云苓健脾渗湿,以治生痰之源;菊花、钩藤、蒺藜、地龙、石决明平肝潜阳;川牛膝引热下行;甘草益气健脾,调和诸药。

楼百层

孙某,女,21岁,工人

情绪不畅,导致失眠一个月余。目前每夜仅入眠两三个小时。且多噩梦,易惊醒,头昏胀痛,耳鸣目眩,心悸胆怯,情绪急躁,疲倦乏力,纳食少味,记忆力明显减退。脉象细数,苔薄舌绛。患者经多方治疗,均诊断为神经衰弱。

生地12 g,党参、天冬、麦冬、山药、茯神、枣仁、五味子、龙齿各10 g,远志6 g,磁石24 g,珍珠母30 g。

服上方五剂后,夜寐改善,纳食渐觉有味,其余症状尚无明显改变,苔脉如故。继以原方十剂,夜寐显著好转,每晚能入睡六小时以上,且无噩梦,头脑昏涨、耳鸣心悸等症状亦大为减轻,更服十剂后,夜寐完全正常,诸症亦渐消失。

——《当代名老中医临证荟萃·第一册·楼百层医案》

【按语】情绪不畅日久,阴血暗耗,心肾两亏,阴虚血少虚火内扰或心神失养致心悸失眠、神疲健忘。阴虚生内热,虚火上扰,则情绪急躁、头昏胀痛、舌绛,苔薄,脉细数均为阴虚有虚热之征;心血不足,气亦虚,心胆气虚,故胆怯易惊,多噩梦,治当滋阴清热,养血安神,辅以镇惊安神之剂,方选天王补心丹加减。《古今名医方论》卷四录柯琴之言云:“心者主火,而所以主者,神也。神衰则火为患,故补心者,必清其火而神始安。”又顾其胆怯易惊,故酌加龙齿、磁石、珍珠母以期镇惊安神。

金某,女,58 岁,大学教师

1992 年 2 月 20 日初诊。主诉:严重失眠两年。患者因工作紧张,脑力不足,近两年来夜难入寐。每晚睡前心烦意乱,辗转反侧,直至服大剂量安眠药方能睡三小时左右,翌日则精力疲惫,乏力不安。既往有胃溃疡及萎缩性胃炎史八年。

现症:入睡困难,精神不安。每日服阿普唑仑 6 片,睡前服艾司唑仑 3 ~ 4 片。观其神情默默而不开朗,时而燥热汗出,心烦心悸。纳食不甘,口苦头昏,胁痛牵及中脘,大便干燥,三日一行,舌边尖红,苔薄白,脉细弦。

辨证立法:血虚肝郁,肝胃不和,痰湿内扰,心神失养。治宜养血柔肝,理气和胃,宁心安神,方用逍遥散加减。

处方:柴胡 10 g,薄荷 10 g(后下),当归 10 g,白芍 30 g,茯苓 10 g,白术 10 g,炙甘草 5 g,木香 10 g,砂仁 3 g,陈皮 10 g,白蒺藜 10 g,首乌藤 15 g。每日一剂,水煎服。

二诊(3 月 5 日):服药十四剂,口苦消失,精神转佳,入睡略好,仍胃痛、便干。守方加半夏 10 g,夏枯草 10 g,菖蒲 10 g,远志 10 g,再服十四剂。

三诊(4 月 2 日):药后胃痛告愈,燥热、胁痛均减,入睡渐佳。每晚可睡六小时左右,但仍需服安眠镇静药物,舌暗,脉细弦。辨证为痰热内扰,心神失藏,易方温胆汤加味以化痰清热,养血安神。

处方:清半夏 10 g,茯苓 15 g,陈皮 10 g,炙甘草 6 g,竹茹 10 g,枳实 10 g,黄芩 10 g,黄连 6 g,炒枣仁 15 g,夏枯草 15 g,制首乌 15 g,女贞子 15 g,当归 15 g,白芍 30 g。每日一剂,水煎服。

四诊(4 月 16 日):精神愉快,心情舒畅,入睡明显好转,燥热汗出极少,自停服阿普唑仑一周。嘱守方加菖蒲 10 g,远志 10 g,五味子 10 g,再服十四剂。

五诊(5 月 7 日):入睡极佳,大便通畅,诸证均愈,目前仅睡前服艾司唑仑 1 片。守方取三倍量配制蜜丸常服。一年后随诊,未再反复。

【按】本案之顽固性失眠系因血虚肝郁、痰热内扰所致。肝藏血,血舍魂,七情内伤,气郁化火,血虚则魂不守舍,是故睡不安枕;热灼津液为痰,痰热内扰,心神不安则辗转难寐。祝师治疗初用逍遥散加味以养血疏肝,和胃安神,使气机条畅,郁热自除;重用白芍30 g以养血润便,肝血充足则魂魄自安。继用温胆汤加芩、连、夏枯草、归、芍、枣仁、五味子等化痰清热,养血安神;其中夏枯草与半夏相伍能引阳入阴,和胃安神,乃祝师常用经验对药之一。经治两个月有余,终使患者顽固性失眠向愈,且减除大剂量安眠镇静西药,收效极佳。

——《祝谌予验案精选》

【按语】金某,大学教师,加之平素工作紧张,脑力不足,积思成虑,心脾之阴暗耗,加之肝气不舒,由此血虚痰热之证立。祝师初用逍遥散,疏通中焦气机;继用温胆汤通导痰浊,和白芍、当归、女贞子、炒枣仁养血安神。前后四诊又守方服丸,此顽疾始愈。

张某,女性,45 岁,工人

1994 年5 月6 日初诊。主诉:失眠十余年,加重一个月。患者十年前因工作紧张,经常发生入睡困难或者早醒后不易再入睡,时好时坏,严重时每晚仅睡三四个小时,需服大量安眠西药。近一个月又因心情不畅而失眠加重,求治于祝师。

现症:每晚辗转反侧而难以入睡,自觉左侧咽痛、左侧肢麻汗出。咽燥而不欲饮水,平素腰酸腰痛,肠鸣便溏,进食生冷加剧。观其两颧有较深之黄褐斑。询之经少不畅,行经腹痛,舌暗呈瘀色,边有数块瘀斑。脉弦。

辨证立法:瘀血滞阻,内扰心神;脾虚湿阻,气机不畅。治宜活血行气,健脾除湿。方用血府逐瘀汤加减。

处方:当归10 g,赤芍10 g,川芎10 g,牛地10 g,桃仁10 g,红花10 g,柴胡10 g,桔梗10 g,枳壳10 g,丹参30 g,鸡血藤30 g,苏藿梗各10 g,白芷10 g,生苡仁30 g。每日一剂,水煎服。

治疗经过:服药七剂,入睡明显好转,停服安眠西药,咽痛、肢麻、汗出均消失。惟大便仍溏,舌边瘀斑减少,脉弦。效不更方,守方去丹参、鸡血藤加苍白术各10 g,益母草30 g继服。5 月27 日再诊时诉药后入睡极佳,月经时至且较前量多,大便成形。嘱原方加川断15 g,桑寄生20 g,鸡血藤30 g再服十四剂。

【按】不寐虽有心脾两虚、心肾不交、肝郁血虚、痰热内扰、胃气不和等病机之别,但总属脏腑阴阳失调,气血不和所致。本案除主诉失眠之外,尚有面部黄褐斑、咽干不思饮、肢麻、月经量少,舌暗有瘀斑等瘀血见证,故祝师用血府逐瘀汤去牛膝加丹参、鸡血藤、益母草以化瘀行气,瘀去则神自安,寐自佳;复因兼见腹胀、肠鸣、便溏之湿阻脾胃见证,又加苍白术、苏藿梗、白芷、生苡仁等燥湿健脾止泻。王清任云:"不眠,夜不能睡,用安神养血药治之不效者,此方(血府逐瘀汤)若神",确是临证之经验,但祝师指出应用时必须有瘀血见证。

——《祝谌予验案精选》

【按语】此案之妙,在于辨证。祝师于纷繁杂症中辨为瘀血作祟,神失所养,实为真的。血府逐瘀汤为王清任方,祝师取其意,气血同治,气机得开,瘀血得祛,新血始生,故神得养而寐安。

刘某,女,50岁

1996年1月2日初诊。患失眠十余年,每晚只能睡两三个小时,甚至彻夜不眠,经多方治疗,终不见效,非常痛苦,长期服用氯硝西泮(每晚1片),头晕耳鸣,嗳气,不思饮食,口苦,大便干结,舌红苔黄腻,脉滑,证属痰热内扰。治法:化痰清热,养心安神。

处方:半夏、茯苓、陈皮、甘草(炙)、竹茹、枳实、菖蒲、远志、枣仁、五味子、夏枯草、女贞子、旱莲草各10 g。七剂。水煎,每日午睡及晚上临睡前服用。

药后失眠改善,每晚能睡四五个小时,食纳增加,口苦减轻,仍耳鸣头晕,嘱其停服氯硝西泮,效不更方,守上方加首乌藤、川断各15 g,枸杞子、白蒺藜各10 g,继服十四剂,诸症消失,已能安睡,守方取三倍量制成蜜丸常服,以巩固疗效。

【按】本案为祝谌予治疗失眠验案之一。本案系痰热内扰所致不寐。《景岳全书·卷十八·不寐》引徐东皋语:"痰火扰乱,心神不宁,思虑过伤,火炽痰郁而致不眠者多矣"。唐容川《血证论·卧寐》中说:"肝经有痰,扰其魂而不得寐者,温胆汤加枣仁治之。"

祝氏所用十味温胆汤是其所创制的经验方,不同于张景岳所论王肯堂《证治准绳》中的十味温胆汤。方中半夏燥湿化痰,和胃止呕;茯苓健脾利湿;陈皮理气和中,燥湿化痰;炙甘草益气和中;枳实下气行痰;竹茹清热化痰;菖蒲、远志豁痰开窍;酸枣仁、五味子收敛心气,养血安神;加入对药夏枯草与半夏,女贞子与旱莲草,实有交通阴阳之妙。因半夏得至阴之气而长,夏枯草得至阳之气而长,女贞子冬至之日采,旱莲草夏至之日收,故可引阳入阴,交通阴阳。二诊考虑本例病久肾元已虚,故加川断、枸杞子、白蒺藜、首乌藤滋补肝肾,以固其本。服后诸症消失,安然入睡。本着"慢性病效不更方"的原则,用蜜丸常服,以巩固疗效。

——《古今名医医案赏析》

【按语】刘某，失眠，结合其头晕耳鸣等兼证及舌脉征象，祝师辨为痰热内扰所致不寐。治法以化痰清热，养心安神为主。十味温胆汤化痰导浊定志，又患者年已五十，为阴血不足之体，故加二至丸以滋补其阴。二诊，寐略安，仍耳鸣头晕，嘱停服西药，中药方加平补肝肾之品，冀固本祛风。后以丸药久服，巩固疗效。

麦某，男，23岁

失眠两年，入睡毫无睡意，入睡困难，头痛，急躁，口干，双目隐现红丝，大便干，舌质暗红，舌边有瘀斑，脉弦，证属瘀血阻滞，治法：活血化瘀。

处方：广木香、当归、川芎、葛根、麦冬、五味子、白蒺藜、木贼草、赤芍、白芍各10 g，益母草、丹参各30 g，沙参15 g，七剂。水煎，每日一剂，午休及晚睡前服。

药后睡眠好转，每晚能睡四五小时，舌边瘀斑减少，守方继服十四剂，入睡佳。

【按】本例因思虑郁结日久，气与血进而为瘀，瘀血不去则眠终不安，方选祝老经验方"广当益芎芍"：方中当归、赤芍、川芎活血化瘀，以去滞血，气为血帅，气行则血行，广木香、白芍行气柔肝，葛根、丹参伍用活血化瘀、滋润筋脉，沙参、麦冬、五味子养阴润燥，使瘀祛而不伤阴血。白蒺藜、木贼草清肝明目，共收活血化瘀、行气消滞之功。清代王清任云："不眠，夜不能睡，用安神养血药，治之不效者，此方（血府逐瘀汤）若神。"此方与王清任之血府逐瘀汤有异曲同工之妙，但必须有瘀血见证。

——《名医经典医案导读》

【按语】久病多瘀，患者失眠已两年，且舌质暗红，舌边瘀斑等血瘀症状明显，均为瘀血所见。瘀血阻滞脑络，不通则痛，故头痛；脑络不通，气血津液不得正常布散，津不上呈则口干，津液不得润肠腑则大便干；瘀血不去，新血不生，心神失养，故见入睡困难、急躁易怒。治应主以活血化瘀，瘀化而神自安！

刘仕昌

林某,男,52 岁

1991 年 10 月 13 日初诊。患胃脘痛二十余年,近年来失眠,自诉每天最多睡四小时,有时整夜不能入睡,白天疲乏无力,纳呆,消瘦,舌黯淡,苔白腻,脉弦细。辨为心脾两虚,拟以归脾汤加减。

处方:党参、茯苓、丹参各 15 g,远志、当归、木香(后下)各 6 g,大枣、柏子仁、白术、合欢皮各 12 g,甘草 3 g。四剂,每日一剂,水煎成一碗,每天睡前一小时温服。

17 日二诊:药后睡眠略有好转,每夜基本能睡四小时,精神好转,胃纳仍欠佳。上方加淮山药、黄芪各 15 g,再进四剂。

22 日三诊:已能睡六小时,精神好,胃纳佳。仍以原方加减调治一个月而愈。

【按】此例患胃病二十余年,脾胃素虚,化生不足,心失所养而致失眠,故以归脾汤加减养血宁心,益气健脾,药证相符,故效果明显。

——《中医临床家刘仕昌》

【按语】本案患者胃病二十余年,胃不和则卧不安,故见失眠。《素问·逆调论》:"人有逆气……不得卧……是阳明新逆也。阳明者,胃脉也。胃者,六腑之海,其气亦下行。阳明逆,不得从其道,故不得卧也。"故治以益气健脾和胃,方选归脾汤加减。柏子仁,《药品化义》载"柏子仁香气透心,体润滋血";合欢皮解郁和血,宁心安神;丹参活血祛瘀止痛,清心除烦,养血安神,诸药共奏益气健脾、养血安神之效。

李某,男,46 岁,干部

1991 年 3 月 15 日初诊。患者因工作繁忙,又常饮酒厚味,酿成痰浊中阻。症见失眠梦多,白天疲乏眩晕,咳嗽痰多,胸闷,舌质黯红、苔腻,脉弦。治以除痰化浊,用温胆汤加减。

处方:法半夏、浙贝母、黄芩、竹茹、白蒺藜、酸枣仁各 12 g,丹参、茯苓、首乌藤各 15 g,陈皮、远志各 6 g,甘草3 g。四剂,每日一剂,水煎服。

19日二诊:咳嗽减少,痰易咳出,自觉睡眠好转,续服上方四剂。

23日三诊:咳嗽消失,头痛减轻,睡眠明显好转,精神转佳,仍予上方调治一个月而愈。

【按】烟酒无度,皆为痰浊内生之因。痰浊内阻,故见咳嗽痰多,胸闷,苔腻,脉弦;痰浊阻滞,清气不升,扰动心神,气机逆乱,故见头目眩晕、失眠梦多。治疗能抓住病因,除痰化浊,又能坚持治疗,故能获效。

——《中医临床家刘仕昌》

【按语】患者嗜食烟酒厚味,损伤脾胃,致脾虚生痰,痰浊阻肺,则咳嗽痰多、胸闷;痰蒙清窍,则失眠、眩晕;舌质黯红,则为痰浊阻滞气机,气滞血瘀所致,故治以除痰化浊、养血安神,方选温胆汤加减。方中半夏燥湿化痰;贝母、黄芩、竹茹清热化痰;陈皮、茯苓理气健脾化痰;白蒺藜祛风舒肝;酸枣仁、首乌藤、远志养血安神;丹参活血止痛、清心除烦、养血安神;诸药配伍,痰浊得化,心神得安,失眠得愈。

陈某,女,49岁,干部

1992年6月24日初诊。患者近半年来月经不调,或前或后,或多或少,烦躁不安,失眠心悸,头目眩晕,口苦纳呆,两胁胀痛,舌黯红、苔黄白相兼,脉弦细。此为肝气郁结、气滞血瘀所致,方用逍遥散加减。

处方:柴胡、山栀子各10 g,当归、素馨花(后下)各6 g,丹参、白芍、茯苓、酸枣仁、柏子仁、首乌藤各15 g,郁金12 g,甘草6 g。四剂,水煎服。

28日二诊:心情转好,胃纳转佳,口苦消失,但仍失眠心悸,眩晕胁胀,舌脉同前。上方去山栀子,加磁石(先煎)30 g。再进四剂。

7月2日三诊:睡眠较前好转,继续上方加减调治三个月而愈。

【按】本例患者年届更年期,精气渐亏,血气失畅,肝气不舒,心神不宁。故以疏肝理气、调养气血、宁心安神之剂治之而愈。

——《中医临床家刘仕昌》

【按语】从患者症状舌脉,结合性别、年龄,辨证为肝郁气滞证,治以疏肝理气、宁心安神;方选逍遥散加减。方中柴胡疏肝解郁;归、芍养血柔肝;茯苓健脾祛湿,使气血生化有源;栀子泻火除烦;素馨花、郁金解郁安神;酸枣仁、柏子仁、首乌藤养血安神;丹参活血止痛,清心除烦,养血安神,诸药疏肝理气,宁心安神,故失眠得解。

李某,男,65 岁,工人

1992 年 6 月 4 日初诊。患者有高血压病、动脉硬化病史多年,近年来渐觉睡眠日差,眩晕,五心烦热,口渴咽干,腰酸神倦,口腔溃疡反复难愈,舌红少苔,脉弦细数。证属阴虚火旺,治宜滋阴降火、宁心安神,方用酸枣仁汤合黄连阿胶汤加减。

处方:酸枣仁、生地黄、柏子仁、麦冬、茯苓各15 g,知母、天花粉、山萸肉各 12 g,珍珠母 30 g,川黄连、五味子、甘草各 6 g。四剂,每日一剂,水煎成一碗半,分两次服。

9 日二诊:口腔溃疡好转,仍口干烦热,睡眠不佳,腰酸神倦,脉舌如前。上方去川黄连,加首乌藤 20 g,再进四剂。

14 日三诊:诸症大减,继上方调治两周而愈。

【按】患者年老体衰,又患高血压、动脉硬化多年,阴精亏虚,虚火上炎,故见失眠,眩晕,五心烦热;肾水不能上济心火,心火独亢于上,故见口渴咽干,口糜舌烂,久不愈合。故以滋阴降火、宁心安神治之痊愈。

——《中医临床家刘仕昌》

【按语】患者证属阴虚火旺,虚火扰神致失眠。治以滋阴降火、宁心安神,方选酸枣仁汤合黄连阿胶汤。酸枣仁、柏子仁养血安神;知母清热除烦,滋阴生津;茯苓健脾安神;生地、麦冬、天花粉、山萸肉、五味子滋阴生津;珍珠母平肝潜阳,安神定惊;黄连泻火除热,诸药滋阴降火、宁心安神。

邓铁涛

肖某,男,40 岁,教师

1999 年 4 月 2 日初诊。患者受精神刺激后失眠十余年,长期服用中西药治疗,效果不佳。诊见:失眠,不能入睡,伴头晕,胸闷,记忆力差,四肢疲乏,纳食一般,舌淡红,苔黄稍浊,脉弦滑。各项理化检查无异常发现,血压正常,既往有"精神分裂症"病史。辨证属痰湿阻滞,兼肝气郁结。治以理气化痰解郁,尤当以化痰为先,方用温胆汤加味。

处方:竹茹、法半夏、胆南星、素馨花各 10 g,枳壳、橘红、甘草各 6 g,茯苓、白术各 15 g,杜仲 12 g。十四剂。每天一剂,水煎服,复渣再煎晚上服。

二诊:4 月 16 日。服上方后,睡眠好转,头晕、胸闷亦减轻,舌淡红,苔薄白,脉弦滑。痰湿渐化,虚象渐出。仍守上方加合欢花、酸枣仁各 10 g,并在上方基础上加减调治月余,睡眠明显改善。

——《邓铁涛医案与研究》

【按语】患者既往有"精神分裂症"病史,又因受精神刺激而失眠,伴头晕、胸闷,而纳一般,苔黄浊,脉弦滑,此为胆失其常而木不条达,疏泄不利,胃气因而不和,进而化热生痰,痰热上扰心神。《素问·逆调论》:胃不和则卧不安。胆胃不和,痰热内扰,以致寐寝不安。温胆汤温胆和胃,理气化痰;脾为生痰之源,加白术益气健脾,燥湿利水以绝痰源,素馨花(鸡爪花)清热行气散结。痰化热清,失眠自然好转。治疗当以理气化痰为先,无须特意加用安神药,防其致药力分散;十四剂之后,睡眠好转,并且其他症状缓解,说明痰湿正化,此时再加合欢皮、酸枣仁解郁安神,标本兼顾,以取得良好疗效。本案患者痰湿稍化热,热象不甚,因而化痰为主;若患者失眠多梦,心烦易怒等痰热之象明显,则可遣黄连温胆汤化痰清热,和中安神。

肖某,男,53 岁

初诊:失眠十余年,经多家医院中西医治疗,无明显效果。诊见:夜间难以入睡,或时寐时醒,伴头昏,疲乏,心悸,纳差,大便秘结,五天一次,尿频,平素易感冒,舌胖嫩,苔白,脉细,右关弱。证为心脾两虚,治以补益心脾,益气养血。

方用归脾汤合甘麦大枣汤加味。

处方:黄芪 15 g,党参、酸枣仁各 24 g,茯苓、当归各 12 g,白术、肉苁蓉各 18 g,木香、炙甘草各 6 g,远志 3 g,大枣 4 枚。

服上方十余剂后,睡眠明显改善,为巩固疗效,嘱其守方再服一些时日,避免停药过早而使病情反复。

——《邓铁涛医案与研究》

【按语】本案患者思虑过度,劳伤心脾,伤于心则阴血暗耗,神不守舍,伤于脾则食少形疲,血气难复。由于血不养心,故成失眠。因此不寐是由于气血衰、营气衰少而卫气内伐、神不守宅引起的,而脾为气血生化之源,因此,脾之功能正常与否在治疗中具有相当重要的作用。对这种采用镇静安神药不效及久治不愈的不寐患者,可从调理心脾气血而治,理应取得良好效果。正如《景岳全书·不寐》中说:"无邪而不寐者,必营血之不足,营主血,血虚则无以养心,心虚则神不守舍。"方用归脾汤气血双补,心脾同治。方中党参、茯苓、白术、甘草补气健脾,黄芪配当归补气生血,甘草、大枣益气养血,茯苓配远志、酸枣仁养心安神,木香理气醒脾,补中有行,肉苁蓉润肠通便,温而不燥。

黄某,男,41 岁

1999 年 4 月 2 日初诊。患者于二十年前因枪伤受惊吓后失眠,经服中药及针灸治疗,症状无明显改善。诊见:形体偏胖,夜间入睡困难,寐而易醒,伴胸闷,头昏,纳差,半身汗出,二便调,舌质胖,苔薄黄,脉沉滑,舌下脉络瘀紫。邓老认为患者失眠因惊而起,惊伤心脾,枪伤致瘀,素体有痰,辨为有瘀有痰有虚。治以补益心脾,化痰祛瘀,方用温胆汤加补气活血药主之。处方如下。

一方:竹茹、半夏各 10 g,枳壳、橘络、橘红各 6 g,五爪龙、生牡蛎(先煎)各 30 g,茯苓 15 g,丹参 18 g。

二方:炙甘草 10 g,麦芽 30 g,大枣 5 枚。

白天服一方,晚上服二方,连服两周。

二诊:4 月 16 日。症状明显改善,舌脉同前,将一方中丹参改为 24 g,加龙眼肉 10 g,二方照服。治疗月余,患者睡眠明显改善。

——《邓铁涛医案与研究》

【按语】心主血脉,心主神明,故失眠与气血关系十分密切。患者素体有痰,又因外伤致瘀,痰瘀互结,阻滞气血,气血不行,又致新瘀;而患者惊伤心脾,气虚则血行无力,甚则结成瘀血;气滞血瘀,凝滞脑气,神明受扰,以致不寐。结合患者症状及舌脉之象,其不寐虽与瘀血关系密切,但痰浊仍是致病主因,因此方用温胆汤加减,化痰活血祛瘀;而患者久病有虚,配以甘麦大枣汤变裁而来的由炙甘草10 g、麦芽30 g、大枣5 枚组成的补脾养心、益气安神的夜服方。患者病机复杂,难以一方简而治之,因白日人体阳气主时,温胆汤去大枣、甘草,加丹参、橘络助正气力专攻邪,化痰祛瘀,以防壅滞;夜间阳气入阴,阳气渐渐收敛,阴气进而主时,此时可补脾益气,养心安神。二诊时,诸症好转,加大丹参用量乃增强活血祛瘀之力,此时加龙眼肉取补益安神之意。

池某,男,75 岁

头晕、失眠20 余年,经检查诊断为:原发性高血压病1 期,颈、腰椎骨质增生,老年性肺气肿,慢性咽炎,声带息肉。诊见:头晕头痛,睡眠不宁,一直服用艾司唑仑方能入睡,停药则无法入睡,伴四肢麻木,咽喉不利,大便秘结,舌淡黯,舌体胖大,苔白,脉左紧右弦滑。邓老综合其四诊资料,辨证为痰瘀互结,风湿痹阻,脾胃虚弱,肝肾不足。病情复杂,虚实夹杂,予内服中药健脾益气,理气化痰,以外洗中药祛风除湿,活血化瘀。

内服方:竹茹10 g,枳壳、橘红各6 g,茯苓、肉苁蓉各15 g,党参、草决明各24 g,白术、鸡血藤、首乌藤各30 g,甘草5 g。每天一剂。

外洗方:川芎、桃仁各12 g,艾叶、赤芍、续断各15 g,防风、羌活各10 g,丹参18 g,红花6 g,生葱4 根,米酒、米醋各20 g。

煎水浴足,每晚一次。

一周后二诊:头晕失眠好转,艾司唑仑已减量,且血压平稳,下肢麻痹亦好转,舌脉同前,仍便秘难解。一方中白术改为50 g,肉苁蓉改为18 g,去草决明,加牛膝12 g、酸枣仁24 g、远志5 g。二方中加桂枝15 g、独活10 g、当归尾10 g。上两方调治月余,诸症减轻,痰瘀风湿渐去,虚象渐现。在原方基础上加益气健脾之品,如黄芪、党参、五爪龙等,浴足方不变。

三诊:8 月3 日。头晕、失眠明显缓解,下肢麻痹明显减轻,精神转好,鼻准头明亮,好转出院。

——《邓铁涛医案与研究》

【按语】《黄帝内经》有"摩之浴之""行水渍之"等药浴法记载,《素问·阴阳应象大论》有"其有邪者,渍形以为汗"的药浴发汗祛邪法。《理瀹骈文》提出:"外治之理,亦即内治之理;外治之药,亦即内治之药,所异者法耳。"外洗药物作用于全身肌表、局部、患处,并经吸收,循行经络血脉,扶助正气,发汗祛邪;

并且药物由表及里,内达脏腑,直达病所。药浴洗浴,可起到疏通经络、活血化瘀、祛风散寒、清热解毒、消肿止痛、调整阴阳、协调脏腑、通行气血、濡养全身等功效。因患者痰瘀互结,风湿痹阻,脾胃虚弱,肝肾不足,虚实夹杂,病情复杂。若只采用内治法,则表里标本都要兼顾,易显药力不专;因此可以选择内治、外洗同用,不拘于单一内治法。又因外洗更利于驱邪,所以外洗中药祛风除湿,活血化瘀,而内服中药健脾益气,理气化痰。二诊时除便秘难解外,其他症状好转,内服方加大白术用量继续以益气健脾,肉苁蓉润肠通便,温而不燥,润而不腻;加牛膝活血补肝肾,引药下行,酸枣仁、远志安神。外洗方加桂枝助阳通脉,独活祛下部风湿,当归尾增强行血之力。

患者,男,42 岁

因精神刺激,持续五昼夜不能入睡,遂见头晕、头痛,以后继失眠不已(每晚服安眠药后只睡三小时左右),病已三个月,经住院未效。诊其舌质如常,苔白润,脉弦滑,血压161/116 毫米汞柱。

处方:浮小麦15 g,甘草3 g,熟枣仁24 g,云苓12.5 g,法半夏9 g,橘红4.5 g,竹茹9 g,代赭石(先煎)30 g。服药6 剂(一剂药煎两次服两天),血压降至158/79 毫米汞柱。睡眠正常。

此证由肝郁不舒以致肝阳上亢,血压升高而头晕头痛。但起病之由是精神受刺激,主要症状是失眠,故主用甘麦大枣汤加熟枣仁以养心脾而治失眠。苔白润而脉弦滑是兼有痰,故次用云苓、半夏、橘红、竹茹以除痰;赭石、石决明以平肝。高血压重用甘草不宜,故只用3 g,另加熟枣仁以为辅助。

——《邓铁涛医案与研究》

【按语】失眠的病因病机较为复杂,病因以情志所伤为最多见。患者因精神受刺激,伤及心脾,导致不寐。方用甘麦大枣汤养心安神,和中缓急。《金匮要略论注》:"小麦能和肝阴之客热,而养心液,且有消烦利溲止汗之功,故以为君。甘草泻心火而和胃,故以为臣。大枣调胃,而利其上壅之燥,故以为佐。盖病本于血,心为血主,肝之子也,心火泻而土气和,则胃气下达。肺脏润,肝气调,躁止而病自除也。补脾气者,火为土之母,心得所养,则火能生土也。"而患者苔白润而脉弦滑是兼有痰,故次用云苓、半夏、橘红、竹茹以除痰;肝阳上亢,用赭石、石决明以平肝。

容某,男,43 岁

2001 年 11 月 29 日初诊。缘患者因父亲发现胃癌晚期十五天过世后,悲痛不已,之后经常失眠,整夜不能入睡,并自觉腹部不适,在中山医院门诊治疗,体查未发现阳性体征,B 超示胆囊息肉。给予抗抑郁药阿普唑仑、黛力新及七叶神安片等治疗后,症状未见好转,患者精神日渐紧张,遂逐渐加大阿普唑仑及黛力新用量,失眠等症状仍未有改善,且出现胃脘疼痛,脸上长痤疮,情绪低落,痛苦不堪,遂另求中医治疗。

诊时见:神疲,精神较差,整夜失眠,不能入睡,口苦,纳差,四肢乏力,时有腹痛,两胁隐隐不适,二便常,舌淡红,苔薄,脉细缓。证属气虚痰浊,心神不定。治以益气除痰,宁心安神。

处方:竹茹 10 g,胆南星 10 g,云苓 15 g,橘红 10 g,枳壳 6 g,丹参 24 g,甘草 6 g,生龙骨(先煎)30 g,生牡蛎(先煎)30 g,太子参 30 g,石菖蒲 10 g,远志 3 g,熟枣仁 24 g,首乌藤 30 g。每日一剂。

照上方加减服用一个月后,患者晚上已能入睡,但时睡时醒,情绪仍不太稳定,腹痛等症状渐有好转。嘱其逐渐减小西药用量,平时加强运动。

2002 年元月底诊时已完全停用西药,自觉胃痛减轻,脸上痤疮消失,遂信心大增,坚持服用中药。2 月中旬诊见患者睡眠大有改善,精神转佳,梦多,晨起口苦口干,腹胀,肝区隐有不适,纳可,大便溏,舌淡,苔薄白,脉细缓。证属脾虚肝郁。予健脾疏肝、安神定志为法。

处方:太子参 30 g,云苓 15 g,石菖蒲 10 g,远志 3 g,首乌藤 30 g,熟枣仁 24 g,白术 12 g,怀山药 30 g,郁金 15 g,素馨花 10 g,枳壳 6 g,甘草 6 g,白芍 15 g,柴胡 10 g。

上方加减服用至 4 月份,腹胀等症状好转,睡眠时好时差。此后以两方交替使用,症状基本好转。至 5 月下旬患者睡眠又有反复,连续睡眠不宁,易醒,口干,胁肋胀痛,舌胖淡,苔白,脉细。仍以温胆汤为主加减。

处方:法半夏 10 g,竹茹 10 g,胆南星 10 g,云苓 15 g,橘红 10 g,枳壳 6 g,丹参 24 g,甘草 6 g,太子参 18 g,熟枣仁 30 g,远志 3 g,石菖蒲 10 g,首乌藤 30 g。

上方加减服用十四剂,患者睡眠转佳,容易入睡,仍有口干,大便稀烂,纳可,舌淡,苔白腻,脉细。上方加薏苡仁 24 g,继服十四剂。

追踪一个月,患者睡眠较好,无其他不适。(邱仕君诊)

——《邓铁涛医案与研究》

【按语】结合患者四诊,证属气虚痰浊,心神不定,因此治以益气除痰,宁心安神,方用安神定志丸变裁加减。重用龙骨、牡蛎重镇安神,枣仁、首乌藤养心安神;远志、石菖蒲入心开窍,除痰定惊;胆南星、竹茹荡涤痰饮;茯苓、太子参健脾益气,宁心除痰;茯苓利水渗湿,使湿无所聚、痰无由生;气虚、火不盛者宜用太子参补气健脾;丹参、橘红、枳壳行气活血。《丹溪心法》云:"善治痰者,不治痰而治气。气顺则一身之津液亦随气而顺矣。"气血行,痰自消。因此行气活血是祛痰重要之法。嘱其加强运动,也是取其此法之意。二诊:患者睡眠改善,梦多,口干口苦腹胀,肝区隐有不适,纳可,大便溏,舌淡,苔薄白,脉细缓,不难辨证,证属脾虚肝郁。方用四君子汤合四逆散加减以疏肝健脾,安神定志。方中仍重用太子参、怀山药配云苓、白术、甘草益气健脾,营血生化有源,温而不燥,补而不峻。柴胡疏肝解郁,使肝气条达;白芍养血柔肝,配甘草缓急安神;郁金药性偏寒,行气活血解郁,既入血分,又入气分;少量素馨花、枳壳行气宽中,以防滋腻。重用首乌藤、熟枣仁配石菖蒲、远志养血益智安神。全方标本兼治。患者服此方两个月,腹胀等症状好转,睡眠时好时差示患者体内痰浊仍未涤清,又以两方交替使用,症状基本好转。但患者失眠又有反复,连续睡眠不宁,易醒、口干、胁肋胀痛,舌胖淡,苔白,脉细,予以温胆汤加减。方中半夏祛痰和胃,茯苓与半夏相配化痰清胆;胆南星、竹茹清化热痰。治痰须治气,枳壳破气消痰,橘红理气燥湿化痰,既助半夏祛痰,又增枳壳调气之功;痰之成,本在脾,云苓健脾渗湿,以治生痰之源。太子参补气健脾,熟枣仁、首乌藤、石菖蒲、远志宁心益志安神,甘草益气健脾,调和诸药。患者服十四剂后,睡眠好转,仍有口干,大便稀烂,纳可,舌淡,苔白腻,脉细,加薏苡仁利水渗湿,健脾止泻。

王任之

余某,男,45岁,石油部干部

1959年7月16日诊。失眠肢惕,头目昏蒙,耳窍作鸣,治以宁神清脑。

煅青龙齿12g,牡蛎10g,珍珠母12g(前三味先煎),野茯神12g,炙远志肉3g,炒酸枣仁24g,柏子仁10g,首乌藤12g,白蒺藜10g,野料豆10g,冬青子10g,玄精石10g,十大功劳叶10g。

二诊:7月19日。夜寐较酣,肢惕未作,头目尚清,脉来沉取较弱。

煅青龙齿12g,珍珠母12g(前二味先煎),野茯神12g,炙远志肉3g,炒酸枣仁24g,首乌藤12g,益智3g,北五味子5g,甘枸杞子10g,甘菊花5g,冬青子10g,玄精石10g,蒸菟丝子饼10g。

三诊:8月9日。证象如前。

煅青龙齿12g,生牡蛎12g,珍珠母12g(前三味先煎),野茯神12g,炙远志肉3g,石菖蒲2.5g,柏子仁12g,炒酸枣仁24g,首乌藤12g,益智3g,北五味子5g,夏枯草10g,甘菊花5g。

四诊:1960年1月14日夜。心藏神,主血脉,肾藏精,主骨髓,心、肾精神皆荟萃于脑,故脑为髓海,神之舍,亦宗脉之所聚也。政务冗繁,用心劳神,脑海失宁,夜寐欠安,肢骸作酸不舒,脉濡、微弦。姑从心、肾论治。

制灵磁石15g,煅青龙齿12g,珍珠母24g(前三味先煎),野茯神12g,炙远志肉3g,炒酸枣仁24g,合欢皮12g,首乌藤12g,川杜仲10g,炒续断6g,炒淮牛膝10g,石楠叶10g,十大功劳叶10g。

五诊:1961年8月26日。肾藏精,主骨髓,心藏神,主血脉,心、肾精神皆荟萃于脑,故脑为髓海,神之舍,宗脉之所聚也。肾亏髓减,脑失所赡,用心劳神,宗脉失宁,夜难安寐,记忆减退,肢骸酸软,间有惕动之象。脉濡滑、微弦,尺部乏力。仍议从心、肾论治。

制灵磁石18g,煅青龙齿15g,珍珠母24g(前三味先煎),野茯神15g,炙远志肉3g,首乌藤12g,生熟枣仁各12g,北五味子3g,制黄精10g,麦冬6g,蒸菟丝子饼10g,川杜仲10g,炒续断6g,十大功劳叶10g,龙眼肉10g。

六诊:8月31日。夜卧肢骸酸麻乏力好转,唯睡眠仍难酣熟,目视自觉无力,脉濡滑、稍数。证药相合,守原方出入。

制灵磁石 18 g,煅花龙骨 15 g,牡蛎 10 g,珍珠母 24 g(前四味先煎),朱茯神 15 g,炙远志肉 3 g,柏子仁 10 g,生熟枣仁各 12 g,玄精石 10 g,白蒺藜 10 g,野料豆 10 g,女贞子 10 g,麦冬 6 g,莲子心 3 g,桑椹 2 g,熟蕤仁 6 g。

七诊:9 月 9 日。夜寐略觉平稳,卧则肢骸酸麻已微,目视乏力亦觉稍愈,脉濡弦。仍守原意出入治。

制灵磁石 18 g,煅花龙骨 15 g,牡蛎 12 g,珍珠母 24 g(前四味先煎),朱茯神 15 g,炙远志肉 3 g,生熟枣仁各 15 g,柏子仁 10 g,何首乌 12 g,大熟地 12 g,潞党参 10 g,绵黄芪 12 g,甘枸杞子 10 g,蒸山茱萸 10 g,桑椹 10 g,甘菊花 5 g。

——《临床中医家王任之》

【按语】本案中患者劳心用脑伤神,夜寐不能,头目昏蒙,耳窍作鸣。心藏神,脑为元神之府,"心脑息息相通";肾藏精,精生髓,髓充脑,脑为髓海,"在下为肾,在上为脑,虚则皆虚"。可见心、肾精神皆荟萃于脑,故本案应从心、肾论治。心神养、肾精充,脑自清明,诸症即减。组方以养心重镇安神之品合益气养阴滋肾之类。肢骸作酸不舒,肾本亏虚,滋肾之上再佐以杜仲、续断、牛膝、石楠叶、十大功劳叶强壮筋骨,其中石楠叶《神农本草经》言其"养肾气,内伤阴衰,利筋骨皮毛";十大功劳叶《现代实用中药》言其为"性滋养强壮药"。

余某,男

1961 年 10 月 12 日诊。脑为髓海,精神所舍,宗脉所聚。受冲跌仆,脑筋宗脉被撼,后脑隐痛,甚则并及前脑,目珠作胀,夜寐欠安,多梦纷扰,时或肢惕脉弦数。治以宁神安脑之剂。

生玳瑁 24 g,珍珠母 24 g,煅石决明 12 g,煅青龙齿 18 g,牡蛎 12 g,制灵磁石 18 g(前六味先煎),野茯神 15 g,炙远志肉 3 g,生熟枣仁各 12 g,首乌藤 12 g,白蒺藜 6 g,明天麻 3 g,藁本 2.5 g,蔓荆子 6 g,夏枯草 10 g,漂全蝎 2.5 g。

二诊:10 月 17 日。睡眠较安,巅顶后脑仍觉隐约胀痛,然未再影响前脑,目珠亦不觉胀,脉弦。前方向安,守原方出入。

生玳瑁 24 g,煅石决明 12 g,煅青龙齿 18 g,牡蛎 12 g,制灵磁石 18 g(前五味先煎)野茯神 15 g,炙远志肉 3 g,生熟枣仁各 12 g,首乌藤 12 g,白蒺藜 6 g,明天麻 3 g,藁本 2.5 g,蔓荆子 6 g,夏枯草 10 g,钩藤 10 g,苦丁茶 6 g,漂全蝎 2.5 g,荷叶边 15 g。

另用玉真散 50 g,白酒 250 毫升,浸泡 24 小时后涂痛患处。

三诊:11月7日。据示病情依旧,仍守原意损益。

炙败龟甲24 g,煅紫贝齿10 g,珍珠母24 g,煅石决明12 g,煅青龙齿15 g,牡蛎10 g,制灵磁石18 g(前七味先煎),野茯神15 g,炙远志肉3 g,生熟枣仁各12 g,首乌藤12 g,明天麻3 g,白蒺藜10 g,夏枯草10 g,蔓荆子6 g,野料豆10 g,冬青子10 g,龙眼肉12 g。

——《临床中医家王任之》

【按语】受冲跌仆,脑筋宗脉被撼,头痛不适,夜寐欠安,遇此临床多从瘀血阻于脑络、不通而痛论治,而本案医者治以宁神安脑、平肝息风之剂,效亦可见,实当细细体会。中医论治多因证立法,随法选方,证从病因、病位、病性、病势而辨。但亦有对症用方,此法仲景《伤寒论》可见一二。本案即有舍病因取症状之意。后脑隐痛,甚则并及前脑,隐隐作痛,缠绵不休,乃因脏腑经络失养不荣则痛;目珠作胀,肝开窍于目,肝性升散,肝气过盛,而作胀痛。"气者,有余则化火,火极阳动而生风",而时或肢惕脉弦数,夜寐欠安,多梦纷扰。药用生玳瑁、珍珠母、石决明、煅青龙齿、牡蛎、龟甲之类平肝潜阳补阴、重镇安神;钩藤、天麻、全蝎之类平肝熄风;夏枯草、蔓荆子、白蒺藜、苦丁茶之类疏风清肝明目,且蔓荆子乃太阳头痛引经之药;乙癸同源,野料豆、冬青子之类补肾平肝,冬青子乃女贞子别名;茯神、远志、首乌藤、生熟枣仁养心宁神。然外伤已在,不可漠视,故二诊后加用白酒调玉真散外涂以止痛。

于某,女

1959 年8月16日诊。脑、髓、骨、脉、胆、女子胞同为奇恒之腑。奇恒之病,脑、髓、骨、脉失调,经行之际,视线欠清,眼冒金星,脑中轰鸣,夜难安寐,肉瞤筋惕,甚或肢麻,行动气短,或觉心悸,脉濡弦、稍数。姑从奇经调治。

珍珠母12 g,煅青龙齿12 g,牡蛎10 g(前三味先煎),潞党参10 g,肥玉竹10 g,麦冬10 g,北五味子3 g,野茯神12 g,炙远志肉3 g,首乌藤12 g,炒酸枣仁24 g,玄精石10 g,谷精草10 g。

二诊:8月18日。脑中轰鸣稍减,肢麻未作,夜卧稍有睡意,唯食欲不振,眼冒金星亦如故。

珍珠母12 g,煅青龙齿12 g(前二味先煎),潞党参10 g,肥玉竹10 g,麦冬10 g,北五味子3 g,野茯神12 g,炙远志肉3 g,首乌藤12 g,炒酸枣仁24 g,谷精草10 g,桑椹10 g,熟薤仁10 g。

三诊:12月24日。前从奇经论治之后,近来肢、指已少作麻,唯脑中轰鸣未平,夜寐不安,案牍劳神即感头胀,且易神烦紧张,脉弦弱。治以和阳宁神。

珍珠母 18 g,煅青龙齿 12 g,牡蛎 10 g(前三味先煎),生白芍 6 g,野料豆 10 g,女贞子 10 g,夏枯草 10 g,桑椹 10 g,蒸山茱萸 6 g,野茯神 12 g,炒酸枣仁 18 g,川郁金 6 g,炒二青竹茹 10 g,荷叶筋 10 g。

四诊:12 月 29 日。夜寐略安,脑鸣如故,仍易紧张神烦,甚则呕恶,肢骸酸软,且觉疲乏,脉濡弱。守原意以治。

珍珠母 18 g,炙败龟甲 24 g,煅青龙齿 12 g,牡蛎 12 g(前四味先煎),生白芍 6 g,野料豆 10 g,女贞子 10 g,法半夏 5 g,北秫米 12 g(布包),野茯神 12 g,炒酸枣仁 18 g,炒陈枳壳 5 g,炒二青竹茹 6 g,十大功劳叶 10 g。

五诊:1960 年 1 月 16 日夜。脑鸣较轻,呕恶不舒感见平,谷食略馨,神烦稍安,唯夜寐仍需服安眠药,肢骸仍旧酸软疲乏,脉濡软、微弦。证药向安,仍守原意以治。

珍珠母 18 g,炙败龟甲 24 g,煅青龙齿 15 g,牡蛎 12 g(前四味先煎),生白芍 6 g,甘枸杞子 10 g,野茯神 15 g,炒酸枣仁 18 g,蒸菟丝子饼 10 g,炒淮牛膝 10 g,炒续断 6 g,炙金毛狗脊 10 g,十大功劳叶 10 g。

六诊:1 月 22 日夜。迭进和阳宁神之剂以后,脑鸣较轻,呕恶不舒感已平。唯近来食欲又觉不振,大便量少,食后神疲,腰部、腿肢酸软,夜寐仍须服安眠药,脉濡、微弦。守原意参以醒胃之剂。

制灵磁石 15 g,煅青龙齿 12 g,牡蛎 10 g(前三味先煎),生白芍 6 g,大熟地 10 g,潞党参 10 g,北五味子 3 g,炒酸枣仁 18 g,野茯神 12 g,绵黄芪 10 g,蒸当归身 10 g,肥玉竹 6 g,桑椹 10 g,炒续断 6 g,缩砂仁 5 g,陈皮 6 g。

七诊:1960 年 5 月 12 日。前从奇经调治,证药向安。入春之后,浮阳易越,夜寐不安,心神不宁,常感烦躁,脑耳鸣响,脘中苦闷,气抑不舒,脉虚数。再以养营、宁心、清脑。

煅青龙齿 12 g,牡蛎 10 g(前二味先煎),绵黄芪 12 g,蒸当归身 10 g,肥玉竹 10 g,甘枸杞子 10 g,生白芍 6 g,桑椹 12 g,女贞子 10 g,炙远志肉 3 g,石菖蒲 2.5 g,炒酸枣仁 24 g,野茯神 15 g。

八诊:7 月 30 日。适值经行,不能安寐,近来且觉面部发麻,腰部酸楚,嘈杂善饥而纳谷不多,脉濡弱、微弦。仍从奇经调治。

煅青龙齿 15 g,牡蛎 10 g(前二味先煎),野茯神 15 g,炙远志肉 3 g,炒酸枣仁 18 g,柏子仁 12 g,首乌藤 12 g,绵黄芪 10 g,肥玉竹 10 g,生白芍 6 g,北五味子 3 g,麦冬 6 g,炒竹茹 10 g。

九诊:8月3日。夜寐较安,腰酸亦瘥,唯面麻时仍发作,嘈杂未已,脉濡弱、微弦。前从奇经调治,证药向安,守原意出入。

煅青龙齿15 g(先煎),野茯神15 g,炙远志肉3 g,首乌藤12 g,炒酸枣仁18 g,柏子仁12 g,绵黄芪10 g,甘枸杞子10 g,肥玉竹10 g,北五味子2.5 g,川郁金5 g,绿萼梅2.5 g,制豨莶草6 g。

十诊:8月7日。昨日失眠转甚,头觉昏沉,面麻未已,腰部酸楚复作,肢体酸软,饮食见减,脉濡弱、微弦。守原意变通。

制灵磁石18 g,煅青龙齿15 g,牡蛎10 g(前三味先煎),朱茯神15 g,炙远志肉3 g,合欢皮12 g,生熟枣仁各12 g,白蒺藜10 g,法半夏5 g,夏枯草10 g,蒸菟丝子饼10 g,炒续断6 g,制豨莶草6 g,北秫米12 g(布包)。

十一诊:8月15日。证药相合,守原意损益。

制灵磁石18 g,煅石决明12 g,牡蛎12 g,煅青龙齿24 g,炙败龟甲24 g(前五味先煎),野茯神15 g,炙远志肉3 g,石菖蒲3 g,法半夏6 g,合欢皮12 g,生熟枣仁各15 g,红参6 g,绵黄芪12 g,肥玉竹10 g,北五味子3 g,夏枯草10 g。

——《临床中医家王任之》

【按语】经行之际,诸症悉出。女子月经如《内经》所言:"二七而天癸至,任脉通,太冲脉盛,月事以时下,故有子",月经病等妇人之病亦如《医学源流论》云:"凡治妇人,必先明冲任之脉……"可见经行诸病不离奇经。故法当从奇经论治,养血宁心平肝,益精养阴滋肾,调补疏畅奇经。三诊时肢、指作麻已少,惟脑中轰鸣未平,夜寐不安,案牍劳神即感头胀,且易神烦紧张,当属阳气撼扰,参以和阳宁神,并加郁金、竹茹解郁除烦之品。后诊中又见患者肢骸酸软疲乏,食欲不振,呕恶不舒,守原意再参以补肝肾强筋骨及醒脾和胃化痰之剂。本案治疗几近两年,医者遣方用药精细严谨,变通得当,效亦可见。

杨某,男,江西省

1959年12月32日夜。木少水涵,阳易浮越,清空之血难于下输,头眩目胀,眼睑时或跳动,夜难安寐,多梦纷纭,偶有呕恶不适现象,脉弦。姑以和阳息风,宁神清脑。

玳瑁片18 g,煅青龙齿15 g,珍珠母24 g,煅石决明24 g(前四味先煎),明天麻5 g,双钩藤10 g,炒粉丹皮10 g,夏枯草10 g,野茯神15 g,合欢花12 g,炒酸枣仁24 g,桑寄生10 g,臭梧桐12 g。

二诊:1960年1月3日夜。近来眼睑未再跳动,惟头眩未已,夜难安寐,多梦纷纭如前,脉弦。仍守原意出入治。

玳瑁片 18 g,石决明 12 g,煅青龙齿 12 g,牡蛎 12 g,制灵磁石 18 g(前五味先煎),白蒺藜 10 g,夏枯草 10 g,明天麻 5 g,炒粉丹皮 6 g,臭梧桐 15 g,野茯神 15 g,炙远志肉 3 g,炒酸枣仁 24 g,合欢花 12 g。

三诊:1 月 8 日。眼睑未再跳动,夜寐略安,近来虽开会紧张,血压尚稳定,唯仍觉头痛、目眩,脉弦、稍缓。继承原意。

玳瑁片 18 g,石决明 15 g,煅青龙齿 12 g,牡蛎 12 g,制灵磁石 18 g(前五味先煎),白蒺藜 10 g,夏枯草 10 g,明天麻 5 g,炒粉丹皮 10 g,野茯神 12 g,炙远志肉 3 g,炒酸枣仁 24 g,臭梧桐 24 g,干地龙 15 g。

四诊:1 月 12 日。血压略降,睡眠或安或不安,不安时则仍稍头眩,脉弦。前方相合,率由旧章可也。

玳瑁片 18 g,石决明 12 g,煅青龙齿 12 g,牡蛎 12 g,制灵磁石 18 g(前五味先煎),夏枯草 10 g,明天麻 5 g,炒粉丹皮 10 g,野茯神 12 g,炙远志肉 3 g,炒酸枣仁 24 g,合欢花 12 g,臭梧桐 24 g,干地龙 15 g。

五诊:7 月 28 日。脑海失宁,肠回蠕动迟钝,夜寐欠安,头乍痛,目视易疲,食欲不馨,少腹苦胀,大便细而登圊不爽,脉濡弦。治以宁神、清脑、理肠之剂。

珍珠母 18 g,煅青龙齿 12 g,牡蛎 10 g(前三味先煎),野茯神 12 g,炙远志肉 3 g,炒酸枣仁 24 g,合欢花 12 g,白蒺藜 10 g,夏枯草 10 g,决明子 12 g,广木香 2.5 g,炒陈枳壳 6 g,郁李仁 6 g(杵,去壳)。

六诊:8 月 2 日。前方服后,证药向安,停药旋又复如故,脉濡。守原意出入治。

珍珠母 24 g,煅青龙齿 15 g,制灵磁石 15 g(前三味先煎),合欢花 12 g,首乌藤 12 g,野茯神 12 g,炙远志肉 3 g,炒酸枣仁 24 g,广木香 2.5 g,缩砂仁 5 g,决明子 10 g,桑椹 10 g,郁李仁 6 g(杵,去壳)。

七诊:8 月 9 日。迭进宁神、清脑、理肠之剂以后,夜寐较安,大便或爽或不爽,头仍乍痛,脉濡弦。守原意重其制可也。

珍珠母 24 g,制灵磁石 15 g,煅青龙齿 18 g,牡蛎 10 g(前四味先煎),首乌藤 12 g,合欢花 12 g,野茯神 15 g,炙远志肉 3 g,炒酸枣仁 24 g,决明子 10 g,桑椹 10 g,皂角子 6 g,郁李仁 6 g(杵,去壳),淡肉苁蓉 10 g,楮实子 10 g。

——《临床中医家王任之》。

【按语】肾主水,肝属木,肾阴虚不能滋养肝木,水不涵木,阳易浮越,则见头眩目胀,眼睑时或跳动,夜难安寐,多梦纷纭,欲制其阳,当育其阴,兼重以镇之,清以泄之。法当滋水涵木,平肝熄风。肝木不得水滋而妄动,木旺冲犯脾胃,而见呕恶不适,食欲不馨,少腹苦胀,大便细而登圊不爽,故再参以行气理肠之品。诸法合参,神气渐得如常,胃亦渐醒,浮冒之阳既得下潜,眠既可安。

曾某,男,56 岁

心虚胆热,寐难酣逸,前贤有高枕无忧散,姑遵其意。

吉林人参 6 g,麦冬 6 g,炒酸枣仁 10 g,龙眼肉 6 g,软石膏 10 g,姜制半夏 5 g,白茯苓 10 g,炙甘草 3 g,炒陈枳实 5 g,陈皮 6 g,柏子仁 10 g,生地黄 10 g,姜汁炒二青竹茹 10 g。

二诊:10 月 21 日。夜寐较酣,唯入寐仍仅四五小时,近来大便溏薄,脘中不安,嗳气增多,为腑气失和所致。守原方参以和腑之剂。

吉林人参 3 g,麦冬 6 g,野茯苓 10 g,炒酸枣仁 10 g,姜制半夏 5 g,洗腹衣 10 g,陈皮 6 g,姜汁炒枳实 5 g,姜汁炒川连 1 g,炒神曲 10 g,龙眼肉 6 g,软石膏 10 g,姜汁炒二青竹茹 10 g。

三诊:10 月 23 日。便转正常,嗳气亦减,惟脑鸣未息,睡眠仍只四五小时。前仿高枕无忧散意,证药相合,仍守原意以治。

制灵磁石 15 g,珍珠母 12 g,煅青龙齿 12 g,炙败龟甲 12 g(前四味先煎),吉林人参 3 g,麦冬 6 g,炒酸枣仁 12 g,龙眼肉 6 g,炙远志肉 3 g,法半夏 5 g,云苓 10 g,广陈皮 6 g,炒陈枳实 5 g,姜汁炒竹茹 5 g。

——《临床中医家王任之》

【按】关于不寐,医者认为:思虑劳倦,伤及心脾,血虚难复,神魂无主,扰乱睡眠,此其一。肾藏精,主骨髓,心藏神,主血脉,心、肾精、神皆荟萃于脑,故脑为髓海,神之舍,宗脉之所聚,因为肾亏髓减,脑失所赡,心气失宁,而致难寐,此其二。因为不寐,而导致阴虚阳亢症状也较明显,肝体失柔,肝阳上亢,又可成为不寐之因。所以治疗不寐多从心、肝、脾、肾四脏考虑。

从医者的立法和遣方用药来看,大致分为五组。一是重镇安神,药如制灵磁石、青龙齿、牡蛎。二是养心平肝,药如酸枣仁、柏子仁、炙远志、茯神、夜合花、首乌藤、钩藤、天麻、漂全蝎和玳瑁、珍珠母、石决明。三是益气养阴,药用人参、黄芪、白术、麦冬、白芍、炙败龟甲、野料豆、冬青子。四是疏风清热养肝,药如桑叶、菊花、夏枯草、白蒺藜、臭梧桐。五是心火盛而遣用泻火药,如知母、黄柏、莲子心、炒川连、炒竹茹。

在上举案一至案五中,聂某和余某(石油部)案,症有相似之处,故立法基本相同。在聂某案,针对其脾虚(便溏)、怔忡,而加用砂仁、煨肉豆蔻、炒补骨脂、益智、和肥玉竹、北五味子等味。其中余某案,因肢惕、肢骸酸软,而且患者在战争中留下伤残,所以加用杜仲、续断、淮牛膝、十大功劳叶、石楠叶等味来补益肝、肾。另一例余某案,因有跌仆,脑筋宗脉被撼,后脑引痛,有中医的肝风症状,故其治重在平肝息风。于某是一位女性患者,其寐不安与经行有关,因为脑、髓、骨、脉、胆、女子胞同为奇恒之腑,所以立法从奇经论治,而其治方基本上仍宗治疗不寐的五组方药化裁,并加疏肝解郁的广郁金、炒竹茹合祛痰的半夏秫米汤。杨某案则侧重在木少水涵,阳易浮越,清空之血难以下输,有肝阳犯胃症状,处方着重于清热平肝,和阳息风,加用了玳瑁片、石决明以潜阳。

案六的曾某案,却因为心虚胆热,而仿高枕无忧散意。

他如孔圣枕中丹和温胆汤,也是在治疗不寐中常用到的。

【按语】高枕无忧散最早见于《古今医鉴》,日人丹波元坚在其所著的《杂病广要》中对此方评价:"治心胆虚怯,昼夜不睡,百方无效,服此一剂如神。"其组方为:人参、软石膏、陈皮、半夏(姜汁浸,炒)、白茯苓、枳实、竹茹、麦冬、龙眼肉、甘草、酸枣仁(炒)。胆本为清净之府,性喜宁谧而恶烦扰,若痰邪扰动胆府,心虚胆热,则见诸惊不安难寐之症;高枕无忧散颇有温胆汤合归脾汤之意,实乃养心化痰利胆之良方。

李介鸣

郑某,女性,42 岁,农民

1986 年 11 月 2 日初诊。主诉:失眠多梦三年余,加重两个月。患者近三年来,经常失眠,每每服用安定、甲喹酮等西药,方可入睡。近两个月来,家中事烦,失眠愈甚,有时服安定 3～4 片仍不寐,或睡后乱梦纷纭,整日昏昏沉沉,体倦神疲,亦曾服用多种中药,疗效不佳,前来请李师诊治。

现症:失眠多梦,头晕头重,面色少华,心悸怔忡,体倦神疲,心烦起急,腰酸膝软,便调。舌质红苔薄白,脉沉细。

辨证立法:心脾两虚,肝肾不足,肝郁化火,扰动心神。治宜补益心脾,滋补肝肾。

处方:生龙牡各 24 g(先入),珍珠母 24 g(先入),百合 20 g,远志 10 g,茯苓 20 g,炒枣仁 12 g,柏子仁 12 g,当归 15 g,首乌藤 15 g,柴胡 6 g,女贞子 15 g,旱莲草 10 g。六剂,水煎服。

二诊(1986 年 11 月 9 日):服上方六剂,失眠头晕,心烦起急,心悸等证悉减,然气短神疲,面色少华依旧,舌脉同前。守方加炙黄芪 15 g,再服六剂。

三诊(1986 年 11 月 23 日):上方连服十二剂,症情平稳,无需服用安定,也能安然入睡,舌脉同前,效不更方,再服六剂。

四诊(1986 年 11 月 30 日):药后诸症消失,患者向愈。

【按】本案之顽固性失眠不寐系心脾两虚,肝肾不足所致。因劳心思虑,肝郁伤脾,脾虚血少,心失所养,气血生化之源不足致心脾两亏,血虚则魂不守舍故见失眠多梦,心悸怔忡,体倦神疲,面色少华等症状。因肝郁日久,化火伤阴,肾阴不足,水不涵木,肝失所养,肝肾阴虚则见腰酸肢软,头晕头重,心烦起急。治疗时,李师以炙黄芪、枣仁、柏子仁、远志、茯苓、百合健脾益气,养心而安神;女贞子、旱莲草、首乌藤补益肝肾,宁志而安神;生龙牡、珍珠母平肝潜阳,镇心而安神、柴胡疏达肝气以解郁除烦,当归养血调肝辅柴胡疏肝而不损及肝血,理气养血以安神;调治月余,终使患者顽固性失眠向愈。停服安眠镇静西药仅服中药,一举收效。

——《李介鸣验案精选》

【按语】患者失眠三年余,头晕头重等症,皆是心脾两虚、肝肾不足之证,治宜补益心脾,滋补肝肾。李师用方,一者补,一者潜;炙黄芪、枣仁、柏子仁、远志、茯苓、百合入心脾养神,二至丸、当归、首乌藤入肝肾补不足;生龙牡、珍珠母介贝潜其阳。如此,虚者得补,亢者得潜,前后四诊,眠安向愈。

郝某,女性,56 岁,干部

1992 年 6 月 10 日初诊。主诉:失眠入睡难三个月余。患者近三个月来,因工作劳累,精神紧张而出现失眠,入睡难,常需服用安眠药,方可入睡并感心烦急躁,精神体力差而前来诊治。

现症:失眠入睡难,夜梦多,心烦起急,口干盗汗,心悸头晕,小便发黄,舌质红苔薄白,脉细弦。

辨证立法:阴虚血少,虚火扰神。治宜滋阴清热,养血安神。方用天王补心丹加减。

处方:炒枣仁 12 g,茯神 10 g,麦冬 12 g,石斛 12 g,元参 15 g,柏子仁 12 g,黄连 6 g,合欢皮 12 g,首乌藤 30 g,生牡蛎 24 g(先入),珍珠母 24 g(先入),琥珀末 3 g(分冲)。七剂,水煎服。

二诊:1992 年 6 月 17 日。服上方七剂,心悸易惊,夜梦多等症减轻,仍入睡困难,尚需服用安眠药。舌脉同前。守方加夏枯草 10 g,半夏 10 g。七剂,水煎服。

三诊:1992 年 6 月 24 日。服上方七剂,头晕失眠好转,精神体力佳,已停服安眠药。舌脉同前。上方加炒远志 10 g,七剂,水煎服。

【按】神经衰弱属中医学"失眠""不寐"范畴。早在《内经》中就有"卫气不附于阴,常留于阳,留于阳则阳气满,阳气满则阳跷盛,不得入于阴则阴气虚,故自不瞑也"的论述。本案患者因劳累过度,虚火上扰则阳骄盛故出现失眠多梦,烦躁易惊,口干盗汗等。李师在治疗时重在滋养心阴以安心神。方中麦冬、元参、石斛滋心阴清心火;枣仁、柏子仁养心安神;茯神、远志益心气,安心神;生牡蛎、珍珠母均为贝壳之属,质体重坠,可镇心安神;合欢皮、首乌藤、琥珀主安五脏,和心志,止虚汗,安神催眠;黄连清心火专治虚烦不得眠;后加半夏、夏枯草取其调和肝胆,平衡阴阳,交通心肾,顺应阴阳之效。此亦"半夏得至阴而生,夏枯草得至阳而长,是阴阳配合之妙也"之意。

——《李介鸣验案精选》

【按语】郝某年逾花甲,不寐口干等症,皆为阴气不足、虚火上扰之证。麦冬、元参、石斛滋心阴清心火,枣仁、柏子仁、茯神、远志和养心神;生牡蛎、珍珠母介贝之属潜上亢之虚阳,合欢皮、首乌藤、琥珀安五脏、和心志;黄连苦寒清上浮之火。守方加减,前后三诊,眠安疾愈。

陈某,女性,21 岁,干部

1977 年 7 月 1 日初诊。主诉:失眠多梦三个月余。患者三个月来,因情绪波动出现失眠多梦,健忘。晨起头痛头晕,耳鸣目眩,周身疲乏无力,口服安定仅能入眠三四个小时,自觉病重,心烦心悸,有时彻夜不眠,诸证愈甚,前来请李师诊治。

现症:失眠多梦,甚则彻夜不眠,头痛头晕,耳鸣目眩,心烦心悸,左半身酸软无力,月经量少,舌质红苔薄白,脉细无力。

辨证立法:情志不调,心火内炽,心肾不交。治宜滋阴清热,交通心肾,镇心安神。方用黄连阿胶汤合珍珠母丸加减。

处方:黄连 6 g,赤白芍各 12 g,阿胶珠 10 g,当归 15 g,炒远志 10 g,菖蒲 12 g,枸杞子 15 g,川芎 10 g,珍珠母 24 g(先入),生龙牡各 30 g(先入),琥珀末 3 g(分冲),鸡子黄一枚为引。六剂,水煎服。

二诊(1977 年 7 月 17 日):服上方六剂,睡眠稍安,精神较前好转,左半身酸软无力消失,头痛偶作。舌质红苔薄白,脉细。治疗予前法,上方去生龙牡加炒枣仁 15 g,首乌藤 15 g,六剂,水煎服。

三诊(1977 年 7 月 24 日):药后已可安然入睡,诸证自平,仅头痛时作,以前额为重伴鼻塞不通。舌淡红苔薄白,脉细。更法,予祛风通窍佐以安神安志。

处方:生龙牡各 30 g(先入),黄连 9 g,远志 9 g,菖蒲 12 g,茯苓 9 g,白僵蚕 10 g,辛夷 10 g,苍耳子 9 g,川芎 9 g,当归 9 g,白芷 9 g。六剂,水煎服。

四诊(1977 年 7 月 30 日):服药六剂后,诸症悉无,舌脉如前,守方再服四剂,以资巩固。

【按】本例失眠系情志不调,劳倦内伤,肾阴匮乏于下,不能上济于心,心火独亢,不能下交于肾,心肾水火不能相济而致。治疗时,李师以黄连阿胶汤合珍珠母丸加减化裁,意在互济阴阳水火。方中黄连清泻心火以泻其有余之阳;芍药、阿胶、当归、枸杞滋肾阴,养肝血以补其不足之阴;珍珠母、生龙牡、琥珀末镇静潜阳而安心神以制其已亢之阳,使阳不独亢而庶于阴;川芎、赤芍行气活血兼治其月经稀少;菖蒲、远志通心窍交通心肾以安神;鸡子黄既可滋阴又可清热,两相兼顾,诸药合用,使肾水不亏,心火不炽,心肾相交则失眠等症得解。后因头痛时作,以前额为重,鼻塞不通等风热阻肺,清阳不升之证,治以祛风通窍,佐以安神法,患者服药六剂,诸症悉无。效不更方,再服四剂以资巩固。

——《李介鸣验案精选》

【按语】陈某,青年女性,因情志不调而致失眠多梦。李师综合脉症,辨为心火内炽,心肾不交证。治法以滋阴清热,交通心肾,镇心安神为主。方用黄连阿胶汤合珍珠母丸加减。黄连阿胶汤既可滋养心肾之阴,又可清泻上扰之浮火;珍珠母丸重在制其亢阳、安神定志。此患因情志不舒而起,临证治疗亦需注意对其情志的疏导。

朱良春

潘某,男,42 岁,工人

慢性肝炎已延三载,肝功能不正常,经常通宵难以交睫,眠亦多梦纷纭,周身乏力,焦躁不安,右胁隐痛,口苦而干,小溲色黄,舌尖红、苔薄黄,脉弦微数,迭进养血安神之品乏效。此厥阴郁热深藏,肝阴受戕,魂不守舍使然也。亟宜清肝宁神,交通阴阳。遂予:

法半夏、夏枯草、柏子仁、丹参各 12 g,珍珠母 30 g(先煎),琥珀末 2.5 g(吞),川百合 20 g。

连进五剂,夜能入寐,口苦、胁痛诸恙均减。仍予原方出入,共服二十余剂,夜能酣寐,诸恙均释,复查肝功能已正常。

——《朱良春用药经验集》

【按语】《灵枢·邪客》曰:"饮以半夏汤一剂,阴阳已通,其卧立至。"凡胃中有邪,阳跷脉盛,卫气行于阳而不交于阴者,此汤诚有佳效,是其有交通阴阳之功的明验。张锡纯谓:"半夏生当夏半,乃阴阳交换之时,实为由阳入阴之候,故能通阴阳和表里。"夏枯草既能补养厥阴血脉,又能清泄郁火,两药相配伍,"盖半夏得阴而生,夏枯草得阳而长,是阴阳配合之妙也"。

王某,男,45 岁,干部

患失眠症已近一载,经常彻夜难以交睫,记忆力减退,头晕神疲,周身乏力,心悸阵作,夜有盗汗。曾间断使用西药谷维素、氯氮等。并长期服用天王补心丹、朱砂安神丸等乏效。脉虚大,舌边有齿印,苔薄。精气亏虚,阳气浮越,当予温补镇摄。

处方:炙黄芪 20 g,淫羊藿、甘杞子、丹参各 12 g,五味子、炙远志、炙甘草各 6 g,灵磁石 15 g(先煎),茯神 10 g,淮小麦 30 g。

服上方三剂,夜间即能入寐。连服十剂,夜能酣寐。后嘱其常服归脾丸以善后。

——《朱良春用药经验集》

【按语】"卫气行阳则寤,行阴则寐,言生理之常;但阴阳互根,若卫阳偏衰,失于燮理,又当予温补镇摄之法。"人的正常睡眠是阴阳之气自然而有规律地转化的结果,失眠的病机关键在于阴阳失交,阳不入阴,任何破坏阴阳交合,阳入于阴过程的原因都可导致不寐,患者阳气亏虚,浮越于外,不得入阴,阴阳失交,朱老法以温补镇摄以疗失眠,随证化裁,使顽固性失眠得愈。

张某,女,43 岁,干部

夜不安寐已延两个月之久。心慌胆怯,虚烦忧郁,头晕善忘,脉细软数,苔薄白。此心气不和、虚热内扰之候,拟除烦降火、舒郁安神为治:

太子参、合欢皮、柏子仁、酸枣仁各 15 g,首乌藤、秫米各 20 g,知母 12 g,川芎、甘草各 6 g。加减共服十三剂,夜卧安、虚烦宁。

【按】太子参配合欢皮,与酸枣仁汤合用,方随症立,疗效自见。

——《朱良春用药经验集》

【按语】"萱草忘忧,合欢蠲忿"。合欢皮,性味平甘,功擅宁心悦志,解郁安神。盖心为君主之官,心安则五脏自趋安和。太子参,其用介于党参之补、沙参之润之间,其性不温不凉,不壅不滑,确系补气生津之妙品。二味相伍,治疗心气不足、肝郁不达的情志病,确有调肝解郁、两和气阴之功。酸枣仁汤为清热除烦,养血安神功效的补养安神剂,与其共用,共奏调畅心脉、疏郁安神之效。

章某,男,48 岁,教师

患失眠两年余,屡服人参归脾丸、安神健脑液不应,每晚需依赖服安定片,始能维持两三个小时睡眠。心烦不安,胁胀口苦,面红,舌边尖红,脉细数。缘由情志失畅,肝郁化火,劫灼阴血,血不荣心,故彻夜不寐。治宜养心肝之阴,清浮越之热。方用:

细生地、桑椹子各 15 g,玄参、知母各 10 g,川黄连 6 g,白芍、茯神、酸枣仁、麦冬各 12 g,生甘草 3 g,首乌藤 30 g。

七剂。药后,能在不用安定片的情况下睡三小时。药既奏效,毋庸更张。原方首乌藤加至 60 g,续服十二剂。三诊时患者欣喜来告,每晚已可熟睡五六个小时,嘱用上方十剂,蜜丸,每丸重 10 g,日一丸,夜两丸,以巩固疗效。

——《朱良春用药经验集》

【按语】《病因脉治·内伤不得卧》云:"肝火不得卧之因,或因恼怒伤肝,肝气怫郁;或尽力谋虑,肝血所伤。肝主藏血,阳火扰动血室,则夜卧不宁矣。"本案中患者因情志不遂,气郁化火,耗伤肝阴,肝火上炎,灼伤心阴,阴液不足而生内热。故可见心烦不寐,胁胀口苦,面红,舌边尖红,脉细数。方用细生地合桑椹子养阴补血,《珍珠囊》言生地可"凉血,生血,补肾水真阴",桑椹《本草经疏》中言其"为凉血补血益阴之药"。玄参、知母其性苦寒清热泻火滋阴。白芍、茯神、酸枣仁、首乌藤养血安神,麦冬甘、微苦,微寒,养心阴清心热,并能除烦安神。生甘草既可合白芍、桑椹酸甘化阴,又可调和诸药。全方养心肝之阴,清虚烦之热。

刘渡舟

李某,男,49 岁,编辑

患失眠已两年,西医按神经衰弱治疗,曾服多种镇静安眠药物,收效不显,自诉:入夜则心烦神乱,辗转反侧,不能成寐。烦甚时必须立即跑到空旷无人之地大声喊叫,方觉舒畅。询问其病由,素喜深夜工作,疲劳至极时,为提神醒脑起见,常饮浓厚咖啡,习惯成自然,致入夜则精神兴奋不能成寐,昼则头目昏沉,萎靡不振。视其舌光红无苔,舌尖宛如草莓之状红艳,格外醒目,切其脉弦细而数。脉证合参,此乃火旺水亏,心肾不交所致。治法当以下滋肾水,上清心火,令其坎离交济,心肾交通。

黄连 12 g,黄芩 6 g,阿胶 10 g(烊化),白芍 12 g,鸡子黄 2 枚。

此方服至三剂,便能安然入睡,心神烦乱不发。续服三剂,不寐之疾,从此而愈。

【按】失眠,《内经》谓之"不寐""不得卧"。成因有痰火上扰者;有营卫阴阳不调者;有心脾气血两虚者;有心肾水火不交者。本案至夜则心神烦乱,难以入寐,乃心火不下交于肾而独炎于上。陈士铎《辨证录》云:"夜不能寐者,乃心不交于肾也……心原属火,过于热则火炎于上而不能下交于肾。"思虑过度,暗耗心阴,致使心火翕然而动,不能下交于肾,阳用过极,则肾水难以上济于心。又饮咖啡,助火伤阴,使火愈亢,阴愈亏。观其舌尖赤如草莓,舌光红无苔,脉细而数,一派火盛水亏之象,辨为心肾不交之证。治当滋其肾水,降其心火,选用《伤寒论》黄连阿胶汤。方用黄连、黄芩上清心火;阿胶、鸡子黄滋养阴血。至于芍药一味,既能上协芩连酸苦为阴以清火,又能酸甘化阴以助阴血,且下通于肾,使水生木也;上通于心,而木生火也。诸药配伍,以奏滋阴降火,交通心肾之效,又体现了《难经》的"泻南补北"的精神。

使用本方还需注意两点:①舌脉特点:本证是舌质红绛,或光绛无苔,甚则舌尖赤如草莓,脉多细数或弦细数;②注意煎服方法:方中阿胶、鸡子黄两味,俱不能与他药混煎,阿胶烊化后兑入药汁中,待去渣之药汁稍冷后再加入鸡子黄,搅拌均匀后服用。

——《刘渡舟验案精选》

【按语】李某一案,刘师辨证精当,根据病史以及舌脉,辨为火旺水亏,心肾不交证。治法当以下滋肾水,上清心火,令其坎离交济,心肾交通;选方精准,方宗伤寒,用黄连阿胶汤,煎服法悉师古人,故三剂寐安,再三剂,顽疾告愈。我辈后学当时时思之。

孙某,女,60 岁

1994 年 1 月 4 日初诊。患者近日因情志不遂而心烦不宁,坐立不安,整夜不能入寐,白昼则体肤作痛,甚则皮肉响动。胸胁苦满,口苦,头眩,周身乏力,小便涩赤,大便干结。舌绛,苔白腻,脉沉弦。辨为肝郁化火,痰热扰心之证。治以疏肝清热,化痰安神之法。疏方:

柴胡 18 g,黄芩 10 g,半夏 20 g,栀子 10 g,陈皮 10 g,竹茹 20 g,枳实 10 g,炙甘草 10 g,党参 10 g,龙骨 30 g,牡蛎 30 g,生姜 8 g,天竺黄 12 g,豆豉 10 g,大枣 12 枚。

服药七剂,心烦、口苦、头眩症减,每夜能睡四小时,唯觉皮肤热痛,二便少,舌苔白,脉沉,守方再进五剂,烦止寐安,诸症霍然。

【按】《灵枢·营卫生会》篇云:"气至阳而起,至阴而止""夜半而大会,万民皆卧,命曰合阴"。言人之寤寐与营卫气血阴阳的循环转运有关,阳入于阴则寐,阳出于阴则寤。今之治不寐一证,多从心神论治,鲜从气机运转角度考虑。殊不知少阳为营卫气血阴阳运转之枢纽,喜条达,恶抑郁,若情志抑郁不遂,使少阳枢机不利,气机不达,则阳不入阴而导致不寐,可伴有口苦、头眩、胸胁痞满、脉弦等肝胆气机不利之证。又气郁日久,必化火伤阴,炼津成痰,痰火上扰心胸,而使不寐加重,烦躁不宁。本案出现肌肤疼痛、瞤动,乃气火交阻,痰热内扰有动风之象,治疗宗"火郁发之""木郁达之"之原则,以疏肝开郁为大法,兼以清火化痰,安神为佐,本方由小柴胡汤,栀子豉汤,温胆汤三方加减而成。用小柴胡汤以疏利肝胆气机,栀子豉汤则清热除烦,温胆汤而化痰安神。俾枢转气活,热退痰化,则一身之气机通利,营卫气血相贯如环,阳入于阴神敛于心肝则人自寐也。

——《刘渡舟验案精选》

【按语】孙某一案,刘师辨为少阳枢机不利、痰浊滞阻,心神失养而致不寐。治以疏肝清热,化痰安神之法。方选小柴胡汤、栀子豉汤、温胆汤三方加减,使得气机通畅、痰浊得化、烦热得解。二诊守方再服,烦止寐安,诸症若失。

患者,女,50 岁,工人

患失眠证,每晚仅能睡二三个小时,且乱梦纷纭,昼则头晕神疲,虽服多种补心安神之药,然皆无效。初诊见其舌苔滑腻,脉又弦滑,为痰热客于少阳之证,疏千金温胆汤方,服后未能取效。再诊之际,患者方称其大便稀薄,每日必解二三次之多,乃恍然而悟,得非胃气不和之所致耶? 因指心下问曰:"此处难受乎?"答曰:"胀闷不舒。"又问:"有嗳气否?"答曰:"时或有之。"余曰:此乃脾胃之气不和之证。嗳气者,胃气上逆也;大便溏薄者,脾虚不升也。今升降失序,则阴阳不和,故气痞于中,而心下堵闷矣。然为何而病失眠? 张景岳云:"今人有过于饱食,或病满者,卧必不安,此皆胃气不和之故。"本证之失眠,咎由于脾胃。脾胃居中州,有斡旋上下之作用,今心肾之气不得中焦之助,使水火既济之功受阻,则阴阳不交,阳不入阴,是以失眠而少寐。"治病必求本",故不治失眠之标,而图脾胃之本,俾中气调和,升降得所,则阴阳自通,心肾相交,而自然得寐。方用生姜泻心汤。

处方:生姜 12 g,干姜 3 g,半夏 10 g,黄连 6 g,黄芩 6 g,党参 10 g,炙甘草 10 g,大枣 7 枚。此方服六剂,睡眠与心下痞皆见好转,嘱其照原方再服六剂,患者从晚十时入睡,至晨五时始醒,而且大便成形,饮食有味,其病已愈。

——中医杂志,1984(3):10.

【按语】患者中年女性,夜眠时间极短,用补药皆无效,舌苔滑腻,脉弦滑,单凭舌象、脉诊可以推测为中焦湿热,阻遏清窍,上扰心神,致不寐。因问诊不够全面,致服药后出现大便稀溏的表现,千金温胆汤主治胆郁痰扰证,祛痰之力较强,但补脾之功不及,加之枳实破气之力过于猛烈,如脾胃运化功能低下,就会出现大便稀溏的表现,痰湿之邪虽暂时祛除,但患者脾胃素虚,运化无力,饮食入胃,还会酿痰生湿,湿郁日久而生热,湿热中阻,则清阳不升,浊阴不降,清窍失养,出现头晕不眠,脘腹痞满的表现,故改用生姜泻心汤健脾气,化痰饮,畅通清道,使气血流通,浊阴得降,这样既可祛除痰饮,又可防止痰饮再生,则心神得养,心神宁静,夜寐得安。

陈景河

孟某,女,61 岁

2000 年 1 月 28 日初诊。病史:心烦易怒,失眠,夜晚不能入睡半年余,重时在地上爬,头昏蒙不清,不能食,大便秘结。发病前曾有与人吵架,精神受刺激的诱因。查体:舌苔白浊,脉沉弦而缓。

诊断:失眠。

治疗:怒则伤肝,肝气上逆,神魂不安;日久气郁化火,火扰心神,皆可导致失眠、心烦易怒、头晕头痛等不适。故治疗应从疏肝解郁、滋阴降火、平肝潜阳、安神定魄入手。

方用平肝安眠汤加减:柴胡 50 g,白芍 50 g,黄芩 20 g,焦栀 10 g,菊花 10 g,云苓 30 g,生地 30 g,石斛 20 g,佛手 30 g,青皮 15 g,炒枣仁 50 g,首乌藤 50 g,合欢皮 20 g,生龙牡各 30 g,神曲 15 g。服此方十剂后睡眠改善,诸症减轻,但每夜仅睡四小时,并仍感心烦,头不清醒,困倦乏力。上方继服服用二十余剂,诸症明显好转,唯感乏力,食少,大便干结,苔薄白,脉沉缓。考虑患者年老体弱,病失眠半年有余,久病耗伤,精血不足,故在此方基础上加用何首乌、黑灵芝、夏枯草、葛根、钩藤、天麻等养精血、清肝火、安神之药,以巩固疗效。再服用十余剂,病告治愈。

——《中医临床家陈景河》

【按语】患者因情志不遂,暴怒伤肝,肝气郁结,肝郁化火,邪火扰动心神,神不安而不寐。头昏蒙不清乃肝火上扰清窍所致;火扰心神,导致心烦易怒。患者年迈体衰,又久病伤正,故阴血亏虚,以致便秘。治宜疏肝潜阳,滋阴降火,安神定志。方用平肝安眠汤加减。方中白芍、甘草酸甘化阴,养肝之体;柴胡、青皮、神曲疏肝散结,同白芍合用能解肝脾之郁,条达肝性,以理肝用;黄芩、黄柏、生地清热养阴,柔润刚脏,防木燥生火以养肝血;磁石、龙骨、牡蛎镇肝潜阳,安魂定魄;首乌藤清中有补,助诸药调和脏气,起平肝安魂之效,何首乌、黑灵芝、夏枯草、葛根、钩藤、天麻等补精血,兼清肝安神。

于某,女,29 岁

1968 年 6 月 26 日初诊。反复头晕、心慌,失眠多梦两年余,伴烦躁多疑、易惊、纳呆,倦怠乏力。月经前期,量中等,色正红,白带不多。刻诊:发育营养一般,精神不振,舌质淡红、苔薄白,脉细弦。

辨证:心脾两虚,气血不足,肝气郁滞。

治法:健脾养心,补益气血,疏肝解郁,佐以固带。

处方:炒枣仁 30 g,远志 9 g,柏子仁 12 g,茯神 15 g,石菖蒲 9 g,台党参 24 g,广木香 9 g,黄芪 15 g,白术 12 g,醋香附 12 g,柴胡 9 g,海螵蛸 12 g,当归 9 g,生甘草 6 g。水煎服,日一剂。另配以硃珀散(朱砂 1.2 g,琥珀 1.8 g 研粉)每日分两次冲服。

7 月 17 日二诊:连服上药十余剂,睡眠转佳,头晕减轻,精神好转,纳食正常,唯仍觉心慌、易惊、寐后多梦,烦躁多疑,舌淡红、苔薄白,脉弦细。按前方加龙齿 15 g,郁金 9 g,焦山栀 9 g,淡豆豉 12 g。

9 月 21 日随访,再服调方二十余剂,睡眠已基本正常,上述诸症基本消失。

【按】本例病机为心脾两虚、气血不足,且兼有肝气郁滞化热,上扰胸膈,以致证见失眠、多梦、烦躁、疑虑等,主方选用归脾汤以益气血、养心脾,加郁金、柴胡、香附以疏肝理气解郁而利胸膈,加焦山栀、淡豆豉、生龙齿,以清热除烦、安心宁神,诸药伍入归脾汤中,相辅相成,各尽其用,故服药二十余剂,睡眠正常,诸证悉除。这说明中医治病要从整体观念出发,审证用药,既要考虑治本,又要照顾治标,既要有原则性,也要有灵活性,方为圆机活法,不能胶柱鼓瑟,贻误病情。

——《中国现代百名中医临床家陆永昌》

【按语】此例月经先期乃气血虚弱,脾不统血,心不回血,肝失疏泄,血遂妄行,月经先期而至。本例诸症总因心脾两虚,脾虚子病及母,气血无以化生,心血自然不足;心火不足,母病则子弱,故胃气不足。脾喜燥恶湿,脾失心胃之火相助,运化乏薪,气血精微焉能化生?《冯氏锦囊秘录》:"若夫土者,从火寄生,即当随火而补。然而补火有至妙之理,阳明胃土,随少阴心火而生,故补胃土者补心火,而归脾汤一方,又从火之外家益补之,俾木生火,火生土也。"龙眼肉一药,《本草求真》载:"龙眼(专入心脾),气味甘温,多有似于大枣,但此甘味更重。润气尤多。于补气之中(温则补气)又更存有补血之力。(润则补血)故书载能益脾长智(脾益则智长)。养心保血(血保则心养)。为心脾要药。是以心思劳伤而见健忘怔忡惊悸,暨肠风下血。"

高某,女,67 岁

1967 年 11 月 30 日初诊。近一年反复发作头晕、失眠、心慌、惊悸、烦躁,伴体倦无力,纳呆食少,常因情绪紧张时症状加重。刻诊:体瘦神疲,面色不泽,舌淡红、苔薄白,脉弦细。

辨证:心脾两虚,气血不足,肝郁气滞。

治法:补心脾,益气血,疏肝柔肝,行气解郁。

处方:白术 12 g,茯苓 9 g,茯神 9 g,台党参 18 g,当归 12 g,木香 9 g,远志 6 g,炒枣仁 24 g,黄芪 24 g,白芍 9 g,柴胡 9 g,甘草 6 g,醋香附 12 g,大枣 3 枚。水煎服,日一剂。另配以珠珀散每日分两次冲服。

12 月 16 日二诊:其子来述,连服上方十剂,诸证均减,寝食好转。嘱其再服六剂,并取归脾丸、舒肝丸各 30 丸,待煎剂服完,再服药丸,每次各服一丸,每日两次。

1 月后随访,诸症痊愈,嘱其饮食调养,注意心情舒畅,以资巩固。

【按】本例亦属劳伤心脾、气血两虚,但患者年老体弱,阴精暗耗,故每当情志不遂之时,则更易躁动,故而失眠、惊悸、心烦、体倦等证随之加重。治法则遵循张景岳"若思虑劳倦伤心脾,以致气虚精陷而为怔忡、惊悸、不寐者,宜……归脾汤"之意旨,应用归脾汤以健脾养心、补益气血。

医案一(于某)乃因肝气滞、善疑虑而用香附之性疏而消散;本例(高某)乃因肝阴虚、易躁动而加入柴胡、白芍以疏肝柔肝行气解郁,其意在取白芍之性疏而柔解。两案虽同属心脾两虚,但兼证有别,故选择用药各异。药虽一味之差,药性一散一柔,对促进病机之转化,实有不同效用。

——《中国现代百名中医临床家陆永昌》

【按语】以上二例心脾两虚失眠患者,陆老皆用珠珀散镇惊安神。年老之人气血易浮于上,上实下虚,易发头晕头痛,心慌烦躁,四肢沉重或双脚轻飘无力。珠珀散用朱砂、琥珀金石下降之力,收摄虚浮之气,而朱砂外表色红内含水银,外阳内阴亦可引阳入阴,安魂定惊,宁心安眠。归脾汤合珠珀散,一养一敛,心血既养,心火得生,再加潜镇之珠珀散使心火下济肾水,心肾交合,阴阳相合心神得敛则能宁心安眠。

姜某,男,45 岁

1965 年 3 月 18 日来诊。三年来时有眩晕、失眠、多梦。近一个月来,时有彻夜不寐、心悸、烦躁,伴记忆力减退,注意力不集中,体倦乏力,纳食欠佳,大便溏,每日两次。检查:精神疲惫,面色不泽,痛苦貌,舌质淡,苔薄白,脉细弱。

辨证:心脾两虚,气血不足。

治法:补血养心,健脾益气。

方药:党参 24 g,白术 15 g,茯神 15 g,黄芪 24 g,炮姜 9 g,炒补骨脂12 g,焦三仙各 9 g,远志 9 g,炒枣仁 24 g,土炒当归 12 g,木香 9 g,炙甘草 6 g,大枣 3 枚。水煎服,日一剂。

4 月 5 日二诊:连服上方十余剂,大便已成形,日一次,体倦神疲好转,纳食亦增,睡眠较好,面色稍红润,舌淡红,苔薄白,脉细弱。按上方去炮姜、破故纸,加焦山栀 9 g、淡豆豉 12 g,水煎服。另配以琥珀散(朱砂 1.2 g、琥珀 1.8 g 研粉),每日分两次冲服。

4 月 20 日三诊:再服上药十二剂,睡眠转佳,梦亦较少,心悸、烦躁减轻,唯记忆力仍差。

效不更方,续服十二剂,诸症基本痊愈。嘱其再服人参归脾丸,日两次,每次一丸,以资巩固。

【按】其病机虽亦属心脾两虚、气血不足,但伴有脾肾阳虚、火不生土之大便溏泻和食欲不振之症。故用归脾汤以补心脾而益气血,另加炮干姜、炒补骨脂以温命火而生脾土。当归改用土炒,取其同气相求,润燥相济,既能收健脾补血之效,又能去其滑肠之性,取其长而截其短。这是已故业师刘惠民老师经验之谈,临床证明效果良好。

——《中国现代百名中医临床家陆永昌》

【按语】因气血两虚而致失眠者,恐其失眠日久,心火上亢,心阳不能下济肾水,心肾失交,肾水太过,肾阳愈弱,下焦虚寒,故用补骨脂、炮姜温补下焦。《本草经疏》:"补骨脂,能暖水脏;阴中生阳,壮火益土之要药也。其主五劳七伤,盖缘劳伤之病,多起于脾肾两虚,以其能暖水脏、补火以生土,则肾中真阳之气得补而上升,则能腐熟水谷、蒸糟粕而化精微。"中下焦阳虚不温,脾胃虚寒,发为飧泄,故用焦三仙,即焦麦芽、焦山楂、焦神曲温胃运脾,消食化积。中下焦得温,脾胃化生水谷,心血既养,气血条畅,上下交通,营卫周流贯通全身自能安眠。

傅灿冰

患者,男,42岁

病起于七年前,因工作常熬夜,后逐渐形成失眠,即使能睡,但合目即梦,甚至通宵达旦。头晕不清,神疲肢软,消瘦纳差,胸痞肠鸣,大便稀溏,舌边红绛,舌心苔薄乏津,脉弦细,证属肝旺脾弱。宜平肝舒郁健脾:天麻9g,石决明30g,首乌藤30g,刺蒺藜15g,香附30g,茯神45g,建曲45g,栀子9g,谷芽24g,山药24g,甘草9g。服八剂,睡眠好转,头昏减轻,胸痞肠鸣缓解。后用丸剂,天麻30g,刺蒺藜45g,香附30g,茯神45g,建曲45g,川芎30g,栀子30g,首乌藤25g。三剂为末,另以首乌藤300g,熬水为丸如梧桐子大,每服6g,每日三次,服丸剂三料而愈。

——《中国现代名中医医案精华·第二集》

【按语】患者消瘦纳差、大便稀溏为脾胃虚弱的表现,胸闷肠鸣为肝气不舒、脾胃升降失常的表现,舌边红绛为肝阳亢盛的表现,舌心苔薄乏津,提示肝火旺盛传于脾胃的表现;故因肝阳上亢,扰乱心神,致头晕失眠。故用平肝解郁健脾法,天麻、石决明、刺蒺藜平肝潜阳,香附疏肝解郁,调理气机,为调气疏肝的要药,栀子清三焦火邪,还可除烦安神,神曲、麦芽、山药健脾和胃,夯实脾土,茯神、首乌藤增强安神之功。待症状改善后,中病即止,防汤剂过服伤正,后改用丸剂治疗,取其缓效,则余邪易除。

姚某,女,48 岁

1956 年 10 月诊。长期脑力劳动,经常不能安眠,每服安定 2~3 片,已成习惯。心烦急躁,月事提前色黑,舌红口干,脉象弦滑有力,病属胆热痰火互阻于上,先以清化痰浊郁火,俟热减则改用养心阴法。

处方:胆草 3 g,竹茹 6 g,陈皮 6 g,清半夏 10 g,栀子 6 g,黄芩 10 g,苏子 10 g,焦三仙各 10 g。

五剂后病症减轻,且能安寐,后每晚以炒枣仁汤送服天王补心丹 10 g 而收功。

——《赵绍琴临床经验辑要》

【按语】从标来讲,患者心烦急躁,可见心火亢盛,月事提前色黑提示肝火急迫,肝失藏血,脉象弦滑有力,弦提示病变在肝胆,滑象可结合症状提示有痰的表现,有力则是火盛的表现,赵老把患者总的现症辨证为痰火扰神,方用黄连温胆汤加减,黄连为君,为心经专用降火药。栀子、半夏为臣,栀子、黄连是用来治疗心火亢盛的常用对药,半夏、陈皮燥湿化痰健脾,竹茹清热化痰除烦,苏子为佐药,因本证不寐为痰热上行阻遏卫气入阴导致不寐,故用紫苏降气化痰,使外邪下降。焦三仙为健脾之用,以杜生痰之源。后期用炒枣仁汤送服天王补心丹来治疗本虚,酸枣仁炒用能治疗不寐,而生用能治疗多寐,患者本质为气血亏虚,心神失养,待外邪祛除,则后期则用养阴安神之法来治本,则不寐之证可愈。

王某,男,45 岁

1980 年 2 月诊。通宵不眠,甚则服安定也不能入睡,胃纳不香,大便不畅,病已二十余年,顷诊舌苔垢厚,脉象弦滑有力,曾服养心、益气、补中、温命火等方皆无效,姑拟清化痰浊方法。

处方:苏子 10 g,莱菔子 10 g,白芥子 10 g,皂角 6 g,大腹皮、子各 10 g,水红花子 10 g,胡黄连 6 g,珍珠母 30 g。

服药后即可入睡,近十年来每病即服此方而效。

——《赵绍琴临床经验辑要》

【按语】此患者属于有外邪阻遏清道,卫气独行于阳,不能入阴,而他的致病因素为痰,首先说,大便不畅属于气滞不能推动糟粕下行,胃纳不香也属于气滞不能运化,舌苔垢厚,表明痰湿过重,脉象弦滑有力更是证明了患者痰湿、肝郁气滞,故赵老用三子养亲汤加减,苏子、白芥子、莱菔子三子,为治疗痰气壅滞的专用组合,患者胃肠气滞,胃纳不香,三子可顺肝气,调肠胃,进饮食,皂荚专祛顽痰,治痰湿,大腹皮、子行气宽中,治疗胃肠胀气、大便不爽,现代研究证明他们有调节胃肠道平滑肌、促胃肠动力的作用,故又可以治疗大便不畅。珍珠母具有镇静安神的作用。用胡黄连来退虚热,清湿热,患者本有气滞,加之火邪伤阴,则大便不畅,用水红花子来活血,润滑肠道。

陈某,男,45 岁

1984 年 7 月诊。案牍伤形,心烦多梦,夜寐不宁,心悸怔忡时作,纳谷不香,倦怠无力,面色萎黄,舌淡苔白,脉软无力。全是心脾两虚之象,当用归脾汤方法加减。

处方:生白术 10 g,台党参 6 g,黄芪 10 g,当归 10 g,茯苓 10 g,炙甘草 10 g,远志肉 10 g,莲子肉 10 g,莲花头 2 枚,煅龙齿 10 g。

服药半月而安。

——《赵绍琴临床经验辑要》

【按语】张景岳云:"不寐证虽病有不一,然谓之正邪二字则尽矣。盖寐本乎阴,神其主也,神安则寐,神不安则不寐,其所以不安者,一由邪气之扰,一由营气之不足耳。……则凡思虑劳倦,惊恐犹疑,及别无所累而常多不寐者,总属真阴精血之不足,阴阳不交而神有不安其室耳。"患者案牍伤形,思虑过度,耗伤阴血,心气被伐,则出现心悸怔忡、心烦多梦、倦怠无力等症状,心气不足,则不能生土,土虚则纳谷不香,脾倦无力运化,饮食水谷停滞郁而生火,火气被郁,不得疏散,则随气上升而发躁,心神被扰则不寐。脾虚则气血生化乏源,故面色萎黄,舌淡,苔白,脉软无力。故赵老用归脾汤加减来治疗,达到心脾两顾、气血双补的效果,黄芪配当归为当归补血汤,是补血的良剂,黄芪配人参、白术为补气之佳方,茯苓归心脾肾经,具有健脾宁心的作用,远志性辛温,辛温则通达,患者心气郁结,远志可以开心气而宁心神,又可以通达心肾。莲子肉益肾固精,补脾,养心安神,患者思虑过度,耗伤心血,肾水不足,则用莲子肉补肾宁心,厚肠胃,补诸般虚损,从根本上治疗不寐。龙齿性味甘涩凉,归心肝经,取其镇静安神的作用,一是用来急则治其标,二是增加治疗失眠的效果。

周某,男,40 岁

1986 年 9 月诊。心虚已久,胆热上扰,夜不成寐,脉象濡滑按之细数。久病心阴不足,心阳上亢,先以交通心肾方法,宜乎休养静摄。

处方:川黄连 4 g(研冲),肉桂 2 g(研冲),煅龙齿 10 g,生牡蛎 10 g,炒枣仁 10 g,茯神 10 g,麦冬 10 g,沙参 10 g,当归身 10 g,龙眼肉 20 g,五味子 10 g,金樱子 10 g。三剂后病热大减,再服五剂寐如常人。

——《赵绍琴临床经验辑要》

【按语】黄连降心火,用来治疗心火上炎,龙骨牡蛎为重镇安神的组合,使上亢的心阳得以潜降,炒酸枣仁为治疗不寐的常用药,茯神具有宁心安神的作用,可以用来治疗心神不安、惊悸、失眠等,沙参、麦冬养阴退火清肺,除烦安神,心火亢甚,长久下去可能会导致金受邪,金受邪则肾水不生,肾水不生,则阴虚,阳气独亢而无所制约,加重不寐,故两药是用来已病防变之用的,同时还能养阴生水,调摄阴阳。龙眼肉、五味子、金樱子具有收敛固涩、补肾宁心的作用,患者心气被伐,为避免心气再次的过度耗竭,则用三味药来补益心肾,收敛心气。肉桂为佐药,一是用来调摄阴阳,是阴阳相济,平衡阴阳,二是用来引火归原,使阴火下降,清气得升,使人体呈现天地交泰的状态。整个方子以调摄阴阳,交通心肾,补益气血为主,加上少许重镇安神之剂,达到标本兼治、以治本为主的治疗目的。

李某,女,40 岁

1985 年 2 月诊。常不安寐,病已半年,心烦梦多,阵阵惊悸,时或怔忡,舌白苔腻,脉象濡滑,全是水湿中阻之象,用半夏秫米汤加减。

处方:制半夏 12 g,北秫米 30 g,粉甘草 10 g,茯苓 10 g,陈皮 6 g,茯神 10 g,炒枣仁 10 g,冬瓜皮、冬瓜子各 10 g,焦三仙各 10 g,生牡蛎 10 g。

服五剂后,病热渐轻,后以上方化裁服用半月诸症全消。

——《赵绍琴临床经验辑要》

【按】不寐即失眠,病机主要与心神有关,脏腑功能紊乱,气血、阴阳失调,以及诸邪侵犯,是发生不寐的基本原因。治疗上大致可分为二类,一则去邪以安神,一则滋阴养血,补虚宁神。

不寐一证,病状颇杂,变证纷纭,自己体会,临床妄用大队重镇安神之品常难获效,当以辨求病证为主,分清虚实,查明寒热及所涉脏腑,实者当去其邪,邪去正安,自然得寐,如案一(姚某)用温胆汤、案二(王某)用三子养亲汤、案五(李某)半夏秫米汤,三方在加减化裁中,均重在祛邪,只少佐安神之品,均获良效。虚者当调补其阴阳气血,求其渐趋平衡,阴平阳秘,何寐不安。如案三(陈某)、案四(周某),医者宜细心体会。

不寐临床治疗比较困难,特别由精神情志因素所致者。治疗时,还要注意医患配合,使患者改变不良习惯,消除紧张情绪。积极配合治疗,加强体育锻炼,增强体质,促进身心健康。

——《赵绍琴临床经验辑要》

【按语】从舌象上可以看出患者有湿气,加上脉象濡滑,更证明了患者体内湿气过重,而湿气过重,阻遏清阳之气上升,清阳之气不升,则心气不足,故惊悸,时或怔忡,清阳之气下陷则生阴火,阴火上乘,则心烦梦多、不得眠。故赵老用半夏秫米汤来治疗,首先脾为生痰之源,则用半夏燥湿健脾,以杜生痰湿之源,秫米,有和胃安眠作用,主要用于脾胃虚弱,或胃失安和引起的夜寐不安,即所谓"胃不和则卧不安"之症,常与半夏同用。陈皮也具有醒脾的作用,可以健脾除湿。茯神、酸枣仁宁心安神,茯神又可以利水渗湿,使津液流通,则气血得畅。冬瓜皮、冬瓜子有很好的利水作用,牡蛎重镇安神。焦三仙则增加健胃消食醒脾的功效,使脾胃健旺,运化得利,则气血津液得以流通,以杜生痰湿之源,夯实脾土,则水不敢侮,则水湿自去。总的来说,患者因湿气过重,导致心肾交通之道阻塞,心肾不交,所以用本方来开胃健脾、化痰祛湿,使阴阳得交,心肾相济,则心烦多梦、惊悸怔忡等症自会消除。

吴一纯

陈某,女,28 岁

1988 年 8 月 6 日初诊。持续性失眠、头痛头晕已三个月。西医诊断为"神经衰弱"。经多种治疗,症状越来越重。消瘦无力,耳鸣,心悸,经常夜间哭泣,胸闷,气短难忍,舌红,苔薄白,脉弦数。患者既往有精神创伤史,辨证属肝郁血虚,心火独亢。

处方:逍遥散加味:柴胡、当归、白芍、白术、茯神各 10 g,百合、酸枣仁、合欢花各 30 g,琥珀 10 g(冲服),生姜 10 g,大枣 5 个。上方服完三剂后入夜能睡四五小时。二诊时去茯神,加茯苓 10 g,丹参 30 g,鸡内金、榆树花各 15 g,重在调理肝脾,一个月后诸症消失。

【按】俗云"为图夜里眠,当服安神散"。安神散即由炒枣仁、合欢花、琥珀配制而成。该患者病因当责之于肝郁血虚,全身症状的出现与肝脾不和关系密切。抓住关键,投以疏肝之方逍遥散,在治不寐与调理脾胃之间又以前者为重,在方中加入茯神,睡眠好转后再加入丹参、鸡内金、榆树花疏肝调脾胃,以养其后。

——《吴一纯杂病精要》

【按语】女子以血为用,有肝血易亏、肝气易郁的特点:阴血亏则失其濡养之能,易致阳气亢盛;气郁则易化火扰神、乘犯脾土。故《血证论》云:"肝属木,木气冲和条达,不致郁遏,则血脉通畅。"本例患者,辨为肝郁血虚之证,赵献可在《医贯》中说:"予以一方治其木郁,而诸郁皆因而愈。一方曰何? 逍遥散是也。"故本例治疗重点亦不离肝,遂投逍遥散加减,疏肝解郁降火、理血养脾安神,药症相对,是以期获良效。

代某,女,52 岁

1993 年 7 月 5 日初诊。视物模糊、失眠五年余。患者无明显诱因于五年前出现视物模糊,目睛干涩,失眠健忘,多处就医,疗效欠佳。此次来我院眼科诊为:"白内障(双)"。刻下视物模糊,双目干涩,心烦易怒,失眠健忘,鼻咽干燥,夜间为甚,大便干结。诊查:神情烦躁,唇暗干燥,舌质淡暗,苔薄白而腻,脉细弦,左关显弱,绝经八年。西医诊断:白内障(双)、神经官能症。中医诊断:失眠。辨证:肝肾阴虚。治则:滋补肝肾,明目安神。

处以明目地黄汤合酸枣仁汤加减:当归18 g,白芍12 g,生白术30 g,茯苓18 g,枸杞子12 g,女贞子30 g,白菊花10 g,谷精草12 g,瓜蒌仁15 g,天花粉10 g,玄参15 g,酸枣仁15 g,知母10 g,川芎6 g。六剂,水煎服,每日一剂。同时,嘱患者尽快行手术治疗目疾。于10月12日分别行两眼白内障手术。

1994年3月10日复诊:患者诉服上方药后症减,尤以双目干涩、睡眠改善明显,又自服上方十五剂以巩固。近月来病症又发,刻下心烦失眠,入睡困难,夜寐多梦,易被惊醒,醒后不易入睡,视物模糊,双目干涩,鼻咽干燥,夜间为甚,手足心热,大便略干。舌质暗红、苔薄白腻,脉弦细稍数、左关重按无力。视力:左眼0.3;右眼0.5。证属肝肾阴虚。治宜养血安神,滋养肝肾。

处以酸枣仁汤加减:酸枣仁30 g,知母12 g,川芎6 g,茯苓18 g,当归18 g,白芍12 g,枸杞12 g,白菊花12 g,丹皮10 g,炒栀子6 g,琥珀末3 g(冲服),谷精草15 g。六剂,水煎服,每日一剂。

——《吴一纯杂病精要》

【按语】肝开窍于目,在液为泪,目睛干涩当责之于肝阴亏损,失其濡养之能;且患者绝经八年,天癸已尽、地道不通,故辨其证为肝肾两虚。患者主诉为目疾与失眠,遂投以明目地黄汤合酸枣仁汤以滋补肝肾、治病求本。症机相契,故服后效佳。复诊之时,又添鼻咽干燥、手足心热等阴虚火旺之候,因而在滋阴的基础上加大清热之力,遵朱丹溪"滋阴降火"之说,应获良效。

俞长荣

杨某,男,60 岁,职员

1974 年 5 月 9 日初诊。失眠近二十年,有时腰周围、前胸和后背有热感。躺下热尤甚,热处有灼痛感。头晕,走路有晃振感,眼涩畏光,大便多软,有时溏泄,小便清长。肺、肝、血液、大小便、心电图等检查均正常。

处方:熟地、淮山药、茯苓各 15 g,枸杞、泽泻、丹皮各 9 g,附子 6 g,肉桂 3 g(另冲)。

连服十余剂,失眠显著好转,并发症状解除。继以六味地黄汤合甘麦大枣汤巩固疗效。一年半后随访,睡眠良好,精神愉快。

【按】本例属阴虚阳浮,心肾不交。肾在下而主水,心在上而主火;水欲上济于心,火欲下交于肾,阴阳协调,水火既济,始能相安无事。肾阴虚,心失所养,故失眠、多梦、心烦性急;虚阳上浮,故见头晕、发热;命门火衰,不能温煦中土,故大便多软甚或溏泄。方中肉桂、附子引浮阳下行于肾中;泽泻、丹皮、茯苓泻其邪火;熟地、枸杞、淮山药补肾阴而收敛精气,使肾火不再上炎则诸症自除。

——《金匮名医验案精选》

【按语】本案患者证属阴虚阳浮,阴阳俱虚。阴阳互根,无阳则阴无以生,无阴则阳无以化。方用肾气丸加减,补阴助阳。肾中阳气为人体阳气之根,为生命之火,又称为少火,本方中补阳的主药附子、肉桂均取少量,而辅以六味地黄加减大队补阴药,一是取"少火生气"之意,以鼓舞肾气,而壮火则会食气,二是本着阴阳互根的原理,"孤阴不生,独阳不长""善补阳者必于阴中求阳,则阳得阴助,而生化无穷"。

路志正

患者,女,46 岁,已婚

2007 年 8 月 27 日初诊。主诉:失眠四个月。患者素有胃病。今年 4 月份因工作忙碌,出现睡眠易醒,醒后难以再入睡,伴神疲乏力,某院诊治为焦虑症,予镇静药,服后睡眠改善,停药后症状复发,心悸加重,善惊,乏力,无精打采,双目暗黑,面色萎黄,食纳不香,二便正常,月经尚正常,舌质红,苔白腻,脉弦细小数。中医诊断为不寐,证属心火内扰,胆胃不和。治以清心温胆和胃,药用:太子参 12 g,黄精 12 g,八月札 12 g,橘叶 15 g,竹茹 10 g,姜半夏 10 g,茯苓 18 g,天竺黄 6 g,胆星 6 g,炒柏子仁 18 g,当归 12 g,炒枳实 12 g,甘草 3 g。生姜 1 片为引,水煎服。配合茶饮方:小麦 30 g,甘草 6 g,大枣 4 枚,绿萼梅 9 g。开水冲泡,当茶饮用。药后睡眠改善,饮食有增,仍有时心悸,舌脉同前,上方去八月札,加琥珀粉 5 g 冲服。茶饮方继服。服药近月余,睡眠已明显改善,心悸乏力诸症亦消失。本方以太子参、黄精、当归、柏子仁合茶饮方之甘麦大枣汤,益气和血养心;八月札、竹茹、天竺黄、胆星清胆宁神;姜半夏、橘叶、炒枳实、生姜、茯苓和胃健脾。本证抓住了心神不宁易惊,胃纳不佳,食后腹胀等特点,从胆胃入手,以期胆胃和则心神宁,收到较好效果。

——卢世秀,苏凤哲. 路志正教授从五脏论治不寐经验. 世界中西医结合杂志,2011,30(1):15 - 16.

【按语】本案患者工作忙碌,累伤心神,暗耗心阴,心神不宁,神不守舍,阳不入阴,可发不寐。本案方以太子参、黄精健脾补益气阴;当归补养心血;柏子仁安养心神;配合养心安神茶饮方之甘麦大枣汤,益气和血养心安神;患者善惊,面色萎黄,食纳不香,苔白腻,脉弦细小数,心胆不宁,胆胃不和,方用八月札理气和胃,竹茹、天竺黄、胆星清胆宁神,除烦定惊;姜半夏、橘叶、炒枳实、生姜、茯苓理气和胃健脾。患者药后诸症得缓,胃肠症状改善,去八月札,并针对其时有心悸加琥珀粉安神镇惊定悸,服药月余,诸症得消。

患者,男,44 岁

2007 年 9 月 29 日初诊。主诉:不寐四五年,加重一年。患者失眠已五年,近一年来因工作繁忙,病情加重。症见入睡难,多梦易醒,白天疲乏无力。去年10月出现咳嗽,曾服消炎药,初始效果较好,但停药后又作。咳嗽于劳累后加重,干咳无痰,咽痒,纳少,口苦,急躁易惊,二便正常,形体消瘦,面色目眶发黯,舌体稍胖,质暗红,苔薄黄,脉弦细小滑。从病史及症状看,此不寐与久咳不愈,肺津受伤,肺失宣降,痰阻气逆,魂魄失守,心神扰动有关。时值秋季,秋应于肺,感受燥邪,肺燥津伤,咳久肺脾两伤,肝胆失调,本有心神不宁,因肺气上逆,胆气不疏,不寐之症复加剧,故路老以清燥润肺,温胆宁神法治疗。

处方:南沙参12 g,麦冬10 g,枇杷叶12 g,桃仁9 g,杏仁9 g,桔梗10 g,西洋参10 g(先煎),柏子仁18 g,胆南星8 g,首乌藤15 g,旋覆花9 g(包),僵蚕8 g,肉桂4 g,炒枳实15 g,茯苓20 g,姜半夏10 g,黄连6 g,郁金10 g。竹沥汁30毫升为引,水煎服。药后已能入睡,但仍后半夜易醒,咳嗽减轻,急躁,纳差。继以原法加疏肝健脾助消化药,去桔梗以防升散,加炒谷芽15 g,炒麦芽15 g,素馨花12 g。药后肺热清,肺和津复,肝脾气血调达,心神宁静,睡眠明显改善,咳嗽缓解,纳食转佳,诸症基本告愈。继如法调理,一年后随访,睡眠正常。

——卢世秀,苏凤哲.路志正教授从五脏论治不寐经验.世界中西医结合杂志,2011,30(1):15-16.

【按语】《素问·灵兰秘典论》曰:"心者君主之官,神明出焉;肺者相辅之官,治节出焉。"肺心同居上焦,功能密切相关,肺对心主神明司睡眠起到重要的辅助作用。患者本有不寐,久咳不愈,耗气伤津,肺气、肺阴受损而生虚火,时秋肺金当令,金侮火而转为心火,肺正常的宣发肃降功能失常,肺气上逆,神魄失守加剧不寐。肺居膈上,其气肃降;肝居膈下,其气升发。肺气上逆则影响肝气的疏泄,肝失条达,肝胆不调,魂不安藏,胆气不疏,亦加剧不寐。此外,肺失宣降不能助脾散精,脾胃运化水谷功能失调,则见患者纳少,形体消瘦,脾胃功能失常,不能化生气血,心失所养,加剧不寐。路老针对其病机,以清燥润肺,温胆宁神法治之,使其诸症告愈。

患者,男,32岁

2008年4月22日初诊。主诉:失眠乏力两年余。两年前因工作紧张,压力大,逐渐出现失眠多梦,疲乏无力,头晕,口干苦,口气重,纳谷不馨,二便调,时有胃脘胀满,食量少,面色潮红,舌质暗中裂,苔薄白稍腻,脉弦细小滑。析其病机,缘于工作压力大,思虑过度,久则肝失疏泄,情志郁结,气机升降失常,致胃失和降,脾失运化,湿浊上蒙,加之肝郁化火,湿热内生,导致以上诸症。治宜疏肝和胃,清化湿热。

处方:竹节参12 g,金蝉花12 g,素馨花12 g,天麻12 g(先煎),炒蒺藜12 g,厚朴12 g,半夏12 g,黄连10 g,茵陈12 g,枇杷叶12 g,炒黄芩10 g,干姜10 g,砂仁10 g(后下),炒枳实15 g,茯苓30 g。水煎服。药后失眠多梦改善,头晕胃胀等症减轻。上方干姜减为8 g,加炒谷芽15 g,炒麦芽15 g。服后病情明显好转,继以上法调理。三个月后随访,失眠告愈。本例疏肝与调理脾胃、清化湿浊并用,方以素馨花疏肝,天麻平肝,茵陈清肝,金蝉花、炒蒺藜驱肝风,半夏、枳壳、厚朴、砂仁和胃,干姜温胃燥湿,黄连、黄芩清化湿热,茯苓淡渗利湿。诸药共奏疏肝和胃、清化湿热之功,故见桴鼓之效。

——卢世秀,苏凤哲.路志正教授从五脏论治不寐经验.世界中西医结合杂志,2011,30(1):15-16.

【按语】《素问·六节藏象论》曰:"肝者,罢极之本,魂之居也。"魂藏于肝,患者思虑过度,劳伤心肝,肝气郁结,郁而化火,魂不安藏,火热上扰心神,神不守舍而不寐,症见多梦、口干苦、脉弦;思虑过度,思则气结,气机不畅,导致脾胃运化功能失常,则见口气重,纳谷不馨,时有胃脘胀满,食量少,脾运化水湿,脾不得运则湿不得化,湿浊凝聚,上蒙心神,心神被扰,则见头晕。湿与热结,法以疏肝和胃,清化湿热以治之,使其肝郁得疏,脾胃得健,湿去热清,神魄得安则寐。

患者,女,59岁

2008年3月12日初诊。主诉:失眠一年。患者平素大便稀溏,睡眠质量不好,近一年来因工作忙碌,情绪不佳,致难以入眠,睡中易醒,常在凌晨3时被逆气呛醒,畏寒,泛酸,大便稀,原每日三四次,近期每日一两次,一个月来便后心悸,胸憋,面色萎黄,耳鸣,舌体瘦,舌质暗红,苔薄,脉弦细。患者脾胃素虚,复因情志所伤,气机不舒则脾胃升降失常。治以健脾益气,理气化浊。药用:太子参15 g,莲子肉15 g,生白术18 g,炒山药15 g,姜半夏12 g,黄连8 g,吴茱萸3 g,茯苓30 g,婆罗子10 g,白芍12 g,炙甘草6 g。水煎服。嘱忌生冷油腻,少食多餐,忌恼怒。药后睡眠改善,畏寒耳鸣诸症减轻,后半夜气逆之症消失。继用上法调理月余,睡眠恢复正常。本证脾虚、湿浊、肝郁相互影响,方选连萸丸、半夏泻心汤、四君子汤佐疏肝药物,健脾益气化湿,兼调气机,体现了审机论治的辨证思想,故收到满意效果。

——卢世秀,苏凤哲.路志正教授从五脏论治不寐经验.世界中西医结合杂志,2011,30(1):15-16.

【按语】《灵枢·本神》谓:"心有所忆谓之意,意之所存谓之志""脾藏营,营舍意",意即人之意念,意由脾生,亦藏之于脾,脾又主思,若脾脏病,意不能藏而随时流露于外,思虑多变,心神扰乱而不寐。患者平时大便稀溏,素有脾虚,工作忙碌,易劳伤心脾,使脾更虚,不寐更甚;病人情绪不佳,最易伤肝,导致肝郁气不疏,魂不安藏亦可加重不寐;脾主运化水湿,脾虚则湿聚,湿浊蒙心扰乱心神;脾又为后天之本,脾虚则气血生化不足,症见面色萎黄,舌体瘦,脉细。法以健脾益气化湿行气以治之,患者调理月余,诸症得愈。

患者,男,35 岁

2008 年 9 月 16 日初诊。主诉:不寐一年。一年来睡眠不佳,每日凌晨 2—3 时方能入眠,多梦易醒,食纳不香,口干苦,心烦急躁,腰酸乏力,头晕,大便时干,小便正常,舌质暗红,苔薄白,脉弦滑。中医辨证为不寐,其病机为肾阴亏损,肾水不足,不能上济心阴,心火扰动,引发不寐。治宜滋阴补肾、清心健脾安神法。以黄连阿胶汤、交泰丸和温胆汤加减,药用:太子参 12 g,生白术 15 g,厚朴 12 g,茯苓 20 g,炒谷芽 15 g,炒麦芽 15 g,胆南星 8 g,肉桂 3 g,黄连 5 g,首乌藤 20 g,鸡子黄 1 个,阿胶 10 g(烊化),黄芩 10 g,赤芍 10 g,炒枳实 12 g。药后睡眠改善,头晕、心烦、便秘等症缓解,如法治疗一个月,不寐告愈。本例滋肾同时予清心健脾法,清上、建中、滋下共施,使肾阴得济,心火得清,中焦得运。由于用法精当,不寐之症随药而解。

——卢世秀,苏凤哲.路志正教授从五脏论治不寐经验.世界中西医结合杂志,2011,30(1):15-16.

【按语】《灵枢·口问》曰:"阳气尽,阴气盛,则目瞑;阴气尽而阳气盛,则寤矣。"心肾功能正常时,心火必须下降于肾,助肾阳以温肾水,使肾水不寒,肾水必须上济于心,助心阴以使心阳不亢,即"水火既济""心肾相交"。今患者肾阴亏损,肾水不能上济心阴,心阳不制,心火独亢于上,心神不安而不寐。患者兼有食纳不香等脾胃症状,治以交通心肾的同时,予以清心健脾,使患者症安得寐。

张某,男,48 岁,某部队干部

患者失眠三年,近期因国庆安保,工作紧张、压力大,导致失眠加重,眠浅易醒,醒后难寐,眠不解乏,伴有汗出,困倦乏神,烦躁易怒。平素畏寒,纳可,二便调,面色晦滞,舌质红,苔少,脉弦滑。既往有高血压病史三年。初诊治以养血柔肝、和解枢机、交通心肾。

处方:西洋参(先下)10 g,五爪龙30 g,青蒿12 g,炒黄芩10 g,玉竹12 g,丹参12 g,莲心6 g,炒枣仁30 g,炒白术15 g,竹半夏12 g,炒杏仁9 g,炒薏仁30 g,茯苓30 g,广木香(后下)12 g,桂白芍12 g,盐知柏各6 g,生龙牡各30 g。十四剂,水煎服。并嘱患者适劳逸。

今日复诊,患者睡眠明显好转,汗出减轻,精力渐充,守方去莲心改黄连8 g,桂白芍改15 g,去玉竹加肉桂(后下)4 g。再进十四剂。

——《待诊日记—跟路志正教授学医》

【按语】《素问·病能》曰:"人有卧而有所不安者,何也? ……脏有所伤及,精有所之寄,则安。故人不能悬具病也。"《灵枢·大惑论》曰:"卫气不得入于阴,常留于阳,留于阳则阳气满,阳气满则阳跷盛;不得入于阴则阴气虚,故目不得瞑。"可见人体正常睡眠是阴阳调和、营卫和谐的结果,五脏功能失调,脏有所伤,阴阳失和皆可引发不寐。路老用药清养兼施,五脏兼顾,不拘于一方一法,以和阴阳为治疗大法,从临床症状入手,从而达到调和营卫、交通阴阳的作用。

巴某,女,55 岁,斯里兰卡籍

1984 年6 月17 日初诊。据述失眠已六年,素有咳喘史,但不经常发作。来中国后,曾服西药,做气功,失眠稍得缓解,近日又加重。夜来入睡困难,寐后欠酣,少闻声响则易惊醒而不能再睡,头晕心悸,脘痞腹胀,纳谷呆滞,呃逆嗳气,右胸膺及右胁时痛,善太息,以长出气为快,自觉口、鼻、阴道干燥少津,二便尚调,患者形体消瘦,目眶发黑,两目乏神,肌肤干燥不泽。舌体瘦,质黯红,苔薄白,左侧微黄腻,脉左沉弦,右沉细小弦。证属肝胃不和、胆失宁谧所致之胃不和则卧不安之不寐。治宜健脾和胃以治本,温胆宁心以治标。

方以温胆汤加减。药用:姜竹茹12 g,法半夏9 g,怀山药15 g,云茯苓12 g,炒白术6 g,谷麦芽各12 g,广陈皮9 g,炒枣仁12 g,丹参12 g,炒枳壳9 g,炙甘草6 g。五剂。

药后胃脘痞满减轻,睡眠好转,两目干涩亦见缓解,既见效机,守法续进,在肝胃得和,睡眠转佳之后,曾加太子参、黄精、麦冬,以益气养血之方,连进十六剂。至第四诊,夜寐得酣,胃纳见馨,肌肤见丰,面转红润,口、鼻、阴道干燥及胁痛嗳气等症均见轻减,而腰脊酸痛又作,转以益气养心、健脾补肾为治。药用:红人参(去芦)3 g,麦冬9 g,五味子1.5 g,莲肉12 g,黄精1 g,炒枣仁12 g,茯苓12 g,山药20 g,谷麦芽各15 g,炒杜仲12 g,枸杞10 g,醋香附9 g。六剂。药后见效显著,诸症基本消失,再以上方增损,调理半月而告痊愈。

【按】脾胃位居中州,为气机升降之枢纽。若饮食不节,损伤肠胃则聚湿成饮,酿热生痰,或宿食停滞,壅遏于中,浊气不降,上扰胸膈,而心神不安致失眠。此即《素问·逆调论》所谓:"阳明者胃脉也,胃者六腑之海,其气亦下行;阳明逆不得从其道,故不能卧也。"《张氏医通·不得卧》指出:"脉滑数有力不得眠者,中有宿食痰火。此为'胃不和则卧不安也'。"

——《路志正医林集腋》

【按语】患者右胸膺及右胁时痛,又素有咳喘,知其肝胆失疏,影响气机升降,肺胃不降,脾气不升,水谷不降,阻滞中焦,津液不布散口鼻,故口鼻干燥少津。脾胃虚弱日久,肌肤不荣,形体消瘦。又肝开窍于目,肝失疏泄,肝血不足,目失濡养,故目眶发黑,两目乏神。饮食水谷壅滞中焦,清气不升,浊气不降,头晕,胸胁满闷,善太息,以长出气为快。气机升降紊乱扰乱心神,故失眠,心悸。方用温胆汤理气健脾和胃,宁心安神。

患者,男,51 岁

2009 年 1 月 20 日初诊。患者不寐九个月,自去年 4 月以来因工作紧张而出现入眠困难、眠后易醒,醒后难寐,每晚服用艾司唑仑 1 片可睡四五个小时,日间头昏沉,记忆力下降,午休时汗出,腹胀便溏三十余年,进食油腻或牛奶则加重。舌红苔薄黄腻,脉左弦细右弦滑。患者脾胃素虚,湿浊宿食停滞,气机不畅,致胆胃不和,心神不宁。治疗当健脾和胃、温胆宁心。药用:五爪龙 20 g,西洋参 10 g(先煎),炒白术 15 g,炒山药 15 g,枳实 12 g,竹茹 12 g,竹半夏 12 g,黄连 10 g,素馨花 12 g,藿苏梗各 12 g,炒柏子仁 18 g,炒白芍 12 g,炒防风 12 g,仙鹤草 15 g,炒杏仁 30 g,炒薏苡仁 30 g,炒生龙牡各 30 g(先煎)。十四剂,水煎服,每日一剂。又用天麻 12 g,蝉衣 10 g,珍珠粉 5 g,黄连 5 g,广木香 8 g,炒枣仁 20 g,共为细末,每次 1.5 g,冲服,每日 2 次。连续服用上方四十一剂,睡眠明显改善,停用艾司唑仑后,每夜可睡六七小时,中午可睡四十分钟。

【按】本患者脾胃素虚,湿浊阻滞,气机不畅,胆腑不利,胆胃不和,故食油腻即便溏,精神紧张则症状更重,影响神明则夜不能寐。路教授用健脾化湿、温胆和胃之法,一方面健脾和胃化浊,一方面清利胆之郁热,使脾胃调和,肝胆疏利,神能守舍,故睡眠改善。

——卢世秀,苏凤哲.路志正从脾胃论治失眠.北京中医药,2011,30(1):16.

【按语】脾胃素虚,湿浊内阻,气机不畅,故食油腻牛奶后加重,且常腹胀便溏,日间头昏沉,记忆力下降,此均中焦湿蕴,肝脾不和,肝郁而脾湿,故健脾和胃。因工作紧张而出现入眠困难、眠后易醒,醒后难寐,舌红苔薄黄腻,脉左弦细右弦滑,此湿浊盛而胆腑不利,故清胆和胃,燥湿醒脾。五爪龙清热利湿,西洋参补气养阴,白术、山药健脾祛湿,半夏、黄连、枳实、竹茹清疏胆热,素馨花疏肝胆之郁,藿香醒脾,苏梗宽中,柏子仁养心安神,防风、薏苡仁胜湿,龙牡镇静安神。清胆和胃,燥湿醒脾,痰消胃和而安。

颜德馨

陈某,男,42 岁

1977 年 5 月 8 日初诊。顽固性失眠两年余,彻夜难眠,少睡则乱梦纷纭。患者性情忧郁,头晕且痛,面色黧黑,胸背汗斑累累,下肢肌肤甲错,舌略紫,苔黄腻,脉细弦。肝郁日久,以致气滞血瘀,神魂失养。

柴胡、当归、红花、桃仁、磁朱丸(包)各 9 g,生地、赤芍、川芎各 15 g,枳壳、桔梗、牛膝各 5 g,生甘草 3 g。

服药两剂,自觉精神舒畅,入夜稍能安睡。续进七剂,头晕头痛明显好转,每夜睡眠可达五小时以上,乱梦亦平。上方去磁朱丸再服两周,失眠告愈;肌肤甲错,汗斑亦见消退。

——《中国百年百名中医临床家丛书·国医大师卷·颜德馨》

【按语】此患虽以失眠来诊,然察其面黑汗斑、肌肤甲错,舌紫脉细弦,皆为气滞血瘀之征。王清任云:"不眠,夜不能睡,用安神养血药治之不效者,此方(血府逐瘀汤)若神",确是临证之经验。颜师取其意,气血同治,滞气得开,瘀血得祛,新血始生,神始得养,且合用磁朱丸,加强摄魂宁神之效。

刘某,男,32 岁

1968 年 8 月 25 日初诊。神经官能症十余载,叠进各种中医镇静安神药无效。入夜难眠,梦遗累发,头晕耳鸣,心悸胸闷,小溲黄赤,舌红苔薄黄,脉弦数。症属气郁化火,肝魂不宁。

柴胡、法半夏、党参 18 g,黄芩、大黄、桂枝 12 g,煅龙骨 30 g,煅牡蛎 48 g,茯苓 24 g,生姜 6 g,红枣 10 枚。

上药共研粗末,每日取 27 g,水煎服。服药一料后,诸症均减,入夜能睡六小时,梦遗亦止,患者称多年来从未有这种轻松感。再以原方续进一料,以资巩固。

——《中国百年百名中医临床家丛书·国医大师卷·颜德馨》

【按语】刘某失眠十余载,叠进镇静安神之剂,罔效。察其舌脉,究其兼症,为气郁化火之证。法以宣通气机为主。方用柴胡加龙骨牡蛎加减。方中仿小柴胡汤之义,疏通气机,郁结得开而火消;因患者屡服镇静安神之剂,心气委顿,用桂枝辛温壮其心阳,使头晕停心悸止。此外,煎服法别有深意,为师仲景法,煮散服之,意取郁者散之之义。

陈某,女,46岁

1979年6月14日初诊。因突受惊恐而失眠,逐渐加重,入睡艰难,甚则彻夜不眠;情绪焦虑不安,头晕耳鸣,两胁胀痛,口干且苦,舌紫苔黄腻,脉细弦。此乃胆气郁结、痰火内扰之证。

炒竹茹、陈皮各5 g,法半夏、远志、枣仁、柏子仁各9 g,夏枯草、首乌藤各15 g,茯苓12 g,生甘草3 g。

七剂后夜寐渐安,头晕、胁痛亦平;续以上方加减治疗一个月,睡眠正常,其他症状次第消失。

——《中国百年百名中医临床家丛书·国医大师卷·颜德馨》

【按语】陈某虽始因惊恐而致失眠,而刻下症见胁痛口苦、头晕耳鸣,舌紫苔黄腻、脉细弦,当辨为胆气郁结、痰火内扰之证。方以二陈汤加减。二陈汤可导痰浊、开郁结,佐夏枯草、炒竹茹开郁泄火,远志、枣仁、柏子仁、首乌藤养阴定志安神。如此,郁开痰化神安,故病愈。

沈某,男,35岁

1983年10月18日初诊。因上消化道大出血而惊恐不已,随即出现失眠多梦,缠绵不愈。患者神疲气短,头晕目眩,脘腹隐痛,阳痿早泄,舌淡苔白,脉细。证属营血亏损、心神失养之证。

枣仁、茯苓、当归、柏子仁、远志各9 g,川芎、合欢花各5 g,白芍6 g,龙齿15 g,炙甘草3 g。

服药一周,夜能入睡,梦亦减少,他医因其阳痿早泄改用补肾之剂,结果遗精频作,失眠加剧。乃转用前方出入治疗两月,睡眠见安。余症亦渐消失。

——《中国百年百名中医临床家丛书·国医大师卷·颜德馨》

【按语】此患为大病失血、血气亏虚,心失血养、魂神不安而致失眠。证属营血亏损、心神失养,舌脉俱是佐证。治当补益心血、安魂摄神为主。方以酸枣仁汤加减。酸枣仁汤加当归、合欢花养血安神、调畅血气,使得肝魂得以静藏;佐以柏子仁、远志、龙齿,使得心神得以安宁。

张珍玉

纪某,男,47 岁

主诉:失眠日久就诊。先生详问病史。病人自述素有胃疾,晚餐稍有不慎即觉胃脘胀满不适、嗳气、偶有泛酸。致夜眠不安,辗转反侧,近日渐致失眠。先生视其舌红而少苔,诊其脉沉而弱,认定其失眠缘于肝胃不和,失于安卧,日久所致。故不可专司安神,须从调理中焦入手,方为治病之要法,拟方如下:

当归 9 g,炒白芍 9 g,柴胡 6 g,云苓 9 g,陈皮 9 g,台参 15 g,炒白术 9 g,香附 9 g,生龙齿 12 g,生龟甲 12 g,首乌藤 12 g,砂仁 9 g,甘草 3 g。水煎服,日一剂。服药后胃部不适明显缓解,守上方治疗,睡眠时间渐增,失眠好转。

——《中医临床家张珍玉》

【按语】患者失眠日久,不可仅仅安神,应辨证论治。此病案中患者素有胃疾,中焦气机不利,脾气不升,胃气不降则胃脘胀满不适,肝主疏泄,肝气郁结,肝胃不和,郁而化热,则嗳气、泛酸,邪热灼阴,阴津不足,则舌红而少苔,经曰:"胃不和则卧不安。"则夜眠不安,渐致失眠。治以疏肝健脾、养血安神的逍遥散加减。调理中焦气机,脾胃得健,肝气得疏,则精神内守,心神安宁而渐愈。

于己百

屈某,女,48 岁,教师

1998 年 3 月 16 日就诊。主诉:失眠三年,加重一个月。

现病史:患者自诉失眠三年,多梦易醒,醒后难以入睡,伴神疲乏力、头晕心慌、食欲不振、大便干稀不调,曾服多种中西药物,症情时好时坏。刻下症见:失眠,多梦易醒,醒后难以入睡,伴神疲乏力、头晕心慌、食欲不振、大便干湿不调,形体消瘦、面色无华、舌淡脉弱,进一步了解病人性格内向、多愁善感、谨小慎微。

中医诊断:不寐。证型:脾失健运,气虚血少,心神失养。

治法:补脾气,益心血,安心神。

基本方:归脾汤合酸枣仁汤。

处方:党参 12 g,白术 10 g,茯神 10 g,炙甘草 10 g,黄芪 20 g,当归 12 g,远志 10 g,炒枣仁 30 g,木香 10 g,川芎 10 g,知母 12 g,五味子 10 g,首乌藤 20 g,生龙牡各 30 g,姜黄 10 g,陈皮 10 g。水煎,分两次服。

3 月 20 日复诊:服药四剂,睡眠较前安稳,一夜可连续睡五小时,神疲乏力、头晕心慌也有减轻,唯纳食仍差、胃脘饱胀,上方加砂仁 10 g、鸡内金 15 g,再服七剂。

3 月 27 日三诊:服上方后,胃胀缓解、纳食增加,一夜可睡六小时左右,上方去鸡内金,再服一个月。半年后随访,服药一个月,夜卧安定,体力恢复,精神好转,疾病基本痊愈。

——《于己百医案精解》

【按语】思虑伤脾者,脾病中土衰弱,不能向其他脏器贯注水谷精微,脏腑之气混乱必会扰乱心神魂魄,故眠不安。脾病无以生血,血为神魂之居也,血虚故心肝之血俱不足,神魂失养,故失眠。因此治宜补心脾,益气养血安神,方用归脾汤合酸枣仁汤。方中党参、白术、甘草益气健脾;黄芪益气生血,益卫固表;木香、陈皮醒脾理气;川芎、当归行气养血活血;远志、枣仁、五味子、首乌藤宁心安神;知母质润滋阴,除虚热;姜黄活血行气,龙牡潜阳入阴,镇惊安神,全方行气养血,引阳入阴,安魂宁心使之安眠。

邓某,男,24 岁

1998 年 3 月 30 日初诊。

主诉:失眠一年。

现病史:患者自诉失眠一年,入睡困难,心烦躁扰,心急心悸,口干咽燥,大便较干。刻诊:失眠,入睡困难,心烦躁扰,心悸,口干咽燥,大便较干,舌淡黯尖红,脉弦滑稍数。

中医诊断:不寐。证型:心肝阴血亏虚,火热偏盛,心神不安。

治法:镇心安神,补血养阴,清热除烦。

基本方:安神丸(汤)合酸枣仁汤。

处方:丹参 30 g,生地 20 g,黄连 10 g,知母 12 g,炒枣仁 30 g,茯神 10 g,川芎 10 g,甘草 10 g,首乌藤 30 g,生龙牡各 30 g,僵蚕 12 g,天竺黄 12 g,姜黄 10 g,磁石 30 g。水煎,两次分服。

4 月 6 日复诊:患者服药七剂,心烦、心悸、口干均有减轻,一夜可睡五小时,大便仍干。去磁石,加枳实 10 g、竹茹 10 g、麦冬 12 g、五味子 10 g,继服七剂。

4 月 27 日三诊:大便已通,燥热、口干大减,而停药后复又失眠。患者因不能坚持服汤药,故以上方为主,改汤为丸,再治一个月。半年后随访,停药后症情稳定,每夜可睡六小时,病告痊愈。

——《于己百医案精解》

【按语】患者心烦心悸,口干咽燥,大便较干,为心肝阴虚所致。肝藏血,血不足则肝火内生,而生烦躁,口干咽燥。肝藏魂,肝血不足,肝魂躁扰不安故阳不入阴,入睡困难。心血亏虚,易被躁动之邪扰动故心神不安而心烦。治疗宜滋阴清热,镇心安神。方中枣仁、丹参皆入心、肝经,枣仁养心安神除烦,丹参活血养心,除烦安神。黄连、知母滋阴清热,清心除烦,生地合川芎凉血活血,养阴,清血热,僵蚕、姜黄行气活血,祛风通血络,天竺黄、磁石清心定惊,龙牡平肝潜阳,镇惊安神,引阳入阴,全方镇心安神,补血养阴,清热除烦,使心肝神魂安宁,阳得入阴而安眠。

毛某,男,53 岁

2006 年 6 月 17 日初诊。主诉:失眠伴心慌一年。

现病史:失眠健忘,心慌心悸一年,于外院就诊经查诊断为神经官能症,予以谷维素、维生素等药治疗效果不佳,遂今日前来我院就诊。刻下症见:失眠,每日只能睡两三个小时,伴心慌心悸,头晕健忘,急躁易怒,善太息,口干口苦,纳差,二便可。舌质红,舌苔白;脉沉细。

中医诊断:不寐。证型:心阴虚证。

治法:镇心安神定志,清热滋阴养血。

基本方:百合知母汤和酸枣仁汤加减。

处方:百合 12 g,知母 20 g,茯神 15 g,川芎 10 g,炙甘草 10 g,炒酸枣仁 30 g,首乌藤 30 g,半夏 30 g,远志 12 g。水煎服,日一剂。分两次温服。嘱调情志,随诊。

复诊:服用原方六剂后睡眠好转,每日可睡五六个小时,又按上方配药继续服用半月,心慌心悸症状消失,睡眠好转。

——《于己百医案精解》

【按语】本例患者失眠曾被诊断为神经官能症,伴见心慌、健忘、急躁易怒等神经方面的问题,属心阴虚证,心阴虚神魂不安故失眠。治宜镇心安神,清热滋阴,方用百合知母汤合酸枣仁汤。百合色白入肺滋阴,肺藏魄,魄安则神安;知母滋阴清虚热,除烦;远志、枣仁、茯神、首乌藤养心安神;半夏散心下烦躁结气,引阳入阴;川芎行气活血,散郁结之气,全方安魂魄除烦定惊,养心安神。精神平定,躁扰之气除则眠安。

患者,女,40 岁

心烦颧红,终夜不寐,请医数年未效,悲观失望,舌红苔薄腻,脉细弦。辨证为情怀不悦,肝火亢旺,心阳浮动而不寐。拟清热除烦,宁心安神,方以酸枣仁汤加生地、丹皮、辰灯心。服药五剂,病症如故。再佐以潜阳,加石决明,服药三剂后仍无动声色。后转入郑老诊治,分析说,失眠一症,多由心火上亢,可因肾阴亏耗,也可因肾阳衰弱所致。而此病者,年属天命,肾阳衰弱,君火亢旺,为下虚上盛之患,舌虽红但苔薄腻,脉虽弦但两尺沉细,投以温肾阳,泻君火之剂。方以川连 4 g、生山栀 9 g、巴戟肉 10 g、山萸肉 9 g、大熟地 12 g、砂仁 3 g、炙远志 5 g、生牡蛎、青龙齿各 16 g、生甘草 3 g,药有变通,合引火归原之意。服七剂夜寐得宁,十四剂而虚阳平熄,痼疾数年从此得解。

——辽宁中医杂志,1993(3):7.

【按语】患者心烦颧红,终夜不寐,此症状可有实证,也可为虚证,也可为虚实夹杂。实证可为多种原因导致的心火亢盛,虚证可为多种原因导致的虚阳上扰。再结合舌象,为薄腻苔,可见患者体内有湿热之邪。脉象虽弦但两尺脉沉细,尺脉沉细为肾阳不足的表现,故患者还有虚的表现,此为虚实夹杂之证。曾用清热除烦、潜阳之方皆无效,说明患者根本为肾阳不足,虚阳上扰,用苦寒重镇清热之剂只能更伤其阳,故不能起效。此时要舍症从脉,故治疗以温肾阳、引火归原为主,加上泻心火之药。用巴戟肉、山萸肉温补命门,引火归原,配伍熟地滋阴之品,体现了"阴中求阳"的配伍方法。黄连、山栀直折少阴心火,除烦安神;依据"胃不和则卧不安"的原理,加之患者体内有湿邪,故用砂仁化湿和胃;远志开窍化痰,安神;龙骨、牡蛎重镇安神,以治其标。本方重在体现了引火归源之法,用温补肾阳之品,使虚火得降,归于命门,则心神得安,不寐自除。

王士福

患者,女,38 岁

患者失眠多梦,精神萎靡,肢倦乏力,胸中窒闷不适,纳少,二便如常,舌淡红,苔白舌根部较厚,脉濡细。证属痰湿内阻,卫运失常,投以桂枝汤加茯苓、制半夏、制南星。服四剂,夜梦减少,入睡较前为快,但仍感胸中不适,纳少,易醒,苔白。原方加焦三仙、陈皮。续进四剂后,睡眠时间延长,纳增,胸中无不适,以原方继服 16 剂而愈。

——浙江中医杂志,1988(9):417.

【按语】此例患者胸闷、纳少、苔根部厚、脉濡均提示有痰湿内阻。痰湿内阻致营卫之气不和,导致"卫气不得入于阴,常留于阳,留于阳则阳气满,阳气满则阳跷盛,不得入于阴则阴气虚,故目不得瞑矣。"(《灵枢·大惑论》)胸中闷而不适,可因痰气交阻,亦可因食积胃脘,气机不畅,临证应适当变换思路。

何 任

霍某,男,19 岁

初诊:1971 年 4 月 16 日。夜寐不安,午夜后为甚,大便燥结,关节作痛,两足酸软发抖,溲黄,舌胖苔浮,脉结。以祛风湿、安神润津为治。

豨莶草 30 g,火麻仁 9 g,辰茯神 12 g,焦栀子 12 g,当归 9 g,秦艽 9 g,炙甘草 6 g,炙远志 4.5 g,天、麦冬各 9 g,首乌藤 12 g,白术 9 g。三剂。

复诊:4 月 22 日。脉结有好转,夜寐渐安,原意再续。原方去麻仁、栀子、首乌藤,加入丹参、合欢皮各 9 g,五剂。

三诊:4 月 27 日。关节疼痛及足抖均缓,夜寐已安,脉结偶尔发现,诸症均有好转。原意续治,以冀巩固。

炙甘草 6 g,天、麦冬各 12 g,党参 12 g,辰茯神 12 g,泡远志 4.5 g,秦艽 6 g,当归 9 g,火麻仁 9 g,豨莶草 15 g,栀子 9 g,红枣 30 g。三剂。

【按】风湿入侵,脉络痹阻,损耗气血,心失其养则作悸忡,脉有结代,失眠多梦。故以祛风湿,益气血,养心神为治,方中用量较大的豨莶草、秦艽祛风化湿通络;白术、茯神、甘草益心气;当归补心血;麻仁、天麦冬养心阴;首乌藤合茯神安心神;远志蠲痰化浊利心窍,溲黄乃湿有化热之势,故以山栀清热燥湿。合用使风湿祛除,气血舒畅,则胸闷、脉结随之易愈。二剂药后,证有好转。复方在证有较好基础上加强滋养作用。

——《何任医案选》

【按语】此案三方乃复脉汤变法。经云:"伏其所主,必先其所因。"审证求因,不寐乃因风湿痹阻,气血不畅所致,故首诊去滋腻壅湿助热之辈,易以大剂豨、艽、栀祛风湿热为主,兼以安神润津。二诊小效,加以养血活血安神之品,实乃暗合傅青主所主"治血湿亦除"之意。世医多宗仲圣所云"血不利则为水",明"水不利亦病血"者鲜矣。三诊减祛风湿热药之量,缘湿减络通,故加参、枣益气血治本为主。三方变换之处,当细细玩味。

张某,女,38 岁

初诊:1971 年 12 月 5 日。高血压失眠已久,患者自诉,每晚临睡前需服四片安眠药,方能入睡,不胜其苦。近几天来烦恚易怒,苔光,脉弦数有力。予温胆汤法兼平肝阳,并嘱停服安眠药片。

茯苓 12 g,法半夏 9 g,陈皮 4.5 g,枳实 6 g,夏枯草 12 g,淡竹茹 12 g,地龙 6 g,茺蔚子 12 g,代赭石 9 g,桑叶 9 g,灵磁石 30 g。三剂。

复诊:12 月 8 日。药后夜寐转安,苔光脉弦。前方得效,再以平降滋益为治。

党参 9 g,当归 9 g,珍珠母 30 g,黄芪 9 g,白芷 4.5 g,夏枯草 12 g,蔓荆子 9 g,茺蔚子 12 g,制女贞子 9 g,地龙 4.5 g。四剂。

三诊:12 月 13 日。药后夜寐已安,心情亦舒,续原法以善其后,原方加六味地黄丸 30 g(包煎)。四剂。

【按】高血压晕眩头痛,可伴随顽固性失眠,病机是肝阳上扰,内烁心阴所致,本例脉证比较典型。第一方以温胆汤加夏枯草、桑叶、茺蔚子、代赭石、磁石、地龙等药清肝阳降血压,方药对症,深得王孟英、张锡纯的治法。第二、三方乘胜递进,最后复入六味地黄丸肝肾同治,清滋并用,气血兼顾,是调理方中比较周密的。

——《何任医案选》

【按语】孟英治病着重于斡旋枢机,治痰重在清涤,盖"欲清气道之邪,必先去其所依附之痰";经云:"大怒则形气绝,而血菀于上,使人薄厥",锡纯治肝阳上亢之镇肝熄风汤重用赭石、牛膝,倡引血下行法即是对此经旨之发挥。此患高血压失眠,烦恚易怒,脉弦数有力,均为肝气过升,阳夹内风大冒之象,"气有余便是火",火热烁阴,苔光即是明证。首方用温胆汤走泄法佐以清肝平肝、重镇潜降,以清气道,降气逆,况选药夏枯草、桑叶、茺蔚子、地龙之辈,药理证实均有降压作用,后诊复入地黄丸并治下元阴分之损,水充自能涵木矣,此辨证用药之精当,衷中参西之妙着,颇值师法。

徐某,男,43 岁

初诊:1977 年 11 月 8 日。消瘦,寐欠安,便欠调,腹胀滞,溲黄,疲乏,苔白满脉濡。以和脾疏气治之。

炙甘草 9 g,淮小麦 30 g,苍术 4.5 g,炒枳实 9 g,苡仁 12 g,山栀 9 g,姜竹茹 9 g,姜半夏 6 g,陈皮 4.5 g,沉香曲 12 g,瓜蒌仁(杵)12 g,红枣 4 枚。五剂。

复诊:11 月 21 日。药后寐见安,溲已清,效不更方。

苡仁 12 g,白术 9 g,炙甘草 9 g,淮小麦 30 g,苍术 4.5 g,炒枳实 9 g,沉香曲 12 g,姜半夏 6 g,姜竹茹 9 g,玫瑰花 4.5 g,红枣 4 枚,瓜蒌仁(杵)12 g。七剂。

【按】本例病机是湿滞脾胃。脾运失健则壅郁,症见腹胀便难,胃不和则卧不安。苔白脉濡,是其明证。处方以温胆汤合甘麦大枣汤加苡仁、苍术以健脾化湿;沉香曲以理气和胃;瓜蒌仁以润肠;山栀以利尿。药证相投,五剂而效,再七剂而愈。为失眠治疗开辟途径,方意脱胎于《内经》的半夏秫米汤而有所发展,颇可玩味。

——《何任医案选》

【按语】《经》曰:"浊阴走下窍,浊气在上,则生胀矣。"又曰:"诸湿肿满,皆责于脾"。脉症所见,湿浊壅滞,清阳不肯转旋,通阳走泄法固其正治。阅古人治湿必以分消,和脾疏气必以复清浊升降为要。如是,胃得和则卧得安矣。厥阴不主疏泄则胀,土壅亦令木郁,复诊加玫瑰花乃助木之疏泄,治血亦能除湿之意。

韩某,女,54 岁

1965 年 4 月 26 日初诊。头眩时作时止,已历七八年。夜寐欠安,烦躁,胃脘作胀亦达十余天,喉部有痰阻滞,苔微白,脉虚弦。

炒枳实 4.5 g,陈皮 4.5 g,生草 1.5 g,姜竹茹 4.5 g,珍珠母 15 g,姜夏 6 g,焦枣仁 9 g,地龙 6 g,神曲 12 g,生麦芽 24 g,鸡内金 9 g,钩藤 9 g。三剂。

5 月 3 日二诊:夜寐已安,烦躁亦轻,胃脘已不甚胀,续以疏理之。

炒枳实 4.5 g,陈皮 4.5 g,桑叶 9 g,姜竹茹 9 g,焦枣仁 9 g,神曲 12 g,鸡内金 9 g,钩藤 6 g,杭菊 6 g,砂蔻仁各 2.4 g,珍珠母 15 g(先煎)。三剂。

【按】本例病机系肝气郁结,失于条达,加之痰湿阻中,胃不和则卧不安,气转滞则脘作胀;肝郁既久,故晕眩烦躁,时愈时作。苔见微白,脉虚而弦,是其征也。方用温胆汤清疏以化痰湿,加珍珠母、枣仁宁心安神,神曲、鸡金、麦芽以助疏化;钩藤凉肝。三剂见效,说明药证相投。复方加桑、菊、砂、蔻,更切病机。考沈尧峰、王孟英辈,尝以此法治痰湿阻中、肝胃不和的晕眩失眠,多收疗效,本案仿其意而用药。

——《何任临床经验辑要》

【按语】《丹溪心法》云:"善治痰者,不治痰而治气。气顺则一身之津液亦随气而顺矣。"此案以温胆汤走泄法痰气并治,可谓得其旨矣。首诊妙用生麦芽健胃消导,疏解肝郁,一药二用。或曰:复诊功偏疏理,何以不用柴胡?叶天士散肝气之郁,用药每以桑叶、丹皮、荷叶、菊花之辈以代柴胡,甘凉益阴,轻清疏散,恐其劫伤肝阴之义。肝为刚脏,此患气结年久,脉见虚弦,必伤阴矣,故舍柴胡而用桑、菊,深得其法。

李某,男,44 岁

1966 年 2 月 7 日初诊。头痛头晕等症十余载。睡眠久不能安,曾持续进镇静剂,时久而量多,睛内眦有红丝,溲频,舌下有瘀纹,脉涩,先予通络之治。

当归 9 g,炒赤芍 9 g,川芎 4.5 g,干地黄 12 g,桃仁 6 g,红花 4.5 g,柴胡 4.5 g,枳实 6 g,炙草 6 g,桔梗 3 g,牛膝 9 g。三剂。

2 月 10 日二诊:进药两剂后,头痛稍见减轻。夜寐仍进安眠剂而量较减,余如前,续原方再进。

当归 9 g,炒赤芍 9 g,川芎 5 g,干地黄 12 g,桃仁 9 g,红花 6 g,柴胡 3 g,枳壳 6 g,炙草 6 g,牛膝 9 g,蜜桔梗 2.4 g。三剂。

4 月 20 日三诊:天王补心丸 120 g(每晚饭前服 9 g)。

【按】本案的主症为顽固性头痛,失眠,脉舌特征是舌有瘀斑、脉涩,治以王清任血府逐瘀汤,可称方药对症。王氏以此方治头痛失眠,"曾有(头痛)百方不效者,用此方一剂而愈""失眠用安神养血药治之不效者,此方如神"等说法,确非过誉。据临床观察,顽固性头痛失眠,瘀血为患者占相当比重。血府逐瘀汤的功用,何廉臣氏认为"消上焦血府之瘀,所谓"血府",实际即是胸膈间,该方主要以"桃红四物"活血通络兼养血,牛膝引瘀下行,柴胡疏肝理气,桔梗使药性上行于胸膈间,甘草缓急,调和诸药。本案用此方恰如其分。所以两剂而头痛减,后用补心丸调理。治法亦有分寸。

——《何任临床经验辑要》

【按语】先议久病通络法。叶天士有云"初病气结在经,久病血伤入络",并创"辛润通络法"。旭高遥承叶氏之说,"治肝卅法"中亦有曰:"如疏肝不应,营气痹窒,络脉瘀阻,兼通血络。"是乃旭高疏肝通络法。此患久病已入血络,故以逐瘀汤二剂即效,可谓辨证肯綮,效若桴鼓。叶氏有言"王道无近功,久用必有益",瘀去络通,复以丸药缓图,并嘱曰眠时空心服,可谓有方有法,深值效参。

再论血府逐瘀汤。《经》曰:"人之所有者,血与气耳。"是方以四逆散调气,桃红四物调血,气血并调,并有桔、膝二味,一上一下,加减用之,故能治一身上下诸病,非独胸中血府也。清任谓之"血府逐瘀汤",愚认为以"调气活血汤"名之更显其妙。清任所云"百方不效者,用此方一剂而愈",诸药"治之不效者,此方如神"之谈,临证验之,绝非诳语。此方之妙,非一言尽之,颇可玩味。

谢海洲

刘某,男,17 岁,学生

1992 年 5 月 9 日初诊。患者因去年中考,学习紧张,思想负担重,引起失眠多梦,每晚约睡眠三小时,次日神疲乏力,上课精力不集中,记忆力减退,伴心情烦躁,大便偏干,舌淡红苔薄黄,脉弦数。曾服枣仁安神液有效。治以养阴清肝、安神定志,方用柴胡枣仁汤加生龙牡、栀子、琥珀粉,七剂。

二诊:1992 年 5 月 16 日,自述服三剂后已能睡五小时,心情烦躁转佳,大便正常,精神好转,舌淡红苔薄黄,脉弦。用原方治疗四个疗程,症状全部消失,学习成绩提高。

——《中医临床家谢海洲》

【按语】本例乃肝气郁滞,肝失疏泄,肝气犯胃,胃失和降,气逆于上,胃不和,魂不安而致的失眠多梦。柴胡枣仁汤药物由柴胡 10 g,黄芩 10 g,白芍 10 g,百合 20 g,酸枣仁 20 g,五味子 15 g,知母 10 g,川芎 10 g,茯苓 15 g,大枣 5 枚,党参 10 g,甘草 3 g,生地 15 g 组成。方由酸枣仁汤为基本方。柴胡疏肝解郁,条达肝气。生地、知母、百合滋阴清热,润肝生津,宁心安神。五味子、白芍、酸枣仁酸收敛肝养血,养心安神。川芎调畅气机,疏达肝气。酸收并用,养血调肝。党参、甘草、大枣补中益气,养血除烦。又加生龙骨、牡蛎、琥珀粉定魂魄,安五脏。栀子清胃中邪气,诸药合用养阴清肝,安神定志。

李振华

王某,女,49 岁,工人

初诊:1992 年 3 月 13 日。主诉:心烦失眠,急躁易怒半年余。

病史:半年前因母病故,悲忧过度,渐致心烦易怒,哭泣无常。半年来经多家医院检查均提示无器质性病变,按自主神经功能紊乱治疗,服安定、谷维素、维生素 B$_1$、维生素 C、更年康等药物,效果不佳。现头晕失眠,噩梦惊恐,心烦急躁,哭泣无常,胸闷气短,腹胀纳差,倦怠乏力。面色少华,精神萎靡,善太息。舌红,苔黄稍腻,舌体胖大,脉弦滑。

中医诊断:不寐(脾虚肝旺,痰火扰心)。

西医诊断:癔症。

治法:健脾疏肝,清心豁痰。

处方:清心豁痰汤加减(自拟经验方)。

白术 10 g,茯苓 15 g,橘红 12 g,半夏 10 g,胆南星 5 g,香附 10 g,栀子 10 g,莲子心 5 g,郁金 10 g,菖蒲 10 g,淡竹叶 12 g,龙骨 15 g,琥珀粉 3 g(冲服),甘草 3 g。十二剂,水煎服。

嘱:畅情志,调饮食,忌生冷辛辣。

二诊:1992 年 3 月 26 日。烦躁除,能安睡,诸症减轻,唯时感胃脘隐痛,舌质淡红,苔薄白,舌体胖大,脉稍弦。加砂仁 8 g,枳壳 10 g。二十四剂,水煎服。

二诊辨证论治:烦躁除,能安睡,诸症减轻,说明痰火扰心基本已除,然脾虚肝郁未复,故去淡竹叶、琥珀粉以减清心除烦之力,加砂仁 8 g,枳壳 10 g 以增化湿行气和胃之效。

三诊:1992 年 4 月 20 日。诸症消失,偶感心慌。舌质淡红,苔薄白,脉和缓。

三诊辨证论治:痰火已清,标症已无,现患者主症为心慌,治疗以疏肝健脾,养心安神为主,稍用清心化痰之药以巩固疗效。用逍遥散加减,方中当归、白芍、白术、茯苓同用,实土以抑木,使脾健则气血生化有源;使血充则肝得滋柔。焦栀子、郁金、香附、柴胡疏肝解郁清心;菖蒲、远志、酸枣仁、龙骨配伍,有开有合,既清心镇怯定志,又养心安神益智。枳壳行气除胀。

处方:逍遥散加减。

当归10 g,白芍12 g,白术10 g,茯苓15 g,柴胡5 g,焦栀子10 g,郁金10 g,香附10 g,菖蒲10 g,远志10 g,酸枣仁15 g,龙骨15 g,枳壳10 g,甘草3 g。十五剂,水煎服。

四诊:1992年5月6日。面色红润,精神饱满,饮食、睡眠好,病获痊愈。

——《中医脾胃病学》

【按语】患者因母亲病故,悲伤过度,肝疏泄失常,则心烦易怒,哭泣无常;脾虚日久生痰,痰郁化火,痰火扰心则失眠;痰蒙清窍则见头晕;腹胀纳差,倦怠乏力,面色少华,精神萎靡为脾虚表现;胸闷气短,善太息为肝郁表现;本案脾虚肝郁为本,痰火为标,依据中医"急则治其标,缓则治其本"的原则,先清心豁痰再疏肝健脾,标本缓急有序,药证相符,故诸症得解。

赵某,女,33岁,汉族,出租司机

初诊:2005年5月21日。主诉:失眠多梦一年余。

病史:2004年3月份因事物纠纷致心绪烦乱渐致失眠,经市中医院检查无异常发现,诊断为神经官能症,经服安神补脑液及镇惊养心安神汤剂效果不显,需借助西药方可入眠。三个月年因情绪波动,失眠加重,现每日服用谷维素,每晚需服艾司唑仑(舒乐安定)3片方可入睡四小时左右,且多梦,易于惊醒。白天脑中纷纭,不能自已,心烦,急躁,易怒,常有悲伤欲哭之感,记忆力明显减退,心慌、惊悸,四肢无力,头晕,胸闷气短,全身不定时游走性疼痛,面色萎黄呈慢性病容,精神疲惫。舌体胖大,舌质淡红,苔薄腻,脉数弦。

中医诊断:不寐(心脾两虚,肝气郁结,痰火扰心)。

西医诊断:神经官能症。

治法:健脾养心、解郁安神、清化痰火。

处方:清心豁痰汤加减(自拟经验方)。

白术10 g,茯苓15 g,远志10 g,柏子仁15 g,橘红9 g,半夏9 g,香附10 g,西茴9 g,胆南星9 g,节菖蒲9 g,栀子9 g,莲子心6 g,龙骨15 g,淡竹叶10 g,琥珀粉(冲)3 g,甘草3 g。十五剂,水煎服。

嘱:自我精神调节,按时作息,适当活动。

二诊:2005年6月8日。心烦,心悸胸闷气短,急躁,欲哭感及头晕症状大减,现已停服谷维素,每晚服艾司唑仑2片可睡六小时左右,夜梦减少,唯胃部有时隐痛。舌体胖大,舌质淡红,苔薄腻,脉数弦。

二诊辨证论治:心脾得补,肝气得疏,痰火已降,故诸症好转,夜寐转佳,夜梦减少。胃脘有时隐痛为药剂偏凉之因,为防伤胃,去淡竹叶,加砂仁 6 g,木香 6 g 理气止痛。二十五剂,水煎服。

三诊:2005 年 7 月 6 日。已停服艾司唑仑,夜晚可安稳睡眠七小时左右,精神、饮食及面色均恢复正常,唯走路快时感觉心慌,余无不适。舌体胖大,舌质淡红,苔薄白,脉弦。

三诊辨证论治:经用健脾疏肝,清化痰热之剂,调其虚实,使阴阳平衡,脏腑气血得以调整,功能得以复常,故诸症基本消失。行走较快感觉心慌,为病后正气未复之象,拟健脾安神,疏肝清火之剂善后。

处方:逍遥散加味。

当归 12 g,白芍 15 g,白术 12 g,茯苓 15 g,炒枣仁 15 g,石菖蒲 10 g,龙骨 15 g,柴胡 6 g,香附 10 g,西茴 9 g,炒栀子 9 g,菊花 10 g,甘草 3 g。十五剂,水煎服。

患者夜寐安,诸症消失而痊愈。2005 年 12 月 21 日电话随访,知已正常驾驶出租车三个多月,现每晚 10 时左右即睡,早晨 6 时许起床,身体一切正常,无任何不适感。

——《中医脾胃病学》

【按语】本案与上案病因病机及临床表现相似,故处方也大同小异,不同之处:上案胃脘隐痛加砂仁、枳壳行气化湿和胃;本案加砂仁、木香温胃行气止痛。两案证明李老自拟清心豁痰汤对治疗脾虚肝郁致痰火扰神证疗效确切,临床可以学习应用。

孟澍江

罗某,女,38 岁

1993 年 3 月 21 日初诊。主诉:长期失眠已近五年,素体羸弱,肝木素旺,烦劳过度,数月来彻夜不能入睡,烦躁不安,每用镇静安眠之品,亦不能入睡。诊见舌红苔黄,口苦。诊为胆热索盛,心火独亢,必须清胆火,泄心火,乃用黄连温胆汤加减。

处方:黄连 3 g,陈胆星 6 g,枳实 9 g,半夏 9 g,山栀 10 g,莲子心 4 g,竹茹 10 g,竹叶心 10 g,甘草 3 g。

服药后,未见明显好转,依然不能入睡,心中烦,大便秘而不爽,以火邪正盛,用前方加大黄炭 3 g 以泻其腑,又服五剂,虽有睡意,仍不能安然入睡,但药证尚合,不用更张,仍守原方调治再服七剂。待再诊时,病者自言已有睡意,且能安睡三四个小时,唯感头昏,口微干,此为火盛阴伤之象,复以黄连阿胶汤,以加强泄火之力,十日后,病者能安睡如常。

【按】失眠一症,原因甚多,有因血虚不能养心者,有因胃不和者,有因阴虚火旺者。根据临床所见,本证均非上述原因,所以久治无效。孟教授在诊察该病例辨证时,紧紧抓住舌红、口干、心烦等症,所以断定为胆热心火均盛,火盛必须泄火,泄火必以苦,因此取用黄连温胆汤即为合拍。孟教授还强调指出,对这类患者,在治疗时还应多做疏导工作,解除对失眠的心理负担,尽量使他们在思想上得到放松。同时,在白昼要适当加强活动,不要整天萎靡不振。而到晚上要及早上床休息,不能睡不着就起来走动,以免"散神"而更难入睡。另外,所用的煎剂应在睡前服头煎,且头煎应煎得时间长一些,目的时尽量使头煎的药力强一些,以促进入眠。对这类患者的诊治应有一定的耐心,因一般来说,中药的安眠作用较缓,很难期望服用一二剂即能使顽固性的失眠得愈,所以应充分把情况与患者讲清,鼓励其坚持服药。对已有服用西药安眠药习惯的患者,在开始服用中药时,安眠药一般不宜立即停用,可在与中药合并使用一段时间后,再逐渐减少安眠药的用量,直至完全停用。

——《临床中医家孟澍江》

【按语】痰火扰心,心神不宁,劳累过度,火炽痰热,治法宜清火化痰。方用黄连温胆汤加减,如此则胆热清,心火泻;二诊,心烦,便秘不爽,加大黄炭泄腑通浊;三诊,头昏,口干,辨为火盛阴伤,以黄连阿胶汤增养阴泻火之力,十日而愈。

李某,女,43岁,某军事学院讲师

初诊:1984年5月4日。夜难入寐,寐则多梦,平时不耐思考,多思则头痛,每次看书时间不能超过半小时。病已两年,选用西药镇静安眠药,效果欠佳,有时虽能入寐,但醒后头昏脑涨,精神萎靡不振。平素性情烦躁易怒。口渴,大便干,隔日行一次,但便时不畅。每值经行则诸症更为严重。舌质偏红少苔,脉弦细。证属肝火亢旺,肝血不足。火旺则扰及心神,血虚则不能养心,始以清泻肝火,补脾生血,宁心安神。

处方:夏枯草10 g,双钩藤(后下)12 g,炒白芍12 g,当归12 g,生黄芪10 g,太子参10 g,柏子仁10 g,炒枣仁15 g,茯神12 g,合欢花15 g,青龙齿(先煎)30 g,法半夏10 g。五剂。

并嘱平时忌食辛辣刺激食物,宜多食水果。并养成定时睡眠习惯,忌饮茶,平常可用菊花或决明子汤代茶。服药时间,宜中晚各一次。晚上在睡前两小时服。睡前宜散步或做其他活动,不宜看书。睡前宜用温水泡双足,水温在40℃左右,水宜多,10～15分钟,洗毕擦干。再按摩足底涌泉穴,以助入寐。

二诊:5月10日。夜寐有所改善,梦境亦少,大便仍干。再以原方加味。

处方:夏枯草10 g,双钩藤(后下)15 g,炒白芍12 g,当归12 g,生黄芪15 g,太子参10 g,柏子仁12 g,炒枣仁20 g,茯神12 g,青龙齿(先煎)30 g,法半夏10 g,首乌藤15 g,焦山栀10 g。七剂。

三诊:5月18日。夜寐续有好转,梦境已少,大便已不干结,能顺利而下。性躁善怒已平,耐思考,可连续看书两小时,记忆力已较增强,再以原方续服五剂。为巩固疗效,嘱其服完汤剂,继服天王补心丹合归脾丸。早、中服归脾丸,每次10粒,空腹服下。晚上睡前服用天王补心丹(浓缩丸服20粒,如蜜丸12 g),连服二十天。

【按】失眠一症,为脑力劳动者常见病,但失眠原因不一,所以亦须辨证论治。本症属阴血不足,心肝火旺。由于平时劳心太过,盖思虑伤脾,劳心伤神,导致心脾两虚,阴血不足。由于阴血不足,导致肝火亢旺,扰及心神,故现性躁善怒,心神不宁,寐则多梦,纷至沓来。久之则脾不主思,不耐思考,注意力难以集中,脾虚则易致营血不足,不能养心故使失眠症经久不愈。泻肝补脾,为治病之本,养血清心安神为治病指标,标本同治,故取得较好的效果。期间嘱其平时宜注意的几点,对失眠者来说,亦较为重要,实为辅助治疗,亦是治疗失眠中的重要一环,千万不可忽视。

——《孟景春临床经验集》

【按语】《景岳全书·不寐》云:"劳倦、思虑太过者,必致血液耗亡,神魂无主,所以不眠。"患者身为讲师必长期苦读,其不寐为劳倦、思虑太过引起,又其平素心烦易怒,知其肝火较旺,且口渴、大便干、舌偏红、少苔均示肝火已灼伤人体之津液。故推知其病机为肝火亢盛,阴血不足,火旺扰心,复又血虚不能养心,故心神不宁,夜不能寐。治应清泻肝火,补脾以助气血生化之源,辅以宁心安神。孟师不仅选方精良,而且对其日常生活嘱托亦细致入微,医者疗疾,谨需留心。

汪某,男,73 岁,离休干部

初诊:2004 年 7 月 18 日。素有痛风、冠心病、糖尿病、胆囊炎等多种疾病。近二十余日,经常失眠,寐则多梦。同时胸脘痞闷,并有阵阵疼痛,自服速效救心丸,胸痛缓解。目前以失眠为主。先拟养心安神法。

处方:炒枣仁 20 g,柏子仁 10 g,朱茯神 12 g,首乌藤 15 g,合欢花 15 g,法半夏 10 g,陈皮 6 g,炒枳壳 6 g,广郁金 10 g。七剂。

另用琥珀粉 20 g,每次用 2 g,用蜂蜜水调好,吞服。在睡前两小时服下。睡前再用温热水泡脚,十五分钟左右,擦干上床就卧。

二诊:7 月 25 日。药后睡眠仍未见好转,胸前疼痛有好转。舌质边及尖有紫,脉沉细而涩。或系瘀阻心络而致心神不安,试拟活血通络,佐以安神。

处方:桃仁(打)10 g,杜红花 6 g,炒赤芍 10 g,炒川芎 10 g,玉竹 10 g,丹参 15 g,朱茯神 12 g,炒枣仁 20 g,首乌藤 15 g,当归 6 g。七剂

三诊:8 月 1 日。药后胸痛缓解,夜寐亦有好转,每晚能睡五六小时。舌尖及两边紫气亦淡,确系瘀血阻络而致失眠。再以原方加减。

处方:桃仁 10 g,炒赤芍 10 g,炒川芎 10 g,杜红花 6 g,玉竹 15 g,丹参 20 g,制香附 10 g,陈皮 6 g,朱茯神 12 g,炒枣仁 20 g,首乌藤 15 g,炒谷芽 20 g。七剂。

四诊:8 月 9 日。夜寐更有改善,胸痞闷痛未作,纳谷亦增,效不更方。

处方:原方七剂加生山楂 12 g。

五诊:8月16日。夜寐与胸痛均有好转。每晚能睡六七小时,梦境亦少。患者要求再治痛风、胆囊炎。

【按】此症之失眠,治用活血祛瘀,兼通心络,实得王清任之《医林改错》血府逐瘀汤的启示。该方共有主治证候17项。其中就有夜睡梦多与失眠之证,并在夜寐梦多加注曰:"夜睡梦多,是瘀血,此方一二付痊愈,外无良方。"于不眠项加注曰:"夜不能寐,用安神养血药治之无效者,此方若神。"其曰"外无良方",又曰"此方若神"。未免有些夸大其词。不过活血祛瘀法对有瘀阻而致失眠者,确实有效。

本方用活血祛瘀法,未用其原方。如生地、柴胡、桔梗、甘草、牛膝均未用。源于其本有冠心病。故加丹参、玉竹、山楂,以活血化脂,枣仁、茯苓、首乌藤等安神。陈皮、香附以理气,以气行则血行也。

——《孟景春临床经验集》

【按语】古云:"顽疾多瘀血"。长期顽固性不寐或者长期慢性病患者始得不寐,应用安神补益之剂效果不佳,并伴有多梦、疼痛、舌质有紫,脉涩等症者皆可从瘀论治。医者始用养心安神之剂,效差,观其舌脉,俱见瘀象,知其系瘀阻心络而致心神不安,试拟活血通络,佐以安神,竟获良效。正如《灵枢·邪客》:"补其不足,泻其有余,调其虚实,以通其道,而去其邪……"血府逐瘀汤以泻为补,以通为安,本为祛瘀之剂,却收补养安神之功。

宋健民

于某,男,40 岁,农民,乳山后山垛夼人

1986 年 1 月 1 日初诊。患者失眠三年多,每天服安眠药,来诊时服安定片 10 片,亦不能安睡,就是稍睡也梦缘纷纭,口干苦,烦躁,头胀,目涩,手足心热,脉弦数,苔黄腻质赤。诊断为肾阴不足,心火偏亢,肝郁湿阻。治用尔眠宁加味:黄连 6 g,黄芩 6 g,阿胶(烊化)10 g,白芍 15 g,百合 30 g,生地 30 g,黑豆 30 g,炒枣仁 30 g,夏枯草 30 g,半夏 10 g,鸡子黄(冲)1 枚。水煎服,连服十剂即愈,再未复发。

——《临床中医家宋健民》

【按语】方用黄连入心经,清热燥湿,擅降心火;黄芩清热燥湿;阿胶、鸡子黄同入肾经,皆为血肉有形之品,滋阴养血;白芍用以养血柔肝;百合、生地、酸枣仁同用滋阴降火,养心安神;黑豆入肾,养血平肝,补肾壮阴;《医学秘旨》曰:"盖半夏得阴而生,夏枯草得阳而长,是阴阳配合之妙也",二药伍用,可引阳入阴,和调肝脾,如是阳入于阴,阴阳交泰则寐。

刘某,男,36 岁,莱阳工商银行干部

1995 年 10 月 11 日初诊。患者经常失眠已两年多,每犯病时即服安定片,现在服后也不见效,故来就医。自述失眠多梦,烦躁易惊,头胀恶心,健忘等症,脉弦数,苔黄腻,诊断为心肾不交,肝火偏旺。治以泻火养阴、交通心肾、清肝健脑之剂,用尔眠宁加味:夏枯草 15 g,半夏 10 g,阿胶(烊化)10 g,黄连 6 g,黄芩 6 g,白芍 15 g,百合 30 g,生地 30 g,炒枣仁 30 g,木灵芝 20 g,桑椹子 30 g,远志 9 g,石菖蒲 9 g,莲子 30 g,琥珀(为末冲)3 g。水煎服,连服十剂即愈。

——《临床中医家宋健民》

【按语】心肾不交是指心阳与肾阴的生理关系失常的病变。心居上焦,肾居下焦。正常情况下,心与肾相互协调,相互制约,彼此交通,保持动态平衡。如肾阴不足或心火扰动,两者失去协调关系,称为心肾不交。桑椹子入肝肾,滋阴补血;远志通于肾交于心,菖蒲开窍启闭宁神,二药伍用,益肾健脑聪智,开窍启闭宁神之力增强,对健忘等症疗效较好,莲子入心肾,长于养心安神,治夜寐多梦;琥珀安五脏,定魂魄,功擅镇惊安神。配合宋老验方尔眠宁,起到很好的疗效。

赵清理

关某,女,24 岁

三年前因失恋精神受刺激,后渐觉头痛失眠,历两年不解。近两个月加剧,头胀欲裂,昼夜不眠,自觉神识较前模糊,伴面㿠食少,间有干呕,气短乏力,懒于言语。验其舌,质淡,苔薄。候其脉,弦细而寸弱甚。证由精神刺激,忧郁不解,心气耗伤营血暗亏,不能奉养心神所致,总属气郁血虚。治宜养心安神,予甘麦大枣汤合百合汤、芍药甘草汤化裁治之。

处方:小麦 60 g,甘草 9 g,大枣 5 枚,百合 30 g(先煎),炒白芍 12 g,当归 9 g,珍珠母 20 g,薄荷 6 g,陈皮 9 g,竹茹 9 g,炒枣仁 9 g,柏子仁 9 g。三剂,水煎服。

二诊时烦减眠安,干呕亦减,唯头仍胀闷,上方去陈皮,加菊花 12 g、蔓荆子9 g,继服三剂,后守方再进三十余剂则愈。

——《赵清理心得验案辑》

【按语】甘麦大枣汤出自张仲景《金匮要略》:"妇人脏躁,喜悲伤欲哭,有如非己所作,数欠伸,甘麦大枣汤主之。"由甘草三两、小麦一升,大枣五至七枚组成,其构思精练,组方巧妙,有养心安神、和中缓急、补脾益气等功效。常用于脏躁,以精神恍惚、常悲伤欲哭不能自主、睡眠不实、言行失常、哈欠频作、舌红苔少等为主症。此处赵老却用治不寐之证,盖因不寐本因精神刺激而起,虽不见"喜悲伤欲哭",但病因病机与之相同,故应"异病同治"。首辨虚实,观其证,发病已三年,虽头胀欲裂,但应属虚证,伴见脾虚、气虚之证,亦可证实;次辨脏腑,本病得之于肝,但病久心气耗伤,营血已亏,心神失养,故见失眠等症,故推知病位主要在心。病机总属心气血虚,心神失养。治应补益气血、养心安神,宜甘麦大枣汤,合百合汤以滋阴,合芍药甘草汤调和肝脾,缓急止痛。加陈皮、竹茹以和胃,炒枣仁、柏子仁安神。

刘某,男,46 岁,干部

1975 年 6 月 3 日初诊。心悸失眠历两年不愈,平时伴有心慌心跳,气短乏力,头晕健忘。视其颜面萎黄而两颧稍红,形体消瘦,表情苦楚,口唇色淡,舌体脱液,苔薄似无,脉虚细而数。

脉证合参,皆阴虚阳浮之证。证属心肾不交,心悸失眠。拟滋阴补肾,养心安神之法。用六味地黄丸合归脾汤化裁治之。

处方:熟地 24 g,山药 15 g,山萸肉 12 g,茯苓 10 g,丹皮 10 g,女贞子 15 g,党参 10 g,白术 10 g,当归 10 g,牡蛎 12 g,炒枣仁 15 g,炙甘草 6 g,龙齿 12 g。三剂。水煎服。

二诊:诸症有减。拟前法加麦冬 15 g,珀粉 3 g(冲服),三剂。

三诊:诸症大减。嘱用前药方,加量 5 倍,配成蜜丸,每丸 9 g。每晚开水送服 1 粒。如此调理,月余而愈。

【按】本例因肾阴亏耗,肾水不能上济于心而心火独亢,劫津扰神,故心悸失眠。故赵老拟六味地黄汤合归脾汤加减,一方面使其阴阳相济,心肾交合;一方面健脾养心以安神。心、脾、肾三脏同治,滋、清、补三法合施,诸药配伍,相辅相成,更配以静摄心神,故获效较速。后改丸剂调理,诸恙皆安。

——《赵清理医案医话集》

【按语】此患者之证,总归属三条:心悸失眠,心慌、心跳为心火亢盛;面色萎黄、气短乏力、头晕均示脾虚;两颧稍红、形体消瘦、舌体脱液、苔薄似无、脉虚细而数,为肾阴虚津亏之象。病机总属肾阴虚,水不能上济于心,心火独亢于上;脾虚气血生化乏源,血不养心,而致失眠心悸。治应主以六味地黄丸滋肾阴,辅以归脾丸,补益心脾。酌加女贞子滋补肝肾之阴,牡蛎、龙齿重镇安神。二诊时加大滋阴、安神之力,予麦冬滋养心胃之阴,琥珀粉镇惊安神。患者上中下三焦俱病,虚实夹杂,治应主次分明。

程某,男,49 岁,教师

患者已患"萎缩性胃炎"三年之久,常觉气短乏力,食少呃逆,且呃逆常发于夜间。伴烦热懊恼,渴喜凉饮,小便短少、微黄,后渐觉心悸,夜寐梦多。近半月,又苦于失眠,日渐加重,三日来夜烦不寐。脉搏细数。

证属心胃阴虚。心阴虚则神不安,故心悸失眠多梦;胃阴虚则口干喜饮。治宜补心安神,益胃养阴。用生脉散合益胃汤加减。

处方:党参 12 g,麦冬 9 g,五味子 9 g,沙参 15 g,乌梅 9 g,白芍 12 g,生山药 20 g,茯苓 15 g,竹茹 9 g,生龙牡各 15 g,炒枣仁 9 g,甘草 3 g。三剂,水煎服。

二诊:服药后,心悸、失眠大减,食欲稍增,唯呃逆不见显效。照前方又加丁香 6 g,以助降逆之力。继服三剂。

三诊:病情好转,仍宗原意,继用上方十剂。失眠获愈。唯食量仍未复常,间有呃逆,后仍以上法加降逆之柿蒂调治,又十剂而愈。

【按】本例患胃疾,致使胃津亏虚,食少,呃逆,证属胃阴虚。《内经》云:"胃不和则卧不安"。赵老体会临床上不仅食滞胃中,胃失和降,容易出现卧不安,而胃阴不足亦可导致失眠,本例即是明证。盖胃为五脏六腑之大海,海水空虚,心血亦必因之枯涸;心阴不足神失其养,故渐觉心悸,梦多,夜不能眠。因此,采用滋养心胃阴液的办法,冀除失眠之苦。由于证因明辨,矢的相贯,故获良效。

——《赵清理医案医话集》

【按语】患者素有胃疾,烦热,渴喜凉饮,小便短黄均识其证为胃阴虚,长期食少,水谷不养,久则气虚,阴虚虚热之气上逆故呃逆;夜属阴主,本阴虚,故夜间常发。长期胃疾,后天之本虚甚,气血生化之源不足,无以奉养心神,致心悸、失眠、多梦。近日以失眠为主证,夜烦,脉细数,示其为心阴虚之证。故病机总属心胃阴虚,心神失养,治应养阴益胃,滋阴安神,方用生脉散合益胃汤加减。生脉散益气生津敛阴,用于气阴两虚之证,三药一补一润一敛,令气阴两复;益胃汤养阴益胃,用治胃阴损伤。后二诊酌加和胃降逆之品,治其顽固呃逆。

张某,女,26 岁

两年前因失恋,精神受刺激而情志抑郁,常感心烦不安,易发脾气,睡眠差,且多梦纷纭,头晕头胀,记忆力下降,体倦乏力,饮食时好时差,曾服归脾丸、天王补心丹及中草药治疗,效果不显,常依赖西药镇静剂来维持。近几个月来因工作不顺心而又使病情加重,每晚需服艾司唑仑片 2 片,方可入睡两小时,否则,彻夜难眠,病人十分苦恼。经人介绍前来求赵老诊治,诊见患者痛苦病容,头晕头痛且胀,记忆力明显下降,口干口苦,烦躁不宁,失眠多梦,脘腹痞满,纳呆,大便秘结,二三日一次,舌红苔薄黄乏津,脉弦数。赵老认为此乃肝气郁结,郁久化火,上扰神明所致,遂投以丹栀逍遥散加减。

当归 12 g,白芍 15 g,柴胡 15 g,茯神 30 g,薄荷 6 g,丹皮 12 g,栀子 12 g,黄芩 12 g,首乌藤 15 g,酸枣仁 30 g,柏子仁 30 g,制半夏 12 g,黑大黄 12 g,甘草 3 g,生姜 3 片,红枣 3 枚。水煎服。

二诊:服药三剂,大便已通畅,口苦、烦躁减轻,仍难以入眠,照上方去黑大黄,加珍珠母 15 g,炙远志 12 g,水煎服。

三诊:服药 6 剂,以上诸证已减轻,惟睡眠仍差,仍需加服艾司唑仑片,照上方再加麦冬 12 g、朱砂 0.5 g(冲),水煎服。

此后在原方基础上,稍作加减,又连续服用十二剂,诸症消失,不服镇静药也可入睡,为巩固疗效,又嘱其服逍遥丸和柏子养心丸以调理之,半月而愈。随访半年未见复发。

【按】本例患者系由肝火偏亢,扰动神明而致失眠,故赵老用逍遥散以疏肝健脾,增丹皮、栀子、黄芩以清肝泻火,更入柏子仁、酸枣仁、首乌藤以宁心安神,俾肝火清,心神宁而睡眠自安矣。

——《赵清理医案医话集》

【按语】本病发于精神刺激,实属肝郁,日久化火,火性炎上,故见头痛、头晕、头胀,口干口苦等症。肝郁化火,上扰神明则心烦不寐、多梦、记忆力减退;肝郁乘脾,可见脘痞、纳呆;火盛津亏,故口干、便结、舌脉所见。方选养血健脾、疏肝清热之丹栀逍遥散,加黄芩清肝胆之热,半夏消脘腹之痞满,首乌藤、炒枣仁、柏子仁养心安神,黑大黄通秘结之宿便。二三诊时便通,去大黄,眠仍不佳,故加大安神之力。前人予归脾汤、天王补心丹,补益心脾安神之剂之所以不效,盖因病机误判,而犯"实实之戒"。

患者,任某,男,45 岁

初诊:1993 年 10 月 13 日。主诉:少寐多梦或不寐两年余。

现病史:由于工作劳累,曾于两年前开始失眠或整夜不寐,或夜寐仅四五小时,多梦易惊,周身乏力,倦怠少神,心烦易怒,头昏晕不爽,时有心悸,两年来体重下降达 5 kg,纳谷欠馨,大便时溏软,脘腹凉坠,尿频,夜尿达四次之多,无尿痛、尿急。曾于部队医院就诊,诊为"神经衰弱""前列腺增生",予以镇静药及中成药服用,并配合理疗,然无显效,特请焦老诊治。

既往史:否认肝炎、结核、高血压、肾炎等病史,否认药物过敏史。

个人史:无烟酒嗜好。

查体:舌边尖略红,舌苔薄白,左脉弦细,右脉弦略滑。

诊断:中医:不寐(阴虚肝旺证)。西医:神经衰弱,前列腺肥大。

辨证:思虑过度,久劳伤神,暗耗阴血,肝阴血虚不足,阳旺自生,故致不寐等症。

治法:滋阴潜阳,疏肝温中,佐以缩泉之品。

处方:生石决明 30 g(先下),生龙牡各 30 g(先下),生地 15 g,生赭石 20 g(先下),生白芍 12 g,炒黄芩 10 g,制香附 10 g,远志 12 g,炒枣仁 30 g(先下),首乌藤 15 g,高良姜 10 g,桑螵蛸 15 g,白蒺藜 10 g。七剂,水煎服。

二诊:1993 年 10 月 27 日。患者服上药共十四剂,现觉睡眠明显好转,每夜能睡六七小时,中午尚能睡一个多小时,纳食较前明显增加,两周来体重增加了 2 kg,睡眠质量亦增加,很少发生易惊多梦的情况,仍有尿频,夜尿二到四次,曾于部队医院查尿常规、肾功能、肾图等均正常,B 超示前列腺轻度肥大,昼尿正常,大便调,舌苔薄白,脉滑略弦。

鉴于病情减轻,继守上方稍事加减,并嘱夜睡前少饮,巩固疗效。

处方:生石决明 30 g(先下),生龙牡各 30 g(先下),生地 15 g,灵磁石 30 g(先下),生白芍 12 g,炒黄芩 10 g,制香附 10 g,茯苓 18 g,炒枣仁 30 g(先下),远志 12 g,菖蒲 10 g,蝉衣 12 g,白蒺藜 10 g,猪苓 15 g,炒黄柏 12 g,覆盆子 15 g。七剂,水煎服(效可继服)。

【按】患者主要表现为少寐多梦或不梦两年余，常服镇静剂，然无显效而就诊。吾师四诊合参，考虑其思虑过度，久劳伤神，暗耗阴血，肝之阴血不足，阳旺自生，必发不寐、少寐之证。故采用滋阴潜阳、疏肝温中治之，选用自己的经验方即挹神汤加减。用生地、白芍滋水涵木，用生石决明、生龙牡、赭石等镇收上亢之阳，用黄芩、香附燮理枢机，配伍巧妙，正中其病，则两年沉疴可起。患者不仅睡眠好转，且体重增加2 kg，体力也得以恢复。

——《焦树德临证百案按》

【按语】此以挹神汤加减应用，以生石决明，生龙牡、生赭石咸凉清热，益阴，潜肝阳，收浮越之正气；生地黄、白芍补益真阴，滋水涵木，凉血生血，柔肝安脾；首乌藤滋肝肾，交合阴阳；酸枣仁养肝助阴，宁心敛汗而安神；白蒺藜散积郁，祛肝风；黄芩泻肝胆火，益阴退阳；香附调理气机；桑螵蛸缩尿；高良姜温胃散寒，诸药合和，共达养阴柔肝，潜阳安神，交通心肾之功。二诊去生赭石加灵磁石潜阳，重镇安神；茯苓、猪苓健脾以治溏；远志交通心肾，与菖蒲共作安神益智之功；加用蝉衣，"蝉衣之用，凡因风因痰而生热，因热因恐而致痉，因惊因痰而为痫、癫和不寐的症候，用之都有疗效。"炒黄柏滋阴降火，退虚热；以覆盆子代替桑螵蛸，起阳摄溺。使失眠与其他症状均有好转。

患者,女,57 岁

因暴怒而起病,终日悲观苦闷,情绪不稳,夜间惊悸失眠,服艾司唑仑 8 片,始能蒙眬入睡两三小时,终日痛苦,不能自拔,且有自杀倾向。观其神志呆板,沉默不语,面色暗无光泽,舌红,苔白燥,脉象弦滑,重按有力,大便秘结不通,一周一行,小便黄赤。综合分析,此病得之于暴怒,不得发泄,精神恍惚,此乃五志过极,肝郁化火,津液遇热酿成痰浊,扰于心神,《赤水玄珠》所谓"火郁""木郁",不宁则郁,郁则不达,治以舒畅气机、清泄肝火、涤痰安神。

处方:川芎 15 g,苍术 15 g,香附 20 g,郁金 20 g,黄连 15 g,黄芩 15 g,大黄 10 g,栀子 15 g,生地黄 20 g,玄参 15 g,麦冬 20 g,石菖蒲 15 g,远志15 g,炒酸枣仁 20 g,胆南星 15 g,竹茹 15 g,半夏 15 g,茯神 15 g,甘草 15 g。水煎,每日两次服。

【按】张琪分析,本例患者因暴怒起病,临床辨证为心肝郁热,经过大量临床观察,张琪发现,心肝郁热是顽固性失眠的临床常见证候。究其原因,张琪认为,起病日久,邪实阻滞,化火生热,心藏神,肝在志为怒,心火亢盛,肝气郁热,出现心中炽热失眠,心悸怔忡不宁,肝火燔灼,常见目赤颧赤,痉厥狂躁,多怒烦躁不寐等,张景岳谓"肝火多见于郁怒伤肝,气逆动火,炽热胁痛"等,种种见症不胜枚举。心为肝之子,心肝火盛,相互肆虐,既要清肝火,又要泻心,所谓实则泻其子。若肝郁化火伤阴,则见舌红少苔,大便秘,小便赤,脉象弦滑实,辨证属热邪内郁不得外泄,津液遇热化成痰浊,气郁、痰浊、热邪交织。郁而不得外达,扰于心神,治疗以大黄、黄连、黄芩、栀子苦寒泻心;香附、柴胡、郁金、沉香疏散气郁;胆南星、半夏、礞石、石菖蒲化痰浊开窍;远志、麦冬、茯神养心安神;热炽伤阴,复用生地黄、麦冬、玄参、百合、白芍以滋养阴液。针对病机组方从四方面入手,看似药味繁多,实则配伍严谨,若服药后大便通畅,泻下污秽液,病人则往往能随之心情舒畅,烦躁不宁等症一泻而解。

——《张琪老中医临证备忘录》

【按语】肝主疏泄,肝气不舒,郁结化火,或灼津炼液为痰,气郁、痰郁、火郁相互交织,郁结于体内不得外泄,心为肝之子,扰于心神,则情绪不稳,夜间惊悸失眠,神志呆板,沉默不语,面色暗无光泽,脉象弦滑,重按有力;火耗伤阴津则舌红,苔白燥,大便秘结;心火下炎,则小便黄赤。治以舒畅气机、清泄肝火、涤痰安神的越鞠丸合黄连温胆汤加减。方中川芎、苍术、香附、栀子理气解郁,宽中行气;黄连、黄芩、大黄苦寒泻心火;半夏、胆南星、竹茹清肝泻火涤痰;生地、玄参、麦冬滋阴,壮水以制火,入血分以养血,血不燥则津自润;郁金、石菖蒲、远志、炒枣仁、茯神豁痰开窍,交通心肾;从而气机得疏,肝火得清,心神安宁。

患者,男,35 岁

失眠四个月余,自述因所愿不遂,情志抑郁而致夜不能寐,四个月来每夜几乎通宵不眠,五心烦热,有时方有睡意即突然惊醒而不能再入睡,精神疲惫异常。经用西医镇静安眠药及中药中医镇静安神之剂均未获效,经介绍求治于张琪。患者不寐心烦,面色憔悴,目暗少神,舌光红无苔,脉弦滑而数。辨证:志极动火,阴血暗耗,水不济火,心肾不交。立法:育阴潜阳,清心安神。

处方:黄连 10 g,黄芩 10 g,阿胶 15 g(冲),白芍 15 g,生地黄 20 g,玄参 20 g,生赭石 30 g,珍珠母 30 g,五味子 15 g,酸枣仁 20 g,首乌藤 30 g,甘草 10 g,鸡子黄 1 枚(冲)。水煎服。

【按】张琪体会不寐一证,其病机较为复杂,临床需认真辨证,不可滥用镇静安神。本案病发于情志抑郁之后,五志化火,耗伤阴血,阴不涵阳,心火独亢,故五心烦热、舌光红无苔、脉弦滑数;水不济火,心肾不济,神不安守其舍,故夜不能寐,故予《伤寒论》黄连阿胶汤加育阴潜阳宁神之剂治之而愈。黄连、黄芩清心火,芍药、阿胶滋阴血。本方尤妙在鸡子黄既宁心涵阳,又滋育肾阴,如此使水升火降心肾交,坎离济则心烦不寐诸症愈,然该患已两个月彻夜不眠,病情十分顽固,单以原方终嫌力薄,故加入生地黄、玄参育阴清热;珍珠母、生赭石重镇潜阳;酸枣仁,首乌藤,茯苓宁心安神。此例不寐即情志内伤,经用黄连阿胶汤加味治之而愈,足证《伤寒论》为万病之准绳,非独伤寒也。张琪常以本方加减治疗心烦不寐,由于阴虚阳亢,心肾不交者多获殊效。凡心火亢盛,舌红脉弦滑或弦数者,即投此方,百不失一。

——《张琪老中医临证备忘录》

【按语】根据舌脉及其症状辨证为阴血暗耗,心肾不交。《景岳全书》云:"若七情内伤,血气耗损……神以精亏而无依不寐。"情志不遂,郁久化火,耗伤阴血,阴虚火旺则五心烦热,舌光红无苔,脉弦滑而数;《景岳全书》云:"真阴精血不足,阴阳不交,而神有不安其室耳。"病久及肾,肾阴不足,不能上行以济心火,心肾不交,心火独亢,阳不入阴,神不守舍则不寐心烦,血虚不能濡养面目则面色憔悴,目暗少神。治以育阴潜阳、清心安神的黄连阿胶汤加减。《伤寒论》303 条曰:"少阴病,得之二三日以上,心中烦,不得卧,黄连阿胶汤主之。"方中黄连、黄芩清心火,除烦热;白芍、阿胶滋肾阴;妙用鸡子黄为血肉有情之品,可以补离宫之火,用生者搅和,取其流动之义也;《经》曰:火位之下,阴精承之;阴平阳秘,精神乃治。由于患者失眠时间较久,病情较重,加入生地黄、玄参滋阴清热;珍珠母、生赭石重镇安神;酸枣仁、首乌藤、五味子酸甘敛阴,养血安神。根据经方加减变化,治疗阴虚阳亢之失眠,疗效显著。

屠金城

患者,男,40 岁

就诊日期:1986 年 10 月 20 日。患者近半年来精神不振、性情孤僻、睡眠不正常、头晕、失眠健忘、心悸、纳呆、口干、心烦、呓语、夜间不自主下床乱走,家人劝阻亦不清醒,次日自感精神疲倦、四肢乏力,询其昨夜情景,茫然不知。面色发黄、唇干,舌红,脉弦数。予甘麦大枣汤加味。服药二十剂后,诸症消失。

【按】治疗失眠注意调整脏腑气血阴阳的平衡,补其不足,泻其有余,调其虚实,使气血调和,阴平阳秘。并强调在辨证论治基础上配合安神镇静,包括养血安神、清心安神、育阴安神、益气安神、镇静安神、安神定志等。日常注意精神治疗,消除顾虑和紧张情绪,保持精神舒畅。

——《中国现代百名中医临床家屠金城》

【按语】本案中患者睡眠障碍,为梦游症所表现。梦游症,就中医理论而言实为不寐的一种特殊形式,病机在于阴阳失交。而就本案而言,乃阴虚不纳阳,终致不寐。心主神明,"所以任物者为之心",心阴亏耗,久而化火,心无所滋,心有所扰,而见精神不振、性情孤僻、健忘、心烦、心悸;血属阴,心阴亏耗易致心血不足,血虚清窍失养而见头晕;阴液亏虚,无以濡润胃腑,则见纳呆;津不上承,则见口干、唇干;舌脉皆为阴虚之象。方用甘麦大枣汤滋阴除烦,养心安神,再参以养血补阴、镇静安神之品。

张焕鼎

患者,女,55 岁

患失眠症五年,每晚依赖安眠药才能睡三小时,且梦境纷纭,精神疲惫,屡服朱砂安神丸、养血安神片及酸枣仁汤、百合地黄汤等,均少有疗效。近两个月来服安定片也难以入寐,面色暗淡,精神萎靡,头晕,失眠,即使时能入眠也梦多易醒,舌淡红,薄白苔,脉微细。证属肾阳虚衰,阳气无根,虚阳上浮,阳不入于阴。用壮阳安神法:熟地、山药各 18 g,羊藿叶、巴戟、锁阳、首乌藤、枣仁、枸杞各 15 g,熟附片 10 g,肉桂 6 g。水煎,分两次服。服药当晚能安然入睡至凌晨 5 时方醒,再服一周,每晚能睡六小时左右,梦也减少,守上方稍稍出入,调治一个月,睡眠恢复正常。《证治要诀·虚损门》有"高年人阳虚不寐"之论。

——山东中医杂志,1992(6):49.

【按语】患者久患失眠,服朱砂安神丸重镇之剂无效,服养血安神片、酸枣仁汤等养血安神之剂无效,服百合地黄汤滋阴安神之品亦无效。观其主症,面色暗淡,精神萎靡,舌淡红,苔薄白,脉微细,皆是一派阳气不足、气血亏虚的表现,而服养血安神之剂无效,说明患者气血虽然亏虚,但是虚阳不能潜降,主要病因未能祛除,则心神不得宁。故治疗应以温补命门为主,引火归原,兼用安神之品治其标。羊藿叶、巴戟、锁阳、附片、肉桂均为温补肾阳之品,而肉桂还有引火归原之功,前几味药配伍可达到温补命门之火、引火归原之功;加上熟地、山药、枸杞等滋阴之品,体现"阴中求阳"的配伍方法;再加上首乌藤、枣仁加强安神之功。全方重在温补命门之火,使虚浮之火归于命门,则虚浮之阳降,阳入于阴,阴阳交泰,心神得宁。

胡毓恒

肖某某,女,30岁,医务人员

初诊:1982年4月10日。病史及辨证:患者从初中时开始失眠,每晚只能睡两三个小时,如有所虑则通宵不寐,虽寐则梦多纷纭,伴有心烦,有时心悸,头昏头痛,健忘,手足心热,大便结,血压120/70毫米汞柱。曾经某医院检查诊断"神经衰弱",陆续服中西药效果不佳,目前症状如前,舌质微红,舌苔薄淡黄,津少,脉细。病属心肝肾阴虚,心肝火扰,阳不交阴。

治则与方药:治拟补肝养肾、宁心安神。杞菊地黄汤加减。

处方:生地15 g,枣仁10 g,淮山药15 g,山茱萸10 g,茯苓10 g,丹皮10 g,五味子5 g,枸杞15 g,泽泻8 g,菊花6 g。每日一剂,水煎服。

复诊:1982年4月26日。服药后睡眠好转,头昏痛减轻,精神稍振,近日微咳吐少量痰,大便转软,舌苔较前转润,脉细。病属阴虚有热,改用清热养阴、养血安神法。酸枣仁汤合天王补心丹意加减。

处方:当归10 g,生地15 g,枣仁10 g,柏仁10 g,知母10 g,党参15 g,炙甘草5 g,茯苓10 g,五味子4 g,珍珠母30 g,首乌藤15 g,尖贝8 g。每日一剂。

三诊:1982年5月4日。服药后睡眠很好,每晚可睡六七个小时,梦减少,心悸心烦未出现,精神转佳,咳嗽已止。舌干转润,苔薄,脉细。方有显效,仍守原方加减。

处方:当归10 g,生地15 g,枣仁10 g,知母10 g,川芎6 g,茯苓10 g,炙甘草5 g,五味子4 g,党参15 g,枸杞15 g,首乌藤15 g。

上方共服四剂,巩固疗效。随访获悉,患者诸症基本已愈。

【按】患者不寐十余年,伴有心烦心悸,头昏痛,健忘,多梦,手足心热等症,此属心肝肾阴虚所致。阴虚则阳旺,肝阳上升故头昏痛;心火内扰故心烦失眠;肝阴不足,肝魂不守,故夜梦纷纭;水不济火,阳不交阴,故夜不能寐;肾精不足,则呈头昏、健忘;手足心热,脉细等阴虚之证。初诊治以滋养肝肾,宁心安神,用杞菊地黄汤加味,取得初步疗效;第二诊拟以养血安神、清热滋阴之法,用酸枣仁汤合补心汤加减,药仅数剂,获得显效,故第三诊仍守原方加减,巩固疗效。

——《精选胡毓恒临床验案》

【按语】患者久经不寐,稍虑难眠,考及心烦悸、五心热诸症,另据舌脉,辨为心肝肾阴虚不寐。治应滋养肝肾、宁心安神。方用杞菊地黄汤加减,以期肝肾同补。二诊时症见热象,方用酸枣仁汤合补心汤,既可养血清热安神,又可补养心气,以疗心烦、心悸。三诊诸症悉减,效不更方,继用疾瘳。

胡某,女,51岁,干部

初诊:1982年7月21日。病史及辨证:患者头昏、失眠多次反复发作十余年,近年来病情加剧,伴焦虑不安,性情急躁,上腹痞胀,嗳气,矢气频作,食欲不振,口干口苦,曾在某医院多次检查诊断为:①神经官能症;②围绝经(更年)期综合征;③慢性胃炎。曾在某医院服用多赛平、地西泮、利眠灵等镇静安眠药,疗效不满意。又用过胰岛素治疗,每日注射16单位,后递增到45单位,睡眠好转,每晚可睡四五个小时,食纳增加,每日300～350 g(6～7两)但停药后病如故。曾就诊中医,服过归脾汤加减亦效差,今来求治。现症同前,舌红,苔薄黄糙,脉弦细。实验室检查均无异常,血压124/80毫米汞柱。综上分析,此系肝肾阴虚,肝郁失疏,阴虚内热,虚火内炎。

治则与方药:治予清热育阴,养血安神,疏肝达木法。方用黄连阿胶汤(《伤寒论》)、酸枣仁汤(《金匮要略》)、逍遥散(《太平惠民和剂局方》)化裁。

处方:黄连6 g,黄芩8 g,当归10 g,酸枣仁12 g,知母10 g,白芍10 g,阿胶12 g,柴胡10 g,川芎6 g,茯苓15 g,麦芽15 g,甘草5 g,首乌藤15 g。每日一剂,水煎服。

复诊:药进数剂有效,乃停用西药。但夜睡前服1粒地西泮,中药原方继服。在后段随症加过桑寄生、细辛,缺过阿胶,余未更方,共服三十剂,诸症基本消失,心旷神怡。体力倍增,随访两年,仍坚持上班。

【按】患者年逾五旬,肝肾阴虚,阴虚生内热,久病情志不畅,肝气郁结,郁而化热,故症见心烦失眠,焦虑不安,口干口苦,头昏头痛,上腹饱胀。用黄连阿胶汤育阴清热;用酸枣仁汤养血安神;仿逍遥散意疏肝解郁,三方合用,竟奏佳效。

——《精选胡毓恒临床验案》

【按语】患者肝肾已亏之体,久复不愈,又兼木郁气滞之症,更复难平。舌脉诸症合参,均为阴虚有热之象,治应清热益阴,养血安神,并重视疏肝解郁,故同时选用黄连阿胶汤、酸枣仁汤、逍遥散,看似选方杂乱无章,实则切其病机各有所主,前后共服月余,诸症消失。

胡某,女,39 岁,营业员

初诊:1990 年 8 月 27 日。病史及辨证:患者近十年来经常头昏头痛,经常失眠,甚至通宵不入睡,烦躁不安,常悲伤欲哭已三年,伴肝区痛,腹胀,曾经医院检查诊断为:①神经官能症;②慢性肝炎。中西药治疗。病情反复如故。乃于 1980 年 6 月 13 日住入某医院。入院检查:肝大 5 厘米,肝功能正常,血脂、心电图正常。内科给予胰岛素低血糖疗法。辅以静脉注射溴化钙,口服镇静安神之多赛平、地西泮、奋乃静、芬那露等以及护肝之阿卡明、肝宁、肌苷对症治疗;中药予以养心安神、疏肝解郁、清心凉血、镇静缓急之甘麦大枣汤、朱砂安神丸、天王补心丹、交泰丸、丹栀逍遥丸、柴胡疏肝散等治疗 80 多日,症状未见好转,患者如是唯恐病不愈,焦急万分,于 8 月 27 日就诊余;刻下症状如前。因其病因起于剖宫产后经乱量少,察其舌尖边满布瘀点,舌质偏红,脉弦小。此由情志抑郁,心神不安,肝气失调,气结血瘀,郁而化热,肝阴自耗。

治则与方药:拟用活血化瘀、疏肝理气、滋阴清热。停用胰岛素。

处方:生地 15 g,丹皮 10 g,红花 8 g,桃仁 10 g,延胡索 10 g,枳壳 10 g,柴胡 10 g,赤芍 10 g,香附 10 g,郁金 10 g,旱莲 20 g,甘草 6 g。每日一剂,水煎服。

复诊:上方服二十六剂,失眠好转,晚上可睡四小时,肝痛及灼热感减轻,食欲转佳,烦躁无奈的程度减轻,次数减少。舌尖边瘀点基本消退,舌苔少,脉弦细。月经周期已超过 20 日未潮。久治未效,本方效捷,原方增减。

处方:生地 15 g,丹皮 10 g,莪术 8 g,山棱 8 g,延胡索 10 g,柴胡 10 g,赤芍 10 g,枳壳 10 g,制香附 10 g,郁金 10 g,旱莲 20 g,甘草 5 g,红花 6 g,牡蛎 20 g。每日一剂,水煎服。

上方共服三十余剂,睡眠明显好转,睡得甜,每晚可睡五六个小时,心情舒畅,烦躁想哭的现象基本消除,肝痛减轻,肝脏回缩 2 厘米,腹胀显著减轻,舌尖、边瘀点消失,舌质紫红转浅红,脉弦细,效果良好,欣然出院。

【按】本例患者诊断属于中医学之脏躁、不寐、头痛、胁痛等范畴,前段治疗,中医以养心安神、和中缓急、疏肝解郁、清心凉血等法,从治疗原则说是无异议的。若之何不效呢? 盖因病起于剖宫产后,因此,既有肉体之创伤而定有血瘀,又有精神上之刺激而必气结,如是气结血瘀,而成斯疾也。故在体征上表现最明显之处为舌尖及两侧瘀点满布,肝脏肿大肋下 5 厘米,这些体征证实了患者瘀血的存在,血瘀导致气结。因此,主要以活血化瘀、疏肝理气为务,使瘀消结散,气血调达,则病乃除。方以血府逐瘀汤合膈下逐瘀汤化裁,但去当归、川芎的温燥,加旱莲草滋肝肾之阴。两次处方均用柴胡以疏肝达木;第二方用莪术、山棱乃考虑到化瘀生气;用牡蛎以软坚散结之用。如此配伍,投药数十剂,疗效较佳。

——《精选胡毓恒临床验案》

【按语】患者头昏头痛,失眠,甚至通宵不入睡,烦躁不安,常悲伤欲哭已三年,伴肝区痛,腹胀,属脏躁、不寐范畴。诸法皆用,未见好转。故回顾病史,细细观之,察其病因起于剖宫产后经乱量少,其舌尖边满布瘀点,知其体内必有瘀血;情志抑郁、肝郁不舒,故又必兼有气结。血瘀于内,肝气郁结,气结血瘀,郁而化热,肝阴自耗,心神不安而致失眠等症。治应祛邪为主,以活血化瘀、疏肝理气为要,兼以滋阴清热,养心安神。又虑其血瘀于肝及胞宫,故用血府逐瘀汤合膈下逐瘀汤直达病所。由此,血瘀消,气结散,人体气血和合,气得以运血濡养心神,心神得养,神明自安,不寐自除。

刘弼臣

王某,女,30 岁

失眠年余,每夜难以入寐,寐则多梦纷纭,伴见头晕而痛,口干且苦,时有耳鸣。食欲不振,小溲黄赤,平素月经失调,带多黄秽,阴痒难忍,舌红少苔,脉沉而弦。

证属肝阳偏盛,相火上亢,心君受扰,神无所制,故失眠头晕而痛,湿热下注,伤及冲任,带失约制,故阴痒带多,月事不调,治当清利湿热。以平肝亢,宗龙胆泻肝汤加减。

龙胆草 10 g,炒山栀 10 g,柴胡 6 g,黄芩 10 g,泽泻 10 g,车前子 10 g(包),木通 10 g,生地 10 g,黄柏 10 g。

【按】失眠一证,古代文献中称为"不得卧"或"不得眠",是以经常不易入寐为特征的一种证候。多为思虑劳倦,内伤心脾;阳不交阴,心肾不交;阴虚火旺,肝阳扰动,心胆气虚;以及胃中不和等因,影响心神而致失眠。临床辨治,必须详审属于邪气扰动,还是由于营卫不足,方能奏效桴鼓。此例症见失眠,伴有头晕口苦,带多阴痒,显为肝胆火旺,湿热内盛,相火妄动,扰及心神之实证,故投龙胆泻肝治之,效果满意,四剂而愈。

——《刘弼臣临床经验辑要》

【按语】患者失眠多梦乃肝胆湿热,肝魂不安所致。肝火上亢故口干口苦,肝木乘犯中土,故食欲不振,肝胆湿热下注则阴痒带多黄秽。故治宜清肝利湿。方中龙胆草、山栀、黄芩、黄柏清热利湿,泻火除烦,《药品化义》:"胆草专泻肝胆之火……其气味厚重而沉下,善清下焦湿热"柴胡疏肝解郁,调达肝气,泽泻、车前子、木通清热利湿,除肝胆湿热,生地清热凉血,滋阴除虚烦。全方清泄肝胆湿热,使肝魂得安。

龚士澄

患者,男,26 岁

自诉失眠两年余,每于子夜醒后即不能复睡,心烦意乱,以待天明,久之,并觉目涩、唇干、头晕,思维有时迟钝。若睡过子夜,虽醒也能复睡,晨起则精力充沛,能胜任繁忙工作。怪在每月望日(阴历十五日)及其前后两天睡眠极佳。上旬、下旬半夜至早晨总是无眠,郁郁不乐,已成规律。脉舌无明显异常,思夜半为子时,阳气开始萌发滋生,天时之阴阳交感与人之寤寐理本一致,阴阳相抱则寐。此证属少阳升发与枢机失其常度。用小柴胡汤:柴胡、半夏、黄芩、党参各 10 g,甘草 8 g,生姜 5 片,大枣 7 个,四剂。嘱每晚睡前服头煎,翌晨服二煎。时隔两旬,患者欣然来告曰:"服完第三剂即能熟眠达旦,今已无恙"。

——中医杂志,1991(12):17.

【按语】子时为胆经当令,子时一阳生,此为阴阳转化的枢机,此时应当顾护此阳,若子时不能安然入眠,则此阳消耗殆尽,必然导致阴阳转化不利,则第二天的阳气不能很好地升发出来,阳气不足,则人易精神萎靡,思维迟钝。少阳为半表半里之经,起着联络诸经的作用,如若枢转不利,则阴阳失调,夜不成寐。且患者怪在每月望日及其前后两天睡眠极佳,望日即一月中月圆之时,此时正是每月中夜晚阴气最薄之时,也是一月周期中阴阳交感之时,人与天地为一体,此时人体阴阳处于阴阳交感最旺之时,故患者此时最易入眠。患者舌象脉象都无太大异样,故属于少阳之经枢转不利,治疗重在调节枢机,用小柴胡汤条畅肝胆经气,使胆气得升,万物化安,各脏得此阳升之气则生气蓬勃,阴阳转化得利,则不寐可疗。

王翘楚

李某,女,62 岁,退休

初诊日期:2004 年 8 月 13 日。主诉:头痛头重、胸闷不适伴通宵难眠六日。

病史:六日前感冒发热,经抗生素治疗三日后失眠。现夜睡一两个小时,或通宵难寐。体温正常,但畏寒恶风,头痛头重未解,胸闷泛恶,身重乏力,午后身热,时有手抖,口干,咽部不适,喉间生痰,色黄质黏。

检查:舌苔灰黄,脉细而濡。血压 120/80 毫米汞柱。

诊断:暑湿(余邪未清—湿温证)(中医);感冒后机体功能紊乱(西医)。

辨证:暑温夹湿,余邪未清,肝胃不和,脾困湿阻。

治则:清暑化湿,平肝和胃,安神。

处方:藿佩各 15 g,白蔻仁 6 g,生苡仁 30 g,姜竹茹 15 g,焦山栀 15 g,黄芩 15 g,银翘各 15 g,芦根 30 g,天麻 10 g,钩藤(后下)18 g,葛根 30 g,川芎 15 g,郁金 15 g,菖蒲 15 g,赤白芍各 15 g,合欢皮 30 g,远志 10 g,朱灯心 3 g,蝉蜕 6 g,僵蚕 10 g。七剂。

二诊:8 月 20 日。畏寒怕风、胸闷泛恶已除,身重乏力亦明显减轻,睡眠改善不明显,仍有头晕头重,颈板,手抖,喉间生痰,色黄质黏,苔薄,脉细微弦。再予清热化痰,合平肝活血安神治之。

江剪刀草 30 g,焦山栀 15 g,黄芩 15 g,银翘各 15 g,柴胡 10 g,煅龙牡各 30 g,天麻 10 g,钩藤(后下)18 g,葛根 15 g,川芎 15 g,郁金 15 g,菖蒲 15 g,赤白芍各 15 g,丹参 30 g,合欢皮 30 g,远志 10 g,朱灯心 3 g,蝉蜕 6 g,僵蚕 10 g。十四剂。

三诊:9 月 3 日。喉间生痰缓解,睡眠改善,夜睡五六个小时,稍有头晕腿软,大便偏溏,苔黄转薄,脉细微弦。血压 120/75 毫米汞柱。上方去江剪刀草、银翘、牡蛎,加桑叶15 g。七剂,续服善后。

【按】本例患者感冒发烧后仍有畏寒、恶风,头痛头重,胸闷泛恶,身重乏力,午后身热,手抖,咽间生痰色黄质黏,从证候、病因病机分析,实属湿温之象,邪在气分,肺卫失宣,湿困脾土,肝气郁结,因而出现上述诸多症状。从当今临床实践来看,常因用抗生素后热退湿阻所致。关于湿温的病因,吴瑭认为是"长夏初秋,湿中生热,即暑病之偏于湿者也"。其发病每与脾虚停湿有关,故湿温初期,常见脾胃湿阻之证。因此,患者除头痛头重、畏寒、身重疼痛外,兼见胸闷泛恶等湿阻气机之证。其头痛失眠乃肝阳偏亢,头重恶寒、身重疼痛乃卫阳为湿邪阻遏之候。湿为阴邪,湿遏热伏,则出现午后身热。综合观之,本案辨证为暑湿阻遏气机,湿重热轻之证。治宜清化湿热,和胃利气,平肝安神,则肺卫阳气亦自宣和,故病情转机较快。处方拟三仁汤加减合清热平肝熄风药。方中主药白蔻仁芳香化湿,行气宽中;薏苡仁甘淡性寒,渗利湿热而健脾;加入藿香、佩兰、焦山栀、黄芩、银花、连翘、竹茹增强利湿清热醒脾之功;芦根清热除烦。诸药相合,宣上畅中渗下,使气畅湿行,暑解热清,脾气健复,三焦通畅。同时配合柴胡、龙骨、天麻、钩藤、葛根、川芎、郁金、白芍、丹参等平肝活血、疏肝柔肝;蝉蜕、僵蚕镇静息风,则手抖平。湿温一证,邪气留恋气分,病势虽缓而缠绵难愈,稍有失治,常可迁延时日或加重病情,而唯以芳香苦辛、轻宣淡渗之法,宣畅气机,利湿清热,方属恰当。全方兼具利湿清热、平肝和胃、活血安神之功,契中病机,药证相符,则暑湿诸症自除,睡眠渐安,疗效可见一斑。

——《历代名医医案精选》

【按语】此例初为外感湿温,经治三日,余邪未清,扰及神明发为失眠。治宜清化湿热,和胃利气。取法三仁汤;因其时有手抖等肝风之象,故加入清热平肝熄风药,如此湿温除,肝胃和,气畅湿行,三焦通畅,加减治疗月余而愈。

陈某,女,48岁,退休

初诊日期:2003年3月7日。主诉:失眠伴肝区隐痛,时发热三个月。

病史:三个月前行胆囊结石手术,术后时有寒热往来发作,发能自退,胸痞作恶,右胁隐痛,食少口干,便干溲赤,睡眠早醒,多梦,曾两次住院,均诊断为"胆道术后综合征",西医治疗症状改善不明显,自动出院后来门诊求治。现神倦,面目轻度黄疸,胸胁苦满,右胁下胀痛,失眠早醒或多梦,大便干结。

检查:右上腹压痛(+),舌红胖,苔黄,脉细微弦。

化验:总胆红素54 μmol/L,直接胆红素6 μmol/L,谷丙转氨酶正常。B超、CT等检查示:胆总管粗厚、胆管内积有泥沙样结石。

诊断:胁痛(中医);慢性胆囊炎、胆道术后综合征(西医)。

辨证:肝胆失疏,湿热蕴结。

治则:疏泄肝胆,通腹泻热,解毒安神。

处方:柴胡10 g,茵陈30 g,垂盆草30 g,枳实10 g,厚朴10 g,芍药15 g,黄连6 g,黄芩15 g,生大黄10 g,焦山栀15 g,蒲公英30 g,白花蛇舌草30 g,合欢皮30 g,远志10 g,茯神30 g。七剂。

二诊:3月14日。药后大便转软,畅下,胸腹转舒,黄疸趋退,寒热小发一次,睡眠亦安,舌淡红,苔薄黄,脉细微弦。因胃脘时嘈不适,加煅瓦楞子30 g,再进十四剂。

三诊:3月28日。热未再发,黄疸消退,总胆红素和直接胆红素恢复至正常,睡眠亦正常,去大黄,再服十四剂。

随访:诊后又复诊三次,病情稳定。一年后来访,自诉睡眠正常,胆囊炎未再发。

【按】慢性胆囊炎、胆道术后综合征,大多由肝胆气滞,湿热蕴结胆胃,化毒化火而成。症见胸胁苦满,右胁下胀痛,寒热往来反复发作,或伴有黄疸及胆道结石者,腹满便秘,苔多黄腻。根据本例患者的症状及体征,分析其病机为术后肝胆失疏,湿热蕴结,化毒化火,邪燔少阳阳明所致。治疗上应采用疏泄肝胆,通腑泻热,佐以解毒,以大柴胡汤化裁。取柴胡、黄芩和解少阳,调整枢机;大黄、枳实、厚朴泻下热结以行滞;山栀、黄连、蒲公英内化热毒;因其少阳热盛,肝胆相表里,胆热及肝,木乘中土,故加入白芍助柴胡清肝利胆、调营卫而和诸药;茵陈、白花蛇舌草、垂盆草退黄解毒;合欢皮、远志、茯神平肝安神。全方标本兼顾,共奏疏泄、通降、解毒、安神之功,则表解里和,诸症自愈。

——《历代名医医案精选》

【按语】此案应用大柴胡汤无疑,标本兼治。黄疸的形成,多以湿邪为患,或为湿热,或为寒湿,也可因砂石、肿块阻塞胆道。湿邪为患,必将困脾。因脾为生痰之源,易生痰浊;肝为血脏,肝胆互为表里;湿邪侵入肝胆,则入血分,易致血脉瘀阻为患。被誉为"肝病大师"的关幼波老先生曾在有关黄疸的治疗中提到"治黄必治血,血行黄易却;治黄要治痰,痰化黄易散"的观点,指出在治疗黄疸过程中,可斟加化痰活血之品,增加利湿退黄的疗效。

周某,男,50岁

初诊日期:2003年1月23日。主诉:失眠两年。

病史:始于精神过劳,曾服舒安乐定效差已停。入睡困难,需三小时以上,夜寐两小时左右,多梦纷扰,早醒不睡。日间神疲倦怠,面色晦暗,耳鸣心慌,时烘热升火、盗汗。右胁下隐隐作痛,大便偏干,舌苔黄腻,质暗红,脉细微弦。血压 135/100 毫米汞柱。

既往史:乙型肝炎史,高血压病,糖尿病。

诊断:不寐,胁痛(中医);失眠症,高血压,慢性肝炎(西医)。

辨证:肝郁阳亢,瘀热交阻。

治则:平肝解郁,活血清热安神。

处方:桑白皮30 g,地骨皮15 g,天麻10 g,钩藤18 g,葛根30 g,川芎15 g,白蒺藜30 g,柴胡10 g,龙牡各30 g,郁金15 g,菖蒲15 g,地鳖虫10 g,白花蛇舌草30 g,赤白芍各15 g,延胡索15 g,合欢皮30 g,远志10 g,茯神30 g,蝉蜕6 g。十四剂。

二诊:睡眠改善,入睡时间缩短为两三个小时,夜睡两三个小时,仍多梦,醒后似睡非睡,头晕、耳鸣、心慌减轻,唇干,面时升火,潮热盗汗,右胁胀痛减轻,胃纳可,大便偏干,苔黄微腻,质暗红,脉细微弦。血压115/85 毫米汞柱。效不更方,前方续服十四剂。

三诊:睡眠如前,夜睡二到四小时,彻夜有梦,间醒五六次,精神好转,仍时耳鸣心慌,头晕口干减,无面红升火,右胁胀痛不显,纳可,大便转软,苔薄黄微腻,质暗红,脉细微弦。血压120/90 毫米汞柱。前方去茯神、蝉蜕,加丹参30 g、朱灯心3 g。

四诊:入睡时间缩短为两小时左右,夜寐三四个小时,多梦,易醒,夜醒五六次,白天精神可,时心慌耳鸣,右胁胀痛明显减轻,无潮热盗汗,胃纳可,大便日行,苔薄,质暗红,脉细微弦。血压135/90 毫米汞柱。前方续治。

五诊:服药两周,睡眠明显好转,入睡一小时,夜睡五六个小时,梦减少,夜醒一二次。无头晕心慌,但遇事易烦躁,右胁无不适,口不干,晨起喉间有痰,胃纳可,大便日行,苔薄,质暗红,脉细微弦。血压135/85 毫米汞柱。前方随症加减服用三个月,睡眠恢复正常,夜睡六到八小时,面色转润泽,耳鸣稍作,其余诸症均缓解。

【按】患者乙肝后湿热余毒未清,稽留不去,内停肝络,复因精神过劳而致肝失条达,疏泄不利,气血运行不畅,瘀血停积,故右胁胀痛隐隐,即《临证指南医案·胁痛》所谓"久病在络,气血皆窒"。肝郁化火,肝阴亏耗,风阳上扰清窍,则头晕耳鸣;阳升则面时升火;肝火内扰,魂失所藏,故见少寐多梦;湿热内恋则苔黄腻。中医辨证分析,实属肝郁阳亢,瘀热交阻之象。方用柴胡、龙牡、郁金、菖蒲平肝解郁;天麻、钩藤、白蒺藜以平肝潜阳;地骨皮以清肝肾之虚热;白芍以柔肝缓中止痛;赤芍、丹参以活血散瘀;白花蛇舌草以清热解毒利湿;合欢皮、远志、茯神以解郁养心安神。诸药合用,果收良效,睡眠安稳,面色转润,诸症皆平。

——《历代名医医案精选》

【按语】笔者认为这里桑白皮、地骨皮乃取法泻白散,因时有烘热、盗汗,可以起到清金制木的作用。白芍、赤芍合用,一敛一散,一补一泄,既养血和血,又和营止痛。

傅某,女,52 岁

初诊日期:2005 年 1 月 21 日。主诉:失眠三十年,加重六个月。

病史:失眠始于产后。现每晚服艾司唑仑 1～2 片,夜睡六七个小时,不服则不寐。白天头晕、头胀痛,耳鸣,易紧张,面部肌肉跳动,易怒心烦,口干苦,畏寒,潮热汗出,停经两年,胃嘈,纳可,大便偏干,苔薄根微黄,质微暗,脉细。血压 110/80 毫米汞柱。

诊断:不寐,绝经前后诸症(中医);失眠症,更年期综合征(西医)。

辨证:肝亢肾虚。

治则:平肝益肾,活血安神。

处方:淫羊藿 15 g,地骨皮 20 g,天麻 10 g,钩藤(后下)18 g,葛根 30 g,川芎 15 g,蔓荆子 15 g,淮小麦 30 g,甘草 10 g,柴胡 10 g,煅龙牡各 30 g,郁金 15 g,菖蒲 15 g,焦山栀 15 g,黄芩 15 g,赤白芍各 15 g,远志 10 g,蝉蜕 6 g,僵蚕 10 g。十四剂。

二诊:2 月 2 日。睡眠好转,每晚服艾司唑仑半片,夜睡七小时左右,醒后能再寐。白天易头晕耳鸣,精神转振,心情平静,潮热汗出减轻,面部肌肉跳动减少,胃脘时嘈,纳可,便调,苔薄,质微暗,脉细。血压 110/80 毫米汞柱。效不更法,前方去黄芩,加黄芪 30 g。

三诊:3 月 2 日。每晚服艾司唑仑半片,夜寐六七个小时,精神转振,时头晕心慌,面部肌肉跳动偶起,胃嘈缓解,纳可便调,苔薄微黄,质偏紫,脉细。血压 120/70 毫米汞柱。初诊方去淮小麦、甘草,加灵磁石(先煎)30 g 以巩固疗效。

【按】患者年届五旬,停经两年,肝肾阴亏,肾气渐衰,故见夜寐难安、烦躁易怒、头胀耳鸣、潮热汗出诸症。方中淫羊藿补益肝肾,燮理阴阳;地骨皮入肝肾经,善清热平肝,治肾阴不足、阴虚火旺之潮热烦躁;柴胡、龙牡平肝潜阳、镇静安神;芍药和血敛阴柔肝;郁金、菖蒲、淮小麦、甘草疏肝解郁;川芎活血祛瘀;蝉蜕、僵蚕、天麻、钩藤平肝息风,清肝经郁热;再酌合欢皮、远志、朱灯心养心安神。诸药相合,滋养肝肾之阴治其本,平肝潜阳清热治其标,则失调之阴阳借以恢复平衡,药证相符,果收良效。

——《历代名医医案精选》

【按语】因患者失眠已久且加重于绝经期后,肝肾阴亏、肝阳扰神为其病机所在。故治以平肝益肾,活血安神。前后三诊,肝肾之阴得补,肝阳得平,是以西药迭减,精神转振,夜寐渐安。

陈某,女,69岁

初诊日期:2003年6月6日。主诉:头晕、颈板、寐差三年。

病史:头重头晕时眩,颈项板牵,耳鸣,时手指麻木,胸闷,心慌心烦,口干苦,潮热盗汗,纳可,大便日行,入睡困难,夜睡三四个小时,早醒。舌苔微黄腻,质暗红,脉细。血压120/80毫米汞柱。

既往史:颈椎病。

诊断:眩晕、不寐(中医);颈椎病、失眠症(西医)。

辨证:肝阳偏亢,卫气不固。

治则:平肝益气,活血清热安神。

处方:桑菊各15 g,天麻10 g,钩藤(后下)18 g,葛根15 g,川芎15 g,蔓荆子15 g,柴胡10 g,煅龙骨30 g,郁金15 g,菖蒲15 g,焦山栀15 g,地骨皮15 g,瘪桃干15 g,黄芪30 g,赤白芍各15 g,合欢皮30 g,远志10 g,朱灯心3 g。七剂。

二诊:6月13日。服药7剂后,头晕、颈板耳鸣、潮热汗出均明显减轻,胸闷缓解,无手指麻木,胃纳可,睡眠改善,夜睡五小时,醒后能再入睡。舌苔薄,质暗红,脉细。血压140/85毫米汞柱。前方去瘪桃干,加淫羊藿15 g巩固治疗。

【按】颈椎病以肝肾不足为本,《素问·至真要大论》云:"诸风掉眩,皆属于肝",《灵枢·海论》说:"脑为髓之海,髓海不足,则脑转耳鸣,胫酸眩冒。"患者年逾六旬,下元已亏,肝肾阴虚,肝火上炎,乃本虚标实、虚实夹杂之候。故用柴胡加龙骨牡蛎汤加味,益肝肾,和阴阳,方中重用龙骨重镇平肝,以潜浮阳,配以滋阴养液、清泻肝火之药,使肝有所养,肝阳得潜,肝火得泄,则眩晕自止,夜寐转安。

——《历代名医医案精选》

【按语】患者年逾六旬,颈项板硬不舒,眠差心烦,手指麻木,辨为肝阳偏亢证。方中桑菊、天麻、钩藤、葛根、川芎、蔓荆子、柴胡等诸风药,入肝经散肝阳;龙骨、牡蛎镇潜肝阳,栀子、地骨皮、郁金清解郁热,配以调气活血之品,共奏以平肝益气、活血清热之功。

何某,男,51 岁,职员

初诊日期:2005 年 3 月 11 日。主诉:失眠半年。

病史:始于情志不悦、环境干扰和工作紧张。现服安定(具体不详),夜寐三小时左右,多醒,梦扰,睡眠深度浅。白天头胀,耳鸣、颈板、心慌、心烦易怒、紧张、口干。纳可,大便时干、不爽,矢气多。苔黄腻,舌质偏暗,边有齿印,脉细弦。血压 135/90 毫米汞柱,咽红。

诊断:不寐(中医);失眠症(西医)。

辨证:肝郁阳亢,瘀热交阻。

治则:平肝解郁,活血清热安神。

处方:桑叶 15 g,天麻 10 g,钩藤(后下)15 g,柴胡 10 g,煅龙骨 30 g,灵磁石 30 g,葛根 30 g,川芎 15 g,蔓荆子 15 g,焦山栀 15 g,黄芩 15 g,赤白芍各 15 g,郁金 15 g,菖蒲 10 g,合欢皮 30 g,远志 10 g,蝉蜕 6 g,芦根 30 g。七剂。

二诊:服用上药后停服安定,夜寐转安,一夜睡六七个小时,醒一次。心烦转平,头胀、耳鸣、颈板等均减轻,口尚干,时腰酸,大便日行 2 次。苔薄,舌质微红。血压 140/90 毫米汞柱。上方加桑寄生 15 g。

【按】本例主要因情志不悦加精神过劳引起,致肝郁阳亢而难寐,一夜睡三小时左右,且多梦、睡眠质量较差。临床症状、舌苔、脉象一派阳亢瘀热交阻之象。故投以平肝潜阳、活血清热安神之剂。方中桑叶、天麻、钩藤清热平抑肝阳;柴胡、煅龙骨疏肝解郁;灵磁石平肝潜阳,主治耳鸣;葛根、川芎、蔓荆子活血解肌;焦山栀、黄芩清热利湿除烦;赤白芍活血化瘀;郁金、菖蒲解郁安神开窍;合欢皮、远志、蝉蜕解郁开窍、养心安神;芦根清热生津除烦。药证相符,取效较快。

——《历代名医医案精选》

【按语】患者眠差,心烦易怒,辨为肝郁阳亢、瘀热交阻证。治以平肝潜阳、活血清热安神诸法。一诊后即停安定,夜寐转安,二诊因腰酸,加桑寄生以补肾壮骨。

钱某,男,50 岁,退休

初诊日期:2004 年 12 月 24 日。主诉:失眠一个月。

病史:始于车祸昏迷手术后。曾服安定、枣仁、思诺思等无效。现服思诺思,夜寐一两个小时,或通宵难眠,易惊醒。白天心慌、心烦、口干、盗汗。苔薄黄,舌质暗。血压 105/75 毫米汞柱。

诊断:不寐(中医);失眠症(西医)。

辨证:肝郁阳亢,瘀阻脑络。

治则:平肝潜阳,活血安神。

处方:桑叶 15 g,天麻 10 g,钩藤(后下)15 g,柴胡 10 g,煅龙骨 30 g,葛根 30 g,川芎 15 g,焦山栀 15 g,五味子 10 g,赤白芍各 15 g,丹参 30 g,郁金 15 g,麦冬 15 g,黄芪 30 g,瘪桃干 10 g,合欢皮 30 g,远志 10 g,蝉蜕 6 g。七剂。

二诊:服上药后,偶服艾司唑仑 1~2 片,夜寐三到六小时,睡眠深度浅。胃嘈,盗汗止,心慌、心烦、口干等均减轻,大便日行。苔薄微黄,舌质偏暗。前方加蒲公英 30 g。

三诊:偶服艾司唑仑 1 片,夜寐七八个小时,不服夜寐四五个小时,后半夜睡眠深度浅。皮疹,伴瘙痒。苔根微黄,舌质偏红。上方去蒲公英,加白鲜皮 15 g。

【按】患者因外伤而致失眠。症状、体征都符合肝郁阳亢、瘀阻脑络,故治拟平肝潜阳,活血安神。方中桑叶、天麻、钩藤清热平抑肝阳;柴胡、煅龙骨疏肝解郁,平肝潜阳;葛根、川芎活血解肌;焦山栀、五味子清热除烦、宁心安神;赤白芍、丹参活血化瘀;郁金、麦冬解郁安神,清心除烦;黄芪补气固表;瘪桃干收敛止汗;合欢皮、远志蝉蜕解郁开窍、养心安神。二诊时诸症均减,唯胃嘈,故加蒲公英清热解毒和胃。三诊皮疹瘙痒,去蒲公英,加白鲜皮清热燥湿止痒。

——《历代名医医案精选》

【按语】患者外伤后发为失眠,现服西药,仍眠差心烦。诸症合参,辨为肝郁阳亢、瘀阻脑络证,故治拟以平肝潜阳、活血安神法。药证相符,前后三诊,西药减,眠渐安。

曹某,男 25 岁,工人

初诊日期:2004 年 10 月 27 日。主诉:失眠四年余。

病史:始于精神过劳。曾服用安定、黛力新,现不服安眠药,夜寐七八个小时,但多梦纷纭。白天头晕,稍心慌、心烦,记忆力、反应力减低,腰酸痛。小便不爽,淋沥不清。苔薄,舌尖红,边有齿痕。血压 115/70 毫米汞柱。

既往史:腰肌劳损、前列腺炎史。

实验室:尿常规:尿隐血(+),白细胞:4 个/高倍镜,红细胞:3 个/高倍镜。

诊断:不寐,淋证(中医);失眠症,慢性前列腺炎(西医)。

辨证:肾气不足,湿热下注。

治则:补益肾气,清热利湿安神。

处方:土茯苓 30 g,石韦 30 g,黄柏 15 g,车前草 30 g,萹蓄草 15 g,小蓟草 30 g,生蒲黄(包)10 g,菟丝子 15 g,芡实 30 g,桑寄生 15 g,制狗脊10 g,黄芪 30 g,党参 15 g,焦山栀 15 g,黄芩 15 g,甘草 6 g。二十一剂。

二诊:服用上药后总体感觉较好,夜寐安好,梦减少。腰酸痛、口干均减轻,心情平静。尿常规:尿隐血(-)。前方去生蒲黄。

三诊:服用上药后夜寐如前,仍每夜睡七八个小时,稍心慌。前方加茯神 30 g。

四诊:夜寐好时每夜睡七八个小时,差时四五个小时,多梦。偶腰酸,程度减轻,小便稍畅,时色黄。纳可,便调。前方去党参、黄芩、甘草、茯神、车前草,加天麻 10 g,钩藤 18 g,郁金 15 g,菖蒲 10 g,百合 30 g,赤白芍各 15 g,合欢皮 30 g。

五诊:夜寐安好,梦少,腰酸减轻。尿常规基本正常。苔薄,边有齿痕。再续前方巩固疗效。

【按】患者有失眠史,服用安眠药有效,现不服。目前夜寐七八个小时,但多梦纷纭,白天头晕,稍心慌、心烦,记忆力、反应力减低,腰酸痛。尿常规:尿隐血(+),白细胞:4 个/高倍镜,红细胞:3 个/高倍镜。故初诊投以补益肾气,清热利湿安神之剂。方中土茯苓、石韦、黄柏、车前草、萹蓄草清热利湿通淋;小蓟草、生蒲黄凉血止血化瘀;菟丝子、芡实、桑寄生、制狗脊益肾固精除湿;黄芪、党参补益气血;焦山栀、黄芩清热利湿除烦;甘草调和诸药。二诊尿隐血(-),去生蒲黄。三诊仍时心慌,加茯神,以利水渗湿安神。四诊湿热下注的症状基本缓解,但夜寐欠佳,故增强平肝解郁、活血安神之药味。五诊夜寐安好,腰酸减轻,尿常规基本正常,故原方续进。

——《历代名医医案精选》

【按语】《灵枢·终始》谓:"病在上者下取之"。临床上确多见前列腺炎伴失眠的情况,笔者认为下不通则上扰,当先从下着手。前列腺炎的病机特点为本虚标实,标实为湿热、气滞、血瘀等,本虚为肾虚、脾虚等。故本方用小蓟饮子合石韦散加减。这里应当注意不可清利太过,恐伤及肾阴。

纪某,男,26 岁,管理人员

初诊日期:2003 年 7 月 9 日。主诉:失眠八个月余。

病史:八个月前因感冒后呛咳不愈,失眠、焦虑、心烦不安,外院诊断:变异性咳嗽。现服黛力新早、中各 1 粒,氯硝西泮每晚 1 片,睡前仍焦虑不安,夜睡五小时左右,且多梦,多醒(每夜三四次)。白天精神不振,头晕头胀,脑响耳鸣,心慌心烦,易紧张手抖,四肢肌肉跳动,口干苦,咽痒呛咳阵作,无痰,脘腹时胀,胃纳可,二便调。

检查:苔薄,舌质偏红,咽红,脉细。肺部听诊:(-)。血压 110/85 毫米汞柱。

诊断:不寐,燥咳(中医);失眠症,变异性咳嗽(西医)。

辨证:肝郁化风犯肺,瘀热交阻。

治则:平肝解郁息风,活血清热安神。

处方:淮小麦 30 g,甘草 10 g,苦参 15 g,蝉蜕 6 g,僵蚕 10 g,柴胡 10 g,龙牡(先煎)各 30 g,天麻 10 g,钩藤(后下)18 g,葛根 15 g,川芎 15 g,郁金 15 g,菖蒲 15 g,焦山栀 15 g,银翘各 15 g,赤白芍各 15 g,丹参 30 g,合欢皮 30 g。九剂。

落花安神合剂,2 支,临睡前服用。

二诊:7 月 18 日。服药 9 日,停服氯硝安定、黛力新,一夜睡六七个小时,睡前紧张缓解,多梦易醒、头晕腹胀减轻,呛咳止,仍时有脑响耳鸣,活动后胸闷心慌,偶有肌肉跳动,口干,纳可,二便调,苔薄,舌质微红,脉细。前方有效,再续十四剂。

三诊:8 月 6 日。夜寐明显好转,一夜睡六七个小时,偶醒一次,尚多梦,入睡前稍有紧张感,头晕减轻,无脑鸣、胸闷心慌、肌肉跳动均较前缓解,苔薄,舌偏红,脉细。初诊方去丹参、银翘,加黄芩 15 g,远志 10 g,朱灯心 3 扎,再服十四剂以巩固疗效。

随访:3 个月后。不服安眠药,睡眠基本正常,保持五到七小时,咳嗽亦未见复发。

【按】感冒后常因未能很好休息,再加精神过劳或情志不悦,而致呛咳阵作,无痰,心烦不安,夜难入寐,此例临床表现属肝郁化风犯肺,木旺侮金,肺失清肃,故见心烦不安、焦虑、紧张、手抖、肌肉跳、呛咳无痰等症状,且燥咳为患,治以平肝息风、清热活血,虽未用宣肺化痰或润肺之品,但呛咳很快即愈。说明燥咳一证如兼见失眠、心烦、焦虑或有化风症状,首当平肝息风,肝平风息,寐安,则肺自安。

——《历代名医医案精选》

【按语】咳喘病从肝论治,《素问·经脉别论》有载:"有所坠恐,喘出于肝"。叶天士对"肝咳"的治疗即善用平肝疏肝法。王翘楚先生自拟解郁熄风汤加减(淮小麦、甘草、苦参、蝉蜕、僵蚕、合欢皮),取甘麦大枣汤之意,其中将大枣改为苦参,更增强了清热除烦之效。

王某,男,46岁,保安

初诊日期:2002年12月6日。主诉:失眠六年余。

病史:六年前因情志不悦引起失眠,继则心烦急躁,坐立不安。精神卫生中心诊为"躁狂症"。曾住院治疗3次。现服氯氮平0-2-5/日,碳酸锂1-2-2/日,一夜睡五六个小时。但白天精神萎靡,少言懒语,表情呆板,反应迟钝,多涎,大便偏干。

检查:苔薄,舌质微暗红,脉细,血压100/60毫米汞柱。

诊断:不寐,郁证(中医);失眠症,躁狂症,药源性综合征(西医)。

辨证:肝郁,瘀热交阻。

治则:平肝解郁,活血清热安神。

处方:淮小麦30g,甘草10g,苦参15g,蝉蜕6g,僵蚕10g,柴胡15g,龙牡各30g,天麻10g,钩藤(后下)18g,葛根15g,川芎15g,郁金15g,菖蒲10g,焦山栀15g,银翘各15g,赤白芍各15g,合欢皮30g,茯神30g。

落花安神合剂,2支,临睡前服用。

二诊:12月13日。上药服7剂,同时仍服氯氮平、碳酸锂,剂量不变,睡眠改善,一夜克睡七八个小时。白天精神转振,心情平静,言语增加,面色转华,多涎减少,大便转软。苔薄,舌质微暗红,脉细,血压100/60毫米汞柱。效不更方。

三诊:12月27日。上药服十四剂,睡眠续有改善,一夜睡七八个小时,服西药剂量未变。多涎已止,纳可,便调。苔薄,舌质微暗红,脉细。再续前方。

四诊:2003年1月10日。家属代诊诉:上药服十四剂后,睡眠仍保持八小时,情绪亦如常。纳可,大便日行,苔薄,舌质微暗红,脉细,血压110/70毫米汞柱。要求再续前方巩固治疗。

【按】此例为长期服抗精神病药物副作用所致的药源性综合征。临床上患者出现表情呆板、反应迟钝、少言懒语、多涎、大便偏干等症状,多因患精神疾病经神经科用抗精神病药物后出现药源性副反应和原精神症状交织在一起,病情颇为复杂。王师认为,此时求病不清,可以中医理论指导求证立法处理。中医辨证实属肝郁阳亢致瘀,再加药毒化风所致,治拟平肝解郁、活血息风法,确有明显效果,可使抗精神病药物能继续保持剂量使用,以控制病情反复。同时,使患者解除了药毒副反应的痛苦,可以加快治疗进程。提示:中医药对此类药源性综合征确有较好疗效,中西医各展其长,互补其短,对患者更有利,值得进一步总结更多病例做深入研究。

——《历代名医医案精选》

【按语】此案与上案属异病同治,源于病机相似,俱为肝郁为病兼瘀热交阻。这里需要注意,气郁日久易致热致瘀,对于瘀热交阻,宜用凉血散瘀法。古代医家提出可供参考者,如瘀重于热,用抵当汤;瘀热相等,用桃仁承气汤;热重于瘀者,用犀角地黄汤。

谢某,男,25 岁,银行管理人员

初诊日期:2006 年 2 月 11 日。主诉:失眠两年。

病史:患者自幼有慢性胃炎,时好时发,2004 年参加工作以后,因工作紧张,每晚 12 点后方能就寝,且入睡困难,一夜睡五六个小时,但多梦易醒,白天头晕、头胀,遇事紧张,时嗳气频作,胃脘不适,甚则恶心,纳差,手抖,大便日行。

检查:苔薄根微黄腻,舌质红,脉细微弦。血压 110/85 毫米汞柱。

诊断:不寐,胃病(中医);失眠症,慢性胃炎(西医)。

辨证:肝郁犯胃,胃气上逆,阳亢化风。

治则:平肝解郁,和胃降逆,兼息风。

处方:淮小麦 30 g,甘草 10 g,苦参 15 g,蝉蜕 6 g,僵蚕 10 g,旋覆花(包)10 g,代赭石(先煎)10 g,制半夏 10 g,姜竹茹 15 g,苏梗 15 g,佛手 10 g,柴胡 10 g,煅龙骨 30 g,煅牡蛎 30 g,郁金 15 g,石菖蒲 10 g,合欢皮 30 g,远志 10 g,朱灯心 3 g。七剂。

医嘱:注意改变不良生活习惯,坚持早睡早起。

二诊:2 月 18 日。药后头晕头胀、紧张、心慌诸症减轻,嗳气减少,仍有恶心,夜眠五六个小时,质量提高,多梦减少。上方改姜竹茹 30 g,加赤芍 15 g,白芍 15 g,再进十四剂,并嘱患者坚持早睡早起。

三诊:3 月 4 日。药后睡眠明显改善,夜睡七八个小时,半小时内入睡,嗳气平,偶有恶心,心情平静,纳增,便调,苔薄根微黄腻,咽红,考虑有慢性咽炎,上方加黄芩 15 g,再进十四剂,以巩固疗效。

【按】此例患者素有胃病,因工作过劳,晚睡难寐,眠则多梦易醒,属肝郁犯胃,胃气上逆,旧恙复发,胃不和则卧不安,卧不安则胃更不和,相互影响为患。且伴手抖,有化风之象。故立法以平肝解郁,和胃降逆,兼息风安神治之。再嘱患者要注意生活规律,克服晚睡晚起不良习惯,坚持早睡早起,以与自然界阴阳消长规律同步和谐,患者颇能理解和接受。故服药二诊后,睡眠即恢复正常,胃气上逆明显缓解,其他诸多症状亦相应消失。

——《历代名医医案精选》

【按语】患者首诊,眠差,头晕,胃脘不适,时有手抖,辨为肝郁犯胃,胃逆扰神,且有化风之象。治以平肝解郁、和胃降逆兼息风法,方仿甘麦大枣汤、旋覆代赭汤之义。二诊,头晕减轻,仍有恶心,竹茹加量,增强泄热和胃止呕之效,另加赤白芍,养阴通络平肝,以冀风平。三诊,诸症减轻,因咽红,加黄芩,增清热之力。前后三诊,药证相符,是以病愈。

朗某,女,24 岁,讲师

初诊日期:2005 年 12 月 17 日。主诉:失眠半年,加重两周。

病史:始于工作压力大,加生活不规律,习惯于深夜一两点就寝。曾服褪黑素半年,现入睡困难,夜睡四五个小时,且多梦易醒(一夜醒两三次),差时通宵难眠,白天精神疲乏,心烦易怒,颈板不适,纳少,大便日行,月经尚调,面色少华。

检查:苔薄微黄,舌质红,脉细微弦。血压 110/85 毫米汞柱。

诊断:不寐(中医);失眠症(西医)。

辨证:肝木偏旺,瘀热交阻。

治则:平肝抑木,清热化瘀。

处方:桑叶 15 g,天麻 10 g,钩藤(后下)15 g,葛根 30 g,川芎 15 g,蔓荆子 20 g,柴胡 10 g,煅龙骨 30 g,煅牡蛎 30 g,郁金 15 g,石菖蒲 10 g,焦山栀 15 g,黄芩 15 g,赤芍 15 g,白芍 15 g,丹参 30 g,合欢皮 30 g,远志 10 g,蝉蜕 6 g,朱灯心 3 g。十四剂。

医嘱:注意尊重自然界阴阳消长规律,坚持早睡早起。

二诊:2006 年 1 月 14 日。自诉一边服药,一边注意改变生活习惯,提早于晚 10—11 点钟就寝,但难以入睡,仍夜睡四五个小时,多梦减少,颈板减轻,心情较平静,紧张时有手抖。前方去桑叶、黄芩、丹参,加淮小麦 30 g、甘草 10 g、苦参 15 g、蝉蜕 6 g、僵蚕 10 g。七剂。

三诊:1 月 21 日。上药服七剂,睡眠明显改善,现一夜睡七八个小时,间醒后亦能再入睡,少梦,白天心情平静,无头晕、头胀,精神较振,纳可,便调。因面部有热疮,上方加紫花地丁 30 g,再续进十四剂,以巩固疗效。

【按】此例患者主要由于工作压力大、生活不规律,形成晚睡晚起的不良习惯,患者于服药同时,颇能遵从医嘱,改变不良生活习惯,提早于 10—11 点钟就寝,开始尚难入睡,但能坚持不懈,再加服药,整体调治,果然起效较快,故三诊时睡眠即恢复正常,说明当今不少失眠症主要由于长期生活不规律引起,如果能够以中医"天人相应"理论指导,嘱患者要尊重"自然界阴阳消长规律",坚持于10—11点钟睡觉,逐步形成良性生活习惯,对失眠症的康复和预防再复发是十分重要的。

——《历代名医医案精选》

【按语】本案患者年轻女性,昼而神疲,夜而难眠,辨为肝旺扰神、瘀热交阻证。天麻、钩藤平肝息风之平剂,葛根、川芎、蔓荆子、柴胡等风药佐之,共奏平肝阳之功;龙骨、牡蛎镇潜肝阳,使其不致上扰心神;栀子、黄芩清解郁热,赤芍、丹参活血通络,瘀热除,气血畅,而神得养。服药之余,改变作息规律,静心入眠,确是一功。

戴某,女,24 岁

失眠九个月余。始于献血后,未能休息,工作繁忙而致通宵难眠。先服佳乐安定、思乐思等安眠药,开始有效,后效差,再加服百忧解。现每天服佳乐安定1 片,思乐思1 片,百忧解1 片,仅睡三四小时。白天头昏胀不适,心慌,心烦,坐立不安,紧张胆怯,口干,胃纳可,大便日行,月经正常。苔薄微黄,舌暗红,脉细。此例乃献血后人体气血尚未恢复平衡,仍如常人工作繁忙,以致精神过度紧张,气血紊乱,肝失条达,郁而瘀热交阻。治当平肝解郁活血清热安神。

处方:柴胡10 g,生龙牡各30 g(先煎),天麻10 g,钩藤15 g,葛根20 g,川芎15 g,银翘各15 g,赤白芍各15 g,丹参30 g,首乌藤30 g,合欢皮30 g,远志10 g,朱灯心3 g。十四剂。

医嘱:服上药有效后,可自己掌握逐步递减安眠药。

二诊:服上药一周后,心情转平静,一个月后,停服佳乐安定,仍服思乐思1片,百忧解1 片,睡眠明显改善,一夜睡六小时,醒一次,白天头晕胀不适,心慌心烦均减轻,坐立不安消失,脉细。上方有效,再续进十四剂。

三诊:自觉总体状况日渐改善,心情平静,心慌心烦已少,时常易紧张,改间服思乐思、百忧解,一夜睡五小时,胃纳可,大便日行,苔脉如前。再续原方十四剂。

四诊:母代诉:夜眠续有改善,一夜睡六小时,白天心情平静如常人,无紧张感,其他无不适,胃纳可,大便日行。

上方去朱灯心,改茯神30 g,加蝉蜕6 g。再进十四剂,以巩固疗效。2002年3月27日随访:患者于四诊后,即停服思乐思,再二周停服百忧解时,单服中药睡眠稍差,约一周后睡眠恢复正常。现一夜睡七八个小时,上夜班亦无影响,自觉已摆脱西药依赖性,精神状况和工作均恢复正常。

【按】患者平素身体健康,原无失眠现象,此次献血后,因未能休息,仍上夜班工作,精神紧张,失眠并焦虑症状十分明显。经服佳乐安定、思乐思、百忧解等西药,先后九个月仍未恢复,一夜仅睡三四小时,且心慌心烦、胆怯紧张。坐立不安,焦虑症转加重,可能混杂有安眠药副作用所致。而加服平肝解郁活血清热之剂,一周后心情即较平静,坐立不安消失,并且改善一夜睡眠六小时。可见,上方确实有较好疗效。继后患者逐步递减服用西药,坚持服中药以调整精神和气血混乱的功能,从而解脱西药中安眠药的依赖性,终于取得成功,完全恢复正常睡眠和社会活动等功能。

——《历代名医医案精选》

【按语】患者向来身体康健,诸症的出现源于失血后,因烦劳过度而致。阴血亏虚,肝失藏血,魂不得涵养;血虚则无以养心,心虚则神不守舍;神魂不安,胆怯易惊,发为不寐。阴血耗失在前,加以工作繁多易致气血逆乱,易成瘀血;肝失条达,郁而瘀热交阻而致心情郁闷,焦虑不安。治当平肝解郁活血清热安神。方中柴胡疏肝解郁;天麻、钩藤平肝息风;龙骨、牡蛎镇惊安神,平肝潜阳;葛根生津止渴,川芎、丹参活血,银翘清热,首乌藤、合欢皮、远志养血活血,解郁安神,灯心清心降火。服药后,心情平静,睡眠质量提高,诸症缓解;至四诊时,白天心情平静如常人,无头昏胀不适、心慌心烦、坐立不安,故去清心火之灯心;蝉衣平肝熄风,药理研究其具有抗惊厥、镇静作用,故加蝉衣巩固。

顾某,女,50 岁

抑郁症复发并失眠半年。四年前曾因情志不悦加精神过劳致失眠,情绪抑郁,曾经精神卫生中心诊断为精神抑郁症,服氯硝西泮半年余,逐步好转,今年3月因工作过度烦劳又复发,服氯硝西泮、艾司唑仑无效。现一夜睡四五个小时,白天心慌心烦坐立不安,情绪消极,工作无兴趣,时欲哭,胃脘不适,嗳气频作,口干,手心热,周身肌肉走窜跳动,月经准期,量稍多。苔根微黄腻,舌暗红,脉细微弦。此证属肝郁化风,胃失和降,治以平肝解郁,息风清热,和胃降逆。

处方:柴胡 10 g,生龙牡各 30 g(先煎),天麻 10 g,钩藤 15 g,郁金 15 g,菖蒲 10 g,淮小麦 30 g,甘草 10 g,蝉蜕 6 g,僵蚕 10 g,焦山栀 15 g,银翘各 15 g,地骨皮 20 g,旋覆花 10 g,代赭石 15 g(先煎),苏梗 15 g,合欢皮 30 g,远志 10 g,朱灯心 3 g。十四剂。

落花安神合剂五盒,早服 1 支,晚服 2 支。

二诊:心慌心烦减轻,情绪转振,工作兴趣增进,欲哭止。胃脘不适转舒,嗳气减少,睡眠改善,一夜睡五六小时。苔薄微黄,舌暗红,脉细。前方有效,续进十四剂。另落花安神合剂五盒,早服 1 支,晚服 2 支。

三诊:仍服氯硝安定 1/4 片,一夜睡五六个小时,胃脘不适,嗳气已消失。时胸闷气短,头胀,易紧张,情绪尚易波动,肢体肌肉跳动减少。苔微黄,舌暗,脉细。

处方:前方去旋覆花、代赭石、苏梗,加全瓜蒌 15 g,丹参 15 g,续进 14 帖。另落花安神合剂五盒,早服 1 支,晚服 2 支。

四诊:仍服氯硝西泮 1/4 片,一夜五六小时,尚多梦,白天心情平静,肢体肌肉跳动消失,尚时胸闷,胃纳可,大便日行。苔薄,舌暗红,脉细,前方加薤白头 10 g。十四剂续进。另落花安神合剂五盒,早服 1 支,晚服 2 支。

2002 年 3 月 24 日,患者前来就诊,自诉:上药服后,一夜睡六到八小时,停服氯硝西泮,一切情况均好,已上班工作,精神情绪恢复正常。

【按】患者此次仍因精神过劳加情志不悦而致抑郁症复发并失眠,经服氯硝西泮、舒乐艾司唑仑半年余,无效。中医辨证分析,实属肝郁化风、胃失和降之象。方用柴胡、生龙牡、郁金、菖蒲、淮小麦、甘草以平肝解郁,蝉蜕、僵蚕、天麻、钩藤以平肝息风,旋覆花、代赭石、苏梗以和胃降逆,焦山栀、银翘、地骨皮以清虚烦之热,再加合欢皮、远志、朱灯心以养心安神,果收良效。共四诊即愈。

——《历代名医医案精选》

【按语】《医经溯回集·五郁论》云:"凡病之起也多由于郁。郁者,滞而不通之意。"明确指出气郁郁滞不通为郁症之因。本案患者因劳心过度、情绪不畅,而致抑郁。《丹溪心法》提出"六郁"之说,指出"气血冲和,万病不生,一有拂郁,诸病生焉",强调了气血不和在郁症发病中的作用。历代医家多以情志不舒,气机郁滞作为抑郁症的病因。患者后又因烦劳过度复发抑郁并失眠。患者情志失调,肝气失于条达,其病机在于肝气郁结化风,日久生痰,痰气交阻,胃失和降,心神失养。故治以平肝解郁,息风清热,和胃降逆。方用柴胡、生龙牡、郁金、菖蒲、淮小麦、甘草以平肝解郁,蝉蜕、僵蚕、天麻、钩藤以平肝息风,旋覆花、代赭石、苏梗以和胃降逆,焦山栀、银翘、地骨皮以清虚烦之热,再加合欢皮、远志、朱灯心以养心安神。三诊时胃脘不适,嗳气已消失,故去旋覆花、代赭石、苏梗;仍胸闷气短,头胀,舌暗苔微黄,故加全瓜蒌、丹参清热活血,宽胸散结。四诊时仍时有胸闷,加薤白头理气宽胸。

李某,女,71岁

呛咳无痰失眠半年。近一年来经常感冒,反复发作。半年前感冒后咳嗽经久不愈,服多种抗生素、中西止咳药物均无效。自觉体力渐差,夜寐不安,早醒,醒后不能再入睡,一夜睡四五个小时,呛咳阵作,无痰,辄晚为甚。时胸闷隐痛,心悸,两胁不适。有高血压、冠心病、房颤、期前收缩史,常服普罗帕酮、硝苯地平、卡托普利等西药,仍难控制房颤期前收缩,反复发作。CT检查:左肺下叶有1.3厘米阴影,中山医院肺科医院诊断:肺部肿块,不能排除肿瘤。因与心包、纵隔粘连,不宜手术,主张暂时保守治疗观察。现整天呛咳不已,心烦不安,精神萎靡,面色暗无华,眼眶黧黑,口干,便秘两日方行。苔少,舌紫暗偏光,边有瘀点,脉微弦。证属木旺侮金,耗伤肺阴,气血失和,瘀阻心脑,治当平肝潜阳,滋阴润肺,活血通痹安神。

处方:柴胡10 g,生龙牡各30 g(先煎),天麻10 g,钩藤15 g,葛根30 g,川芎15 g,郁金15 g,菖蒲10 g,生地10 g,知母15 g,北沙参30 g,麦冬15 g,五味子10 g,赤白芍各15 g,丹参30 g,首乌藤30 g,合欢皮30 g,远志10 g,朱灯心3 g。七剂。

另落花安神合剂五盒,早服1支,晚服2支。

二诊:咳嗽明显减轻,睡眠转安,一夜睡五六个小时,精神亦振,大便软,日行一次,口干减轻,面色暗减轻。苔少,舌紫暗,瘀点不明显。再续前方出入。

处方:炒柴胡10 g,生龙牡各30 g(先煎),天麻10 g,钩藤15 g,葛根30 g,川芎15 g,生地10 g,知母15 g,北沙参30 g,枸杞子15 g,赤白芍各15 g,丹参30 g,麦冬15 g,首乌藤30 g,合欢皮30 g,远志10 g,茯神30 g,黄芪30 g。十四剂。

另落花安神合剂五盒,早服1支,晚服2支。

三诊:咳嗽基本控制,睡眠亦安,一夜睡六小时,大便软,日行一次,精神较振,能上班工作。苔薄,舌偏暗,脉细微弦。再续前方共巩固。十四剂。

四诊:一周前因精神过劳,感冒三天,咳呛又起,房颤、期前收缩增多,服西药不能控制,腰酸乏力,尿频难控,一夜四五次。口干,大便二日一行,偏干。苔薄微黄腻,舌偏紫暗,脉微弦,咽红(+)。证属感冒后余邪未清,旧病复发。再予标本兼治。

处方:桑菊15 g,牛蒡子15 g,板蓝根30 g,玄参15 g,银翘各15 g,天麻10 g,钩藤15 g,葛根30 g,川芎15 g,赤白芍15 g,丹参30 g,炒柴胡10 g,生龙牡各30 g(先煎),郁金15 g,菖蒲10 g,生地10 g,知母15 g,首乌藤30 g,茯神30 g。十四剂。

五诊：药后，咳嗽止，精神恢复如前，睡眠可，一夜睡五六个小时，大便日行，面色转华，眼眶微暗，小便难控依然，腰酸。苔薄，舌偏暗，脉微弦。再予平肝润肺，益气活血固肾。

处方：柴胡10 g，生龙牡各30 g（先煎），天麻10 g，钩藤15 g，葛根30 g，川芎15 g，制首乌15 g，枸杞子15 g，女贞子15 g，菟丝子15 g，金樱子15 g，芡实30 g，桑寄生15 g，赤白芍各15 g，丹参30 g，黄芪30 g，党参15 g，北沙参30 g，茯神30 g。十四剂。

六诊：面色转白润如常，眼眶黧黑全消失，睡眠安，一夜睡七八个小时，记忆力增进，精神振作，胸闷、期前收缩、房颤几月未发。血压正常。唯腰酸，小便尚难控，苔薄，舌微暗红，脉微弦。CT检查示：左下肺阴影仍在，不能排除肿瘤。临床无其他不适。中山医院意见：请中医继续治疗，再予平肝益气活血固肾。

处方：炒柴胡10 g，生龙牡各30 g（先煎），天麻10 g，钩藤15 g，葛根30 g，川芎15 g，郁金15 g，菖蒲10 g，赤白芍各15 g，丹参30 g，桃仁10 g，红花9 g，桑寄生15 g，菟丝子15 g，金樱子15 g，芡实30 g，首乌藤30 g，远志10 g，茯神30 g。十四剂。

七诊：服上药后，小便难控已愈。面部黧黑色斑消失，睡眠好，如常人，记忆力亦恢复，期前收缩、房颤未再复发，精神食欲均正常。要求再处方巩固。

处方：续前方加黄芪、党参、桃仁、红花。十四剂。

【按】此例因有高血压、冠心病房颤期前收缩病史，常服普罗帕酮、硝苯地平、卡托普利等药控制。半年前因反复感冒致咳嗽不已，呛咳无痰，实属燥咳不寐证。CT检查：肺部肿瘤可疑。患者情志不畅，干扰脑神，更加心血瘀阻，致期前收缩、房颤频发，夜眠早醒，一夜睡四五个小时。按脑主神明，肝主情志，心主血脉理论指导，此证乃木旺侮金，肝阳上亢，耗伤肺阴，肺失肃降，致呛咳不已，且并失眠，故立法以平肝潜阳，滋阴润肺，活血安神为治，果收良效。继则以上述基本方加减，坚持服药九十余帖，不但燥咳不寐痊愈，高血压、冠心病频发期前收缩、房颤亦缓解稳定。患者整体状况明显改善，体重增加，面色华润，大便日行，胃纳佳。随访五年余，现仍很好。

——《历代名医医案精选》

【按语】患者年迈，素有高血压、冠心病、房颤、期前收缩病史乃正气不足，气血失和；咳嗽虽由外感引发，但实属内伤阴虚肺燥之咳嗽。咳嗽反复发作，无痰，轻晚为甚，口干苔少示阴虚肺燥。据舌脉之象，咳嗽乃肝阳上亢，耗伤肺阴，木叩金鸣所致。失眠、心悸乃肝阳上扰脑神，横逆气血，心血瘀阻所致；肺与大肠相表里,肺失肃降,而致便秘。故立法以平肝潜阳,滋阴润肺,活血安神为治,方中柴胡、郁金、天麻、钩藤、生龙牡平肝解郁;其中生龙牡重镇安神,配首乌藤、合欢皮、远志、朱灯心养心安神,其中朱灯心可清心火;生地、沙参、知母、麦冬五味子滋阴润燥;赤白芍养血凉血,柔肝化瘀;丹参、川芎活血行气。患者药后诸症好转,四诊时因劳神过度,又引发诸症,遣方用药时表里同治,收效甚好。

靳士英

孙某,86 岁,女

1984 年 12 月 8 日初诊。近年来由于操心烦劳,思虑过多,以致睡眠欠佳,几整夜难寐。其特点是睡眠甚浅,且睡中噩梦多,无法熟睡。以致次日终日困乏,疲惫不堪。另外周身有位置不定之疼痛或热气游走,忽起忽灭。因此经常服用地西泮、甲喹酮(安眠酮)、索米痛片等药物。

诊查:见患者步履尚称矫健,精神略有不振,面色不华,唇淡,舌质淡,苔薄白,脉浮大无力。

辨证:为心脾两虚。

治法:治以补脾养心,方用归脾丸加减。并劝止催眠药和止痛药。

处方:黄芪 18 g,白术 9 g,茯神 12 g,远志 6 g,酸枣仁 9 g,枸杞子 9 g,当归 6 g,龙眼肉 12 g,陈皮 6 g,炙甘草 6 g。

二诊:服药四剂后,自觉睡眠渐深,噩梦减少,疲劳感减轻,不服甲喹酮亦能入睡。舌脉同前。嘱续服前方药四剂。

三诊:睡眠情况虽有明显改进,但周身疼痛出现,左右手四五指发麻,痛引肩臂时轻时重,大便秘结,手足心热。舌脉同前。乃在前方基础上加减。

处方:黄芪 18 g,首乌 12 g,当归 6 g,枸杞子 9 g,酸枣仁 9 g,老桑枝 9 g,怀牛膝 12 g,威灵仙 9 g,忍冬藤 9 g,瓜蒌仁 9 g。

四诊:服药四剂后睡眠较好,夜梦已减,大便通畅,肢痛减轻。嘱再服药四剂。

五诊:诸症好转,食欲有增。为今后计,嘱服归脾丸。

【按】老人不寐多属虚证。因于实邪者不多。盖因年老体衰,精血内耗,忧思较多之故,其表现或为入睡困难,或为觉醒过早,或为睡眠过浅,或为夜梦过多不能熟睡,或为中间觉醒再难入睡等。其病机总与心脾肝肾有关。

本例由于操劳过度,忧虑思念,有伤心脾,营血内耗,血不养心,遂致失眠多梦,故以补养心脾,益气宁神之剂收功。

老人因脑力衰退,髓海空虚,维持白日之正常觉醒与夜晚之正常睡眠能力下降,故见白日之瞌睡多,饭后常昏昏欲睡,夜晚之熟睡少,常见入睡困难多梦早醒,此乃衰老之一般规律。因此对老年不寐,应作具体分析,往往单靠药物难于取得长期效果,要在指导患者养生之道。如合理安排生活,消除忧虑恐惧心理,增强睡眠信心,学习太极拳、气功等。使患者血脉周流,脑力活动白日有加,精神有所寄托,不寐之恶性循环始能改变。

——《中国现代名中医医案精华》

【按语】老人不寐多从虚证考虑。本例由于操劳过度,思虑伤心脾,血不养心,遂致失眠多梦,治以补养心脾、益气宁神,方选归脾汤加减。方中加枸杞子滋养阴血,配伍黄芪、白术增强补益气血之效;二诊周身疼痛出现,左右手四五指发麻,痛引掣肩臂时轻时重,大便秘结,手足心热,故加首乌、怀牛膝补肝肾、强筋骨,桑枝、威灵仙、忍冬藤通络止痛;瓜蒌仁润肠通便,药随症设,故诸症得以缓解。

张某,男,46 岁,干部

1989 年 11 月 23 日初诊。患者一年来常心烦、急躁、失眠、多汗,心电图及脑血流图检查均无异常,某院按"更年期综合征"屡用谷维素、脑灵素、天王补心丹及西药镇静剂等治疗未获显效,近月来因工作紧张诸症不安,以至于不能坚持正常工作,情绪易于激动,周身烘热汗出,口干喜饮,小便黄,大便干;舌质红,有裂纹,苔薄黄,脉弦细略数。证属心肝阴虚热扰心神,阳亢于上。治宜清热养阴,宁心安神,平肝潜阳。

处方:山栀子 9 g,淡豆豉 10 g,沙参 13 g,麦冬 15 g,辽五味 9 g,白芍药 20 g,钩藤 30 g,生龟甲 30 g,胆南星 9 g,炒枣仁 20 g,合欢皮 15 g,首乌藤 30 g,生龙牡各 15 g。二十剂,水煎服。

一个月后患者来信致谢,言上药尽剂诸症皆失,已恢复正常工作。

【按】患者长期失眠、头晕,乃心肝阴虚所致。心阴不足,热扰心神,则失眠、心烦;阴虚阳扰,营不内守则烘热汗出;肝阴不足,虚阳上亢,则头晕阵作;口干、溲黄、便干皆阴虚内热之象。心肝阴虚为本,阳热亢扰为标。方中山栀子、淡豆豉清透心经郁热;胆南星味苦性凉,一助山栀子以清心,二防热郁日久炼津为痰;沙参、麦冬、白芍药、五味子养阴柔肝;生龟板、生龙牡、钩藤平抑肝阳;炒枣仁、合欢皮、首乌藤宁心安神。综观全方,滋养心肝之阴治其本,清心安神,平抑肝阳治其标,乃标本兼顾之剂。

——《中国名老中医医案系列:乔保钧医案》

【按语】患者年近半百,阴虚火扰,阳亢于上,故见近一年来心烦、急躁、失眠、多汗、情绪易于激动、口干喜饮、小便黄,大便干;舌质红,有裂纹,苔薄黄,脉弦细略数。治宜清热养阴,平肝潜阳。宁心安神。今方证契合,诸症得愈。

沈某,女,66 岁,农民

1992 年 12 月 21 日初诊。四年来间断失眠,时好时坏,五个月前因受强烈精神刺激致彻夜不眠,似睡非睡,噩梦纷扰,嗳气叹息,口干欲饮,心烦,大便稍干。舌暗红,苔薄黄,脉沉弦滞。证为肝失疏泄,气滞热郁,心阴暗耗,神不守舍。

治宜疏肝理气、清热养阴,宁心安神。方宗逍遥散合栀子豉汤、天王补心丹等化裁。

柴胡7 g,当归15 g,白芍药20 g,云茯苓30 g,麦冬13 g,沙参9 g,炒枣仁30 g,柏子仁10 g,薄荷5 g,山栀子7 g,黄连7 g,阿胶9 g,淡豆豉9 g,石菖蒲9 g,首乌藤45 g,生龙牡各15 g。四剂,水煎服。

1992年12月28日二诊:嗳气叹息消失,出气较前畅快,睡眠有所好转,时头晕、口干、心烦、食可,二便调。舌质红、苔薄黄、脉沉弦。

处方:柴胡9 g,麦冬13 g,辽五味9 g,川芎9 g,知母9 g,云茯苓30 g,炒枣仁30 g,白芍20 g,天麻15 g,淡豆豉9 g,石菖蒲9 g,柏子仁10 g,首乌藤45 g,生龙牡各10 g。五剂,水煎服。

上药尽剂,睡眠转佳,追访一年无恙。

【按】本案失眠病在心,而发病之本在肝。因肝主疏泄,调畅情志,今情志不遂,肝失疏泄,气郁化热,郁热暗耗心阴,则心失所养,神不守舍,故失眠、多梦、心烦。治用柴胡、当归、白芍、云茯苓、薄荷,取逍遥散疏肝解郁之功;用沙参、麦冬、炒枣仁、柏子仁,取天王补心丹滋养心阴之用;配栀子豉汤清心除烦;配黄连、阿胶滋肾阴、清心火、交泰心肾,增石菖蒲、首乌藤、生龙牡宁心安神。其中,治重疏肝乃为获效之关键。

——《中国名老中医医案系列:乔保钧医案》

【按语】患者因受强烈精神刺激,肝气郁结致彻夜不眠、嗳气叹息;又见口干欲饮,心烦,大便稍干,可知肝郁化热,而郁热已伤阴,舌脉俱为佐证。郁热扰神,阴虚失养。故取逍遥散合栀子豉汤之义,更加天王补心丹以宁心安神,共奏疏肝理气、清热养阴、宁心安神之功。更加龙牡之重镇安神之效,诸药共用,行疏肝泻火滋阴安神之功,正中病机,诸疾得愈。

姚某,男,35岁,六冶安装公司干部

1995年2月21日初诊。十年来常失眠,屡治不效,近四天彻夜不眠,只好借酒刺激,以醉代眠,伴头昏、头晕,记忆力严重下降,口渴喜饮、腰酸、梦遗,二便调和。检查:舌质淡红、苔薄黄,脉沉无力。证属心肾不调,阴虚火旺。方用百合安神汤(自拟经验方)化裁:

生百合45 g,炒枣仁30 g,当归10 g,丹参10 g,麦冬13 g,辽五味9 g,生地10 g,云茯苓30 g,柏子仁10 g,阿胶10 g,黄连7 g,肉桂1 g,琥珀5 g,首乌藤45 g,生龙齿15 g。

药进两剂疲倦欲睡,至第三日晚呼呼大睡四小时之多。续服十余剂,每晚可眠六到八小时,继之,睡眠复常,追访至今未复发。

【按】不寐证的主要病机是心神不安,正如《景岳全书》所云:"盖寐本乎阴,神其主也,神安则寐,神不安则不寐。"百合安神汤即据此立方。方由生百合、炒枣仁、当归、首乌藤四味药为主组成。其百合味甘、性寒,清补兼用,入心经,善"敛气养心,安神定魄",据乔老多年经验,重用百合有明显镇静安眠作用,故用以为君,炒枣仁酸收甘补,向为安神要药,用以为臣;当归善补阴血,佐百合以养心阴;首乌藤味甘性平,佐枣仁以养心血。药虽四味但君臣相合,互佐协力,功专安神。不寐病因虽多,证型亦杂,但均以心神不宁为共同病机,其治疗均当以安神为要务,故不论何型,皆可以百合安神汤为主进行治疗。实际应用时,百合用量宜重,方能获效卓然。因其药性平和(微寒而不泻,偏滋而不腻)即使用治50 g,亦无任何不良反应,尽管放胆用之。

——《中国名老中医医案系列·乔保钧医案》

【按语】患者眠差达十年日久,现口渴喜饮、腰酸、梦遗、彻夜不寐,俱为肾阴虚、心火旺之征。《类证治裁》曰:"阳气自动而之静,则寐;阴气自静而之动,则寤;不寐者,病在阳不交阴也。"心肾不交,阴不敛阳,神虚浮于上,故致不寐。乔老自拟的百合安神汤中含交通心肾之交泰丸,生龙齿重镇安神,丹参、麦冬、生地、阿胶滋阴,重用百合以安神,众所周知百合花昼开夜合,感天地阴阳之气而开阖也,诸药合用,共奏滋阴安神、交通阴阳之功。

刘献琳

李某,男,40岁

1993年2月15日初诊。主症:失眠三年,每夜仅能睡一两个小时,头晕头沉,腰膝酸软,耳鸣如蝉,心烦,纳食可,二便调,舌质略红,少苔,脉弦细。

辨证:肝肾阴虚,虚火上扰。

治法:滋下清上,宁志安神。

方药:乌菟汤加减。

女贞子15 g,菟丝子15 g,枸杞子15 g,蒸首乌15 g,桑椹子15 g,桑叶10 g,菊花10 g,炒枣仁30 g,远志6 g,五味子10 g,首乌藤30 g,磁石30 g,生龙牡各30 g,甘草6 g。水煎服。

2月22日二诊:服药六剂,每夜能睡三四个小时,头晕头沉大轻,仍腰酸、耳鸣,舌质略红,少苔,脉弦细。上方加磁石至40 g、朱砂1 g(冲)、神曲12 g,水煎服。

2月28日三诊:服药六剂,每夜能睡五六个小时,头晕头沉消失,耳鸣、腰酸大轻,舌质略红,苔薄白,脉弦细。上方继服十五剂。

11月29日四诊:服上方十五剂后,睡眠正常,头晕耳鸣腰酸消失,自行停药。近日因工作劳累,失眠复发,以2月28日方继服十四剂而愈。

——《刘献琳学术经验辑要》

【按语】患者失眠三年,伴头晕头沉、腰膝酸软、耳鸣如蝉、心烦,舌红少苔,脉弦细,综合辨证此为肝肾阴虚、虚火上扰之证。治宜滋养肾阴、清上平肝、宁志安神。刘老自拟乌菟汤治疗肝肾阴虚,虚火上扰之失眠,方中蒸首乌、菟丝子、桑椹子、女贞子、枸杞子、五味子滋补肝肾,养血填精以滋下;桑叶、菊花疏散风热以清上平肝;酸枣仁、首乌藤、远志、生龙牡宁志安神,诸药合奏滋下清上、宁志安神之功。二诊时因头晕头沉大轻,仍腰酸耳鸣,故酌加磁石、朱砂以重镇,是以诸症渐愈。

张某,女,38岁

1992年12月21日初诊。主症:失眠两年,经常彻夜不寐、白天精神恍惚,烦躁,经前,口干不欲饮,纳食可,二便调,舌质略红,苔薄白,脉弦细数。

辨证:肝郁化热,心神被扰。

治法:疏肝清热,养心安神。

方药:丹栀逍遥散合酸枣仁汤加减。

当归15 g,白芍10 g,柴胡10 g,云苓15 g,白术15 g,薄荷6 g,丹皮10 g,山栀10 g,炒枣仁30 g,川芎10 g,知母10 g,首乌藤30 g,合欢花15 g。水煎服。

12月24日二诊:服药三剂,烦躁稍减,仍彻夜不寐,舌尖红,苔薄黄,脉弦细数。上方加黄连10 g、黄芩10 g、阿胶10 g(烊化)、鸡子黄2枚(冲)。水煎服。

12月30日三诊:服药六剂,每夜能睡四小时,烦躁大轻,舌尖略红,苔薄黄,脉弦细数,上方继服。

1993年1月6日四诊:服药六剂,每晚能睡四五个小时,白天精神好,烦躁消失,口中和,二便调,舌质略红,苔薄白,脉弦细。上方继服十五剂,以巩固疗效。

——《刘献琳学术经验辑要》

【按语】患者彻夜不寐,伴白日精神恍惚、烦躁、经前等症,可知其肝气不得调畅;又见其口干不欲饮,舌质略红,苔薄白,脉弦细数,可知肝郁已化热。肝郁之郁热扰神,方致不寐。故取丹栀逍遥散合酸枣仁汤之义,共奏疏肝清热、养心安神之功。更加首乌藤、合欢花宁心安神之效,诸药共用,正中病机,诸疾得愈。

刘某,女,56岁

1991年10月18日初诊。主症:烦躁失眠十余年,初因做结扎手术,心情郁闷,术后不久烦躁失眠,久治不愈。刻下失眠,有时彻夜不能入睡,手足心热,心烦不安,欲将手足抵于墙壁,黎明前汗出,烦躁稍减,口干,纳食可,二便调,舌质偏红,苔薄白,脉细数。

辨证:阴分郁热,心肾不交。

治法:养阴透热,交通心肾。

方药:青蒿鳖甲汤合黄连阿胶汤、酸枣仁汤加减。

青蒿15 g,鳖甲15 g,丹皮15 g,地骨皮15 g,黄连10 g,黄芩10 g,白芍10 g,阿胶10 g(烊化),炒枣仁30 g,云苓20 g,川芎10 g,知母10 g,首乌藤30 g,鸡子黄2枚(冲)。水煎服。

11月5日二诊:服药十五剂,手足烦热大轻,每夜能睡五小时,纳食不振,二便调,舌质略红,苔薄白,脉弦细滑。上方去知母、丹皮,加鸡内金10 g、陈皮10 g

继服。

11月30日三诊:服药十五剂,睡眠正常,烦热除,纳食可,二便调,舌质淡红,苔薄白,脉细滑。上方继服十剂,以巩固疗效。

——《刘献琳学术经验辑要》

【按语】患者失眠日久,伴烦躁、手足心热、汗出烦减、口干、舌脉等症,证属阴虚有热、心肾不得交。方用青蒿鳖甲汤合黄连阿胶汤、酸枣仁汤加减。青蒿鳖甲汤清透阴分之热,黄连阿胶汤交通心肾,酸枣仁汤养血安神。二诊时烦热大减、纳食不振,故去知母、丹皮,加行气健脾之鸡内金、陈皮,诸药合用,病症得除。

杜某,女,50 岁

1993 年 10 月 28 日初诊。主症:入睡困难,有时彻夜不寐,心烦,汗出,头晕心悸,耳鸣如蝉,大便干结如羊屎,小便调,月经以往规律,近半年来时常量多,经期前后不定,舌质略红,苔薄白,脉弦细。

辨证:阴阳失调,心神失养。

治法:调理阴阳,养心安神。

方药:二仙汤加减。

仙茅 10 g,仙灵脾 10 g,巴戟天 10 g,当归 15 g,知母 20 g,黄柏 12 g,炒枣仁 60 g,首乌藤 30 g,合欢皮 15 g,五味子 10 g。水煎服。

11月7日二诊:服七剂,每夜安睡四个小时,心烦减轻,汗出减少,大便较前通畅,舌质偏红,苔薄白,脉细滑。上方加柏子仁 12 g。水煎服。

11月14日三诊:服药七剂,每夜能睡五六个小时,汗出正常,烦躁消失,大便稍干,日一行,纳食可,舌质略红,苔薄白,脉弦细。上方继服十四剂,痊愈。

——《刘献琳学术经验辑要》

【按】不寐即失眠,是以经常不能获得正常睡眠为主症的病证。先生治疗该病的经验,一是重视辨别病变脏腑。导致不寐的原因较多,但着重在心、肾、肝、脾、胃等脏腑功能失调,所以必须根据临床特点,辨别证候,确立方治。由肝肾阴虚,虚火上炎所致者,多兼头晕头胀、腰膝酸软,治宜滋下清上为主。由心脾亏虚所致者,多兼心悸倦怠,面色萎黄,女性患者并可兼有月经不调或白带多等,治宜补益心脾为主。阴虚火旺分心阴虚和肾阴虚,心阴虚而火旺的,还应当辨别是火旺导致阴虚,还是阴虚导致火旺,二者的相同点,均为心烦不寐,口干唇燥,但前者舌苔必黄,后者则舌红少苔。故前者以滋阴降火为主,以黄连阿胶汤或朱砂安神丸为主方;后者以滋养心阴为主,以补心丹为主方。由肾阴虚火旺所致者,多兼有五心烦热,腰膝酸软,多梦遗精等症,治宜滋养肾阴为主。胃中不和者,多兼嗳气食臭,脘腹胀满,治宜消食导滞为主;痰热扰心者,多兼口苦呕涎,苔黄腻,治宜清化痰热为主二是重视选择有效方剂。治疗不寐的方剂甚多,在辨证准确的前提下,选择有效方剂是提高疗效的重要一环。多年来,先生自拟经验方或筛选古方用于临床,常常得心应手。如自拟乌菟汤治疗肝肾阴虚,虚火上扰之失眠,方中蒸首乌、菟丝子、桑椹子、五味子滋补肝肾,养血填精以滋下;桑叶、菊花疏散风热以清上平肝;酸枣仁、远志、生龙牡宁志安神,诸药合奏滋下清上、宁志安神之功,疗效颇佳。失眠由阴虚火旺所致者,更为临床所常见,多用黄连阿胶汤加减,该方使用的要点,一为根据火旺与阴虚的轻重,调整黄连、黄芩与阿胶、白芍之用量,火旺甚者,芩、连重用,阴虚甚者,胶、芍重用;二为必须用鸡子黄生搅入药汁中,不用效果降低。阴虚火旺患者,多兼手足心热,烦躁不安,夜间烦躁更甚,则合青蒿鳖甲汤,该方《温病条辨》治"温病后期,热入阴分,夜热早凉,热退无汗",用之治失眠亦能取效。对于失眠由肝阴亏虚,肝阳偏亢,虚火内扰,兼见多梦易惊,烦躁不安,口苦,舌质红,脉弦细数者,用酸枣仁汤加白芍、当归、生地。因酸枣仁汤《金匮要略》用治"虚劳虚烦不得眠",故凡失眠有虚象者多用之。对于因女性绝经前后,失眠烦躁,汗出烘热者,多从肾中阴阳失眠论治,方用二仙汤为主方加减,应用的要点,仙茅、仙灵脾二药的量要小于知母、黄柏的量,否则易引起患者烦躁。

——《刘献琳学术经验辑要》

【按语】患者系围绝经期妇女,肾之阴阳不调,致心烦、汗出、头晕心悸、耳鸣如蝉等症状。本案用二仙汤加味,方中仙茅、仙灵脾、巴戟天温肾阳,补肾精;黄柏、知母泻肾火、滋肾阴;当归温润养血,调理冲任。壮阳药与滋阴泻火药同用,以适应阴阳俱虚于下,而又有虚火上炎的复杂证候。更加炒枣仁、首乌藤、合欢皮、五味子以敛阴安神,方证相合,故而趋愈。

赵昌基

王某,女,32岁,恩施市某小学教师

1985年6月上旬初诊。白诉胸闷心烦失眠月余,服用艾司唑仑片后可入睡两三小时,但醒后不能入睡。症见胸闷心烦,失眠多梦,冷恶、嗳气,体形偏胖,伴头昏胀痛,口苦,大便干结,小便短,舌红苔黄腻,脉滑数。检查:体温36℃,脉搏86次/分,律齐、无杂音,血压120/70毫米汞柱,行心电图、脑电图检查无异常。证属痰郁化火,郁火扰心,治以清热化痰(火),养心安神,方用黄连温胆汤合礞石滚痰丸加减。

处方:茯神15 g,法夏10 g,竹茹10 g,黄连6 g,栀子9 g,首乌藤30 g,麦冬12 g,柏子仁10 g,珍珠母15 g,礞石20 g,石决明15 g。水煎服,每日一剂。

二诊:服上方三剂后,胸闷、冷恶、嗳气消失,大便畅通,睡眠转佳。继上方加酸枣仁10 g,大枣15 g,甘草6 g,再服五剂病告痊愈。随访两年未见再发。

【按】本案例属痰火扰乱,心神不宁,思虑过伤,火积痰郁而致失眠。方中法夏、竹茹化痰降逆;茯神、大枣健脾化痰;黄连、栀子清心泻火;珍珠母、石决明重镇安神;麦冬、柏子仁、酸枣仁养心安神;礞石降火泻热、逐痰安神。

——《赵昌基临床经验与学术研究》

【按语】《景岳全书·卷十八·不寐》引徐东皋语:"痰火扰乱,心神不宁,思虑过伤,火炽痰郁而致不眠者多矣"。明确指出痰火内扰是导致不寐的常见原因。清代唐容川《血证论·卧寐》认为"盖以心神不安,非痰及火"。此方用黄连温胆汤加减清心化痰,安神定志;礞石滚痰丸加减逐痰降火;另加健脾、清心、安神药,使热去痰消,病症自除。

黄某,男,58岁,州外运公司职工

1986年4月中旬初诊。有失眠病史五年。近因老伴去世,整日神志恍惚不能入睡而就诊。症见精神不振,神志恍惚,心悸不安,整夜不能入睡,形体消瘦,面色蜡黄,伴腰膝酸软,头晕耳鸣,健忘,遗精,五心烦热,口干津少,舌红少苔,脉细数。证属肝肾阴虚,虚火上扰,心肾不交,治宜滋阴降火,清心安神,交通心肾,方用六味地黄汤合黄连阿胶汤加减。

处方:生地30 g,麦冬15 g,首乌藤30 g,白芍18 g,阿胶15 g,鸡子黄1个,柏子仁10 g,酸枣仁10 g,肉桂6 g,郁金10 g,栀子12 g,石决明30 g,磁石30 g。水煎服,每日一剂。

二诊:服上方三剂后,精神转佳,每晚能入睡一两个小时,余症同前。继上方不变,另用琥珀粉50 g、田七粉50 g冲服,治疗十五天后,上症大减。继上方加减如下:生地100 g,麦冬100 g,生首乌100 g,阿胶50 g,琥珀100 g,枣仁100 g,黄连50 g,竹茹50 g,郁金50 g,茯苓50 g,珍珠母100 g,丹参100 g。共研细末,炼蜜为丸,每日三次,一次服10 g。治疗三个月后,病告痊愈。随访两年未见再发。

【按】本案例属肝肾阴虚,虚火上扰,心肾不交,水火不济,故致以上诸症。治以滋补肝肾,滋阴降火,清心安神。方中生地、麦冬滋补肝肾;白芍、阿胶、鸡子黄滋养阴血;柏子仁、酸枣仁养心安神;郁金、栀子、丹参清热凉血除烦;石决明、磁石重镇安神;琥珀、田七粉活血化瘀、清热除烦;肉桂引火归原。

——《赵昌基临床经验与学术研究》

【按语】不寐的病因虽多,但其病理变化,总属阳盛阴衰,阴阳失交。一为阴虚不能纳阳,一为阳盛不得入于阴。患者肝肾阴虚,阴虚不得制阳,虚火亢旺,上扰心神,心主神明,神安则寐,神不安则不寐。阴精亏耗,髓海空虚,心神失养,故见头晕、健忘、耳鸣;阴精不足,精气不固,故见腰酸膝软、遗精;阴亏与下,虚火上炎,则见五心烦热、口干津少、舌红少苔、脉细数等阴虚火旺之象。此外,肾阴不足,阴精不能上承,因而心火偏亢,失于下降,水火不济,心神失养,神不安宁而发不寐。

冯某,女,40岁,恩施市一中教师

2000年11月上旬初诊。患经前失眠症十余年,每逢月经来潮前一周左右开始失眠,心烦、头痛、乳房胀、刺痛、心慌、夜间胸部灼热感、纳呆、恶心、口苦、五心烦热、小腹胀痛。症状持续到月经来潮则诸症消除。曾多方治疗无效而来诊。诊见:除上述症状外,面色灰暗,舌质暗淡,两边有瘀块,脉沉弦涩。证属肝郁血瘀,郁火扰心,治宜活血化瘀,疏肝理气,养心安神,方用血府逐瘀汤合丹栀逍遥散加减。

处方:丹参15 g,当归10 g,川芎6 g,赤芍12 g,桃仁10 g,麦冬12 g,郁金10 g,栀子12 g,川牛膝15 g,大血藤30 g,大枣15 g。水煎服,每日一剂。

复诊:服上方三剂。失眠明显改善,诸症减轻。继用上方每月经前服用三

剂,连服三个月,诸症悉除,随访两年未见再发。

【按】血府逐瘀汤为王清任所创,用于治疗血瘀胸中所致诸症。胸胁为肝经循行之处,肝性喜条达,主疏泄。气机阻滞,导致肝气不舒,气郁而不行,肝经血瘀,久而化热,且为藏血之脏,体阴而用阳,魂藏于内,肝血瘀结,热郁于内,阴血暗耗。肝司血海,月事将至之际,诸血下行胞宫,肝经阴血更亏,魂无所藏而不守舍,失眠症候群出现。故用血府逐瘀汤合丹栀逍遥散活血化瘀而不伤正,疏肝解郁而不伤气。

——《赵昌基临床经验与学术研究》

【按语】《灵枢·本神》云"肝藏血,血舍魂""血舍魂安""昼则魂游于目而为视,夜则魂归于肝而为寐",不寐与肝关系密切,自古以来,中医认为肝郁血瘀是导致不寐的重要病机之一,肝主疏泄,疏泄正常则气机条畅,气行则血行,气郁则血瘀;肝藏血,肝为刚脏,体阴而用阳,肝藏血正常,则血液才能濡养肝脏,魂有所藏。患者肝郁血瘀,郁火扰心,方用丹栀逍遥散疏肝解郁泻火,合血府逐瘀汤活血祛瘀,使肝郁得解,血瘀得散,神安魂舍失眠得愈。

程某,女,45岁,咸丰县某小学教师

2001年1月上旬初诊。近半年来情绪不稳定,烦躁易怒,记忆力下降,失眠易惊,头晕,烘热汗出。曾多方治疗无效而来诊。诊见:精神不振,神志恍惚,心悸不安,整夜不能入睡,面部烘热,腰膝酸软,月经紊乱,量少,色紫红,淋漓不断,大便干结,小便短黄。

处方:生地30 g,玄参30 g,女贞子15 g,茯神15 g,山药20 g,丹皮10 g,黄连6 g,淫羊藿15 g,仙茅9 g,法夏10 g,首乌藤15 g,麦冬12 g。水煎服,每日一剂。

复诊:服上方三剂,夜能入睡,但易惊醒。继用上方加远志10 g,龙眼肉10 g,养心安神。再服五剂后,诸症悉除。后用上方加减间断服药月余以巩固疗效,随访半年未见再发。

【按】本例患者为绝经前之肾虚,精血不足,天癸将竭,形成阴阳俱虚,其病在肾,标在肝。肾藏精、主志,精血亏则志伤;心主血、主神志,血少则伤神;肝藏血、藏魂,血少魂亦伤,精血互化,肝肾同源,肾水不足,不能上济于心,使心火上亢,则见以上症状。故治以滋阴补肾,养心安神为其基本治法,补肾是调理治本的关键,"阴平阳秘,精神乃治"。

——《赵昌基临床经验与学术研究》

【按语】方用生地滋阴补血;玄参清热滋阴;女贞子滋养肝肾阴;茯神宁心安神;山药益肾气健脾胃;丹皮清虚热,《医贯》云:"丹者,南方之火色,牡而非牝,属阳,味苦辛,故入肾而敛阴火,宜少阴,平虚热。"黄连清心除烦;淫羊藿、仙茅补肾阳,强筋骨;首乌藤养心阴安神,交通阴阳;全方阴阳双补,调和阴阳,安神除虚火。

段富津

甘某,女,52 岁

2006 年 4 月 24 号初诊。失眠、心悸三个月余,加重一周。自诉已经七日夜卧不寐,头重身困,心烦易惊,纳差,泛恶时作,痰多体胖。平素喜食肥甘厚腻,既往有高血压病史,血压 150/110 毫米汞柱。左脉细弦,右脉滑数,舌红苔黄腻。

处以黄连温胆汤加减:黄连 10 g,枳实 15 g,竹茹 15 g,半夏 15 g,陈皮 15 g,茯苓 25 g,炙甘草 15 g,郁金 15 g,炒酸枣仁 20 g,煅龙骨、牡蛎各 50 g,柏子仁 20 g。七剂,水煎服。

5 月 1 日二诊:自诉用药后心悸、易惊好转,夜卧梦少,睡眠渐佳,继投七剂。

5 月 8 日三诊:患者家人来告,近日已能安稳入睡,诸恙悉去,血压下降,其他症状均消失。嘱避免情志刺激,饮食清淡。

【按】胃主受纳,为水谷之海。若因饮食失节,胃肠受伤,宿食停滞,酿成痰热,壅遏于中焦,浊热上扰,胃气不和,不得眠。《张氏医通·不得卧》指出:"脉滑数有力不眠者,中有宿食痰火,此为胃不合则卧不安也。"本病例属体肥多痰,平素较喜食肥甘厚味多湿之品,日久积湿生痰,因痰生热,痰热互结,扰动心神致睡眠难安,据脉症分析,此属痰热内扰,心神不宁所致。故拟涤痰清热、镇静宁神为治疗大法,用黄连温胆汤加入镇静宁神之品,疗效显著。

——《中国现代百名中医临床段富津》

【按语】患者老年女性,痰多体胖说明有气虚、痰湿,加之平素喜食肥甘厚腻,加重病情,以致痰湿阻遏,清窍失养,心神离越,发为不寐;痰湿阻遏谷道,则泛恶时作,加之心气虚,则心烦易惊;脾为生痰之源,脾虚运化不及,故纳差;左脉弦细为气血不足,右脉滑数为痰湿、虚火,故段老用黄连温胆汤清热化痰,再加上炒酸枣仁、煅龙牡、柏子仁加强安神之功。全方重在健脾化痰,使气血流通,清窍得养,心神得安,再加之重镇安神之品以治标,标本兼治。

王某,男,29 岁

2001 年 9 月 13 日初诊。患者失眠四个月余,每晚只能睡两三个小时,甚至彻夜不眠,寐则噩梦纷纭,易惊易醒,兼见胸中烦热,时时悸动,胸脘痞闷,食少,甚至恶心呕吐,舌苔白,脉弦大而滑数。自诉四个月前因考学落榜,出现情志不畅,继而胸闷不舒,宛如愁云笼罩,稍闻响动便觉心跳加剧,自虑凶吉,惶恐终日,痛苦万分。

处方温胆汤加减:半夏15 g,陈皮15 g,炙甘草15 g,竹茹15 g,枳实15 g,芦根20 g,知母15 g,炒酸枣仁20 g,茯苓20 g,生龙骨、牡蛎各40 g,郁金15 g。七剂。

二诊:药后失眠改善,每晚能睡四五个小时,食纳增加,口苦减轻,但仍梦多,胸闷不畅,嘱其停服艾司唑仑,效不更方,守上方加首乌藤25 g,合欢花25 g,继服十四剂,诸症消失。

【按】《景岳全书·不寐》引徐东皋语:"痰火扰乱,心神不宁,思虑过伤,火炽痰郁而致不眠者多矣。"唐容川《血证论·卧寐》中说:"肝经有痰,扰其魂而不得寐者,温胆汤加酸枣仁治之。"胆属木,为清净之腑,失其常则木郁不达。胆主决断,痰热内扰则胆怯易惊,失眠多梦。温胆汤类证,多为七情所伤、气机紊乱、痰热交阻所致。患者常常表现为不寐心烦,眩晕口苦,惊悸不宁,胸满胁痛,恶心多痰,脉弦滑或兼略数,舌红,苔黄腻。"痰为百病之母,所虚之处,即受邪之处",故痰之为患无处不到。痰气上扰可见有眩晕、头痛、耳聋、耳鸣等症,或恶心呕吐、胃脘不适。方中半夏为君,燥湿化痰,和降胃气,《本经逢原》谓半夏"为足少阳本药,兼入阳明、太阴,虚而有痰宜用加之";臣以竹茹,"甘而微寒,又与胆喜和相宜",专入胆、胃两经,可清热化痰除烦,"为少阳腑热之药"(《本草思辨录》),与半夏相伍,并入胆胃,清胆化痰和胃。治痰当理气,故方中佐以枳实,"逐停水,破结实,消胀满……安胃气"(《名医别录》),使痰随气下,气顺则痰消。陈皮健脾理气、燥湿化痰,既可协枳实行气,又可助君臣祛痰,茯苓健脾利湿,以杜生痰之源,如《时方歌括》所言:"痰之本,水也,茯苓制水以治其本;痰之动,湿也,茯苓渗湿以镇其动";且茯苓"通神而致灵,和魂而炼魄",主治"忧愤惊邪,恐悸……久服,安魂养神"(《神农本草经》),在方中既助君臣除湿祛痰,又可宁心安神,以治不寐。使以甘草,调和诸药;其味甘入脾胃,与茯苓相伍,可助茯苓健脾和中,亦为佐药。诸药相合,共奏理气化痰、清胆和胃之功。方中黄连清热燥湿、泻心火除烦;酸枣仁、柏子仁补益心气,养血安神;知母、芦根清热除烦;龙骨、牡蛎敛心气,重镇安神而夜寐渐安。

——《中国现代百名中医临床段富津》

【按语】患者首因情志不畅发为不寐,而症见痰热内扰之象。治当通痰导浊、清热安神。故用温胆汤加减,使得痰热清而气血畅,加酸枣仁、生龙牡等,加强宁心安神之力。

蔡某,女,32 岁

2005 年 5 月 11 日初诊。失眠两年余,症状时轻时重,近来由于工作变动,失眠症状加重,每晚仅能睡一两个小时,甚至彻夜不眠。曾用西药艾司唑仑、谷维素,中药朱砂安神丸、逍遥丸等,均无效。患者不寐多梦,头晕目眩或终日困倦而难以入眠,面色无华,消瘦,自觉心烦不安,心悸健忘,神疲乏力,月经后期,经前腹胀,舌淡苔薄白,脉虚弦。辨证为肝血不足,神志不宁。治以补养肝血,疏郁安魂,镇静宁神。

处方:炒酸枣仁 25 g,知母 20 g,川芎 10 g,茯苓 25 g,煅龙骨、牡蛎各 40 g,沙参 15 g,枸杞 15 g,柏子仁 20 g,炙甘草 15 g。服七剂后患者自诉睡眠质量改善,每晚可睡五小时左右。上方加合欢花 20 g,继服七剂后,患者欣告睡眠如常。遂嘱其停服汤药,随访三个月未见复发。

——《中国现代百名中医临床段富津》

【按语】患者长期失眠,心肝阴血暗耗,心神失养,出现心烦不安、心悸健忘等症;面色无华、消瘦提示气血不足,患者还有月经后期,经前腹胀等症则提示气血不足,肝血不充,疏泄失职。故用酸枣仁汤养肝血,益心神,加上沙参、枸杞等滋阴之品填补真阴,平衡阴阳。总的来说,患者根本是心血不足,出现失眠、心悸等心神失养的症状,继而导致肝血不充,出现月经后期、经前腹胀等症状;血不足则肝不藏魂,心神散乱不宁;因女子以肝为先天,故用养肝补血之剂调养肝血,宁静心神,心得血则心神可宁,肝得血则魂可归,疏泄得畅,不寐可疗。

柯某,女,53 岁

2001 年 8 月 10 日就诊。心烦急躁,彻夜难眠三年余。患者三年前因工作问题及长期的家庭纠纷,情绪刺激,而出现失眠。每晚最多睡三小时,甚或彻夜不寐。服多种镇静药难以奏效。现症见失眠伴见乱梦纷纭,头晕目眩(血压 125/95 毫米汞柱),发热汗出,入夜加重,神倦健忘,舌质微红苔少,脉弦细涩。辨证为肝郁血虚,神魂失养。药用酸枣仁汤加减。

处方:炒酸枣仁 25 g,知母 20 g,川芎 10 g,茯苓 25 g,酒白芍 15 g,当归 15 g,熟地 20 g,柏子仁 20 g,郁金 15 g,首乌藤 25 g,合欢花 20 g,炙甘草 15 g。七剂,水煎服。

二诊:自觉精神舒畅,入夜亦能安睡,效不更方。

三诊:诸症均明显减轻,每晚睡眠可达五小时以上,乱梦亦平,诸症痊愈,随访三个月,患者一切恢复正常,未诉有失眠。

【按】以上两例均选用酸枣仁汤为主进行加减治疗。该方首载于《金匮要略·血痹虚劳病脉证并治第六》,为治疗不寐的经典方剂之一,临床应用效果颇佳。本方主治"虚劳虚烦不得眠",即肝血不足、阴虚内热之证。虚烦为辨证的关键。方中重用酸枣仁,以其味酸甘性平,专入心肝之经,养血补肝,宁心安神,为君药。阴血不足,虚热内生,故臣以知母,甘寒滋阴清热除烦,与君药相配,助其安神除烦之效。佐以茯苓,甘淡性平,宁心安神,健脾益智。川芎辛散温通,既能活血,又能行气,为"血中气药",取其调畅气机,舒达肝气;又肝郁欲散,故以辛补之;其与君药相配,酸收辛散并用,相反相成,奏养血调肝之功。此外,川芎辛散行气血,使酸枣仁补而不滞。甘草调和诸药;肝急欲缓,以甘草之甘缓,又可防川芎疏肝泄气,为佐使药。诸药相伍,一则养心肝之血以宁心神,一则清内热以除虚烦。全方具有养肝宁心、清热除烦之效,体现了《内经》"肝欲散,急食辛以散之""肝欲缓,急食甘以缓之"的治则。本方配伍特点是:既补肝体,又利肝用,酸收辛散,养血调肝;既补血,又清热,补清结合,滋阴清热而虚烦除。方中酸枣仁当炒用,用量常在20~30 g。对于酸枣仁生熟之别,《本草图经》云:"熟用疗胆虚不得眠……生用疗胆热好眠"。肝为刚脏,全赖阴血以滋之,用药不宜刚而宜柔,不宜伐而宜和,当于甘凉、辛润、酸降、柔静中求之,故方中川芎用量宜轻,一般不超过10 g以免辛散耗气。然方贵配伍,医贵权变,在临证中尚需随症加减变化:热盛者,加黄连清心火;肝郁者,加郁金、合欢花以疏肝解郁安神;久病或惊悸甚者加龙骨、牡蛎以镇惊安神。

——《中国现代百名中医临床段富津》

【按语】患者因工作及家庭纠纷所困扰,长期情志刺激导致心神被扰,肝气郁滞;肝气不疏,郁而生火,火扰心神,出现失眠、发热汗出等症;肝气郁滞日久,导致肝血瘀滞,肝血不充,肝血不足则肝魂难藏,出现乱梦纷纭;气血不足无以上荣脑窍,则头晕目眩,神倦健忘;脉弦细涩为肝郁气滞,肝血不足的表现。故用酸枣仁汤补肝安神,加上四物汤补血养阴,郁金疏肝泄热,柏子仁、首乌藤、合欢花加强解郁安神之功。总的来说,患者之病最初的病因为情志刺激导致的肝气不疏,进而导致肝气郁滞,气滞日久导致血瘀,血瘀日久导致血少,血不荣神,导致失眠为主症的疾病,治以舒肝养血活血为主,加之安神之品,则不寐可疗。

吴某,女,32 岁

2002 年 8 月 26 日初诊。不寐多梦,寐中易醒半年余,时心虚胆怯,遇事易惊,善惊,常有畏惧之感,夜间不能独卧,腰痛,小便清长,月经量多,面色白,舌质淡、苔薄黄,脉弦细数。

处方仁熟散加减。熟地 20 g,柏子仁 20 g,枸杞 20 g,五味子 15 g,山茱萸 15 g,白参 15 g,茯苓 25 g,枳壳 15 g,当归 15 g,煅龙骨 30 g,炙甘草 15 g。水煎服,每日一剂,分两次服。

二诊:服药七剂后,自诉每晚可睡四小时以上,心怯症状明显改善,小便清长好转,脉仍数。前方加珍珠母 30 g,再服七剂,每晚可睡六小时以上。

【按】此案为恐惧不能独卧之不寐。其病机为胆虚气怯,心神失养。立补肝养心、安神定魂之法,选《医学入门》之仁熟散治疗。方中柏子仁甘平质润,入心经,善补心气,养心血,安心神;熟地补肾益肝,以填真阴;枸杞、山茱萸助熟地补肝肾阴血,当归甘温而润补血养肝;人参具补五脏、安精神、定魂魄之长;五味子、茯苓宁心安神,滋肾补阴;枳壳行气宽中,使补而不滞;龙骨镇惊安神;甘草调和诸药。诸药协力使心肝得养,血足神安,胆不虚怯,恐不再生,其寐安然。

——《中国现代百名中医临床段富津》

【按语】患者心虚胆怯,遇事易惊为心胆气虚的表现,常有畏惧之感,夜间不能独卧为肝血不足、肝魂不藏的表现;精血同源,肝肾同源,长期肝血不足,加之长期恐惧畏事,恐伤肾,则肾气易伤,肾阳不足,出现小便清长、腰痛的表现,肾气不固,难以固摄经血,则月经量多。故用仁熟散加减以补肝养心、安神定魂。

董某,女,40 岁

2000 年 8 月 13 日初诊。患者近一年来失眠多梦,有时彻夜不寐,食欲不振,胃脘不适,消化欠佳,形体偏瘦,自觉疲乏无力,胸脘痞闷,晨起恶心,舌有齿痕,舌淡苔薄白,脉弦沉无力。曾在某医院检查,未发现阳性体征,诊为"神经衰弱",口服中西成药均未见效,遂来诊治。辨证:脾胃不和,心神失养。

处方:半夏 15 g,陈皮 15 g,焦术 15 g,茯苓 25 g,白参 15 g,砂仁 15 g,炒麦芽 20 g,柏子仁 20 g,炒酸枣仁 20 g,枳实 15 g,合欢皮 20 g,首乌藤 20 g,炙甘草 15 g。七剂。

二诊:服药七剂后稍有睡意,效不更方,嘱少食荤辣冷滑,勿吸烟、饮茶。

三诊:睡眠显著好转,停服汤药,改为香砂养胃丸,以健脾养胃。月余,食欲大进,睡眠可持续六到八小时,几乎无梦,脾胃和而病愈。

【按】本例之不寐,乃胃中乖戾,壅遏中宫,脾胃失健,症见胃纳不振,胸脘不舒。此即《内经》所谓"胃不合则卧不安"之证,故治宜健脾和胃、宁心安神。方用半夏辛温而燥,善能降逆和胃,胃气和则卧自安。《灵枢·邪客》所载半夏汤,以半夏治目不瞑不得卧,服之一剂,即"阴阳已通,其卧立至""其病新发者,覆杯则卧",可见"半夏能和胃气通阴阳"。陈皮调理气机以除胸脘之痞,又能和胃。四君子汤益气补虚,健脾助运以复脾虚之本;砂仁、枳实理气和胃;柏子仁、酸枣仁宁心安神;合欢皮、首乌藤以解郁安神,交通心肾之阴阳,此即《脾胃论》"安养心神,调治脾胃"之意也;甘草以缓其中。诸药合用,则清阳自升,浊阴自降。证药相投,其病乃愈。

——《中国现代百名中医临床段富津》

【按语】所谓"胃不和则卧不安",患者长期食欲不振、消化不佳、胸脘痞闷、晨起恶心,提示患者脾胃功能不良,运化不及,生湿酿痰,心神被扰,出现失眠多梦的症状。故用六君子汤加减,健脾益气,除痰化湿,加上炒麦芽暖胃助消化,酸枣仁、柏子仁安神养血,合欢皮、首乌藤增强安神之功。总的来说,患者为脾胃功能低下,运化不及,生湿酿痰,阻遏清窍,心神被扰,故不寐,法用健脾养胃、化痰祛湿之方,专顾脾胃,使脾胃健旺,痰湿可除,则脑窍得畅,心神得安。

孟某,女,34岁

1996年10月14日初诊。失眠一年余,夜寐难,多梦,每晚仅睡三四个小时,甚至彻夜难眠,白昼乏力,头晕,心悸。经期量多且色淡,常淋沥数日,面色无华。舌淡红,脉细弱。辨证:气血亏虚,心神失养。治以益气养血安神。

处方养心汤加减。黄芪30 g,白参15 g,炒酸枣仁15 g,柏子仁20 g,茯苓20 g,蜜远志10 g,当归20 g,川芎15 g,五味子15 g,炙甘草20 g。七剂,每日一剂,水煎服。

二诊:服上方七剂后,诸症明显减轻,面色转佳,精神好转,脉较前有力,略有弦滑之象。上方加焦术15 g,桔梗15 g,又服六剂,各症基本消失,睡眠正常,续服养血安神片一个月,以巩固疗效。

【按】因劳心过度,耗伤心血,或妇人经血过多,产后失血;或病后体虚,或大手术之后,以及老年人气血衰少,导致气血不足,无以奉养心神,脑失其养,而致不寐。即《景岳全书·不寐》所云:"无邪而不寐者,必营血不足也,营主血,血虚则无以养心,心虚则神不守舍。"心主血,血不养心,心神失养,神不守舍而睡眠困难,多梦易醒,心悸不安;气血亏虚,不能上奉于脑,脑失所养而头晕;气虚失摄,则月经量多而淋沥不尽。治疗宜益气养血,气血并补,重在补气,意在生血,气旺则血自生,血足则心有所养。养心汤原方去温燥之肉桂、半夏,而加用性平味甘之柏子仁以加强养血安神之功效。方中人参、黄芪为君,补益心气。当归、川芎补血和血以养心,二药与参芪相配,有益气养血之效,用以为臣。柏子仁、五味子、茯苓、远志、酸枣仁宁心安神,共为佐药。炙甘草既助参芪益心气,又调和诸药,用为佐使。全方诸药相配,共奏益气补血、养心安神之效,使气旺血生,不寐得除。二诊加入白术以增补气健脾之功,使脾复统摄之权,则经血不致过多。

——《中国现代百名中医临床段富津》

【按语】患者经量多色淡,淋沥数日为气不能固摄,气虚日久气则血两虚,出现面色无华、舌淡红、脉细弱的表现,据此判断,患者失眠的根本原因为气血不足,心神失养,继而出现之后的失眠多梦、白昼乏力、头晕、心悸等症状,故专顾补益气血,用黄芪、白参、炙甘草补气,当归、川芎补血,炒酸枣仁不仅安神,也可养血,五味子收敛气血,以免耗散太过,蜜远志专为安神宁心之用,柏子仁、茯苓安养心神。总体来说本患者根本为气血两虚,心神失养,全身机能处于低下状态,故专用补益气血之剂调养根本,气血足,则心神养,不寐可疗。

李某,男,48 岁

2005 年 5 月 12 日初诊。失眠、易怒月余,加重两周。平素内向,不善沟通,一个月前因与人口角,情绪不畅,抑郁不解,继而夜晚睡眠不安,伴有胁肋胀痛,烦躁易怒,头目胀痛,面赤,舌红,脉弦数。

处方加味逍遥散加减。白芍 15 g,茯苓 25 g,柴胡 15 g,黄芩 15 g,牡丹皮 15 g,栀子 15 g,炙甘草 15 g,郁金 15 g,炒酸枣仁 20 g,川楝子 15 g,枳实 15 g,延胡索 15 g,丹参 15 g。七剂,水煎服。嘱忌酒,避免情志刺激。

二诊:患者自诉用药后胁肋胀痛缓解,面不赤,睡眠改善,舌微红,脉略弦数。上方加首乌藤 25 g,合欢花 25 g,以疏肝解郁泻火,并且加重安神之力。续服七剂。

三诊:自诉睡眠好转,胁肋不痛,情绪良好,脉已不数。上方加重镇安神的煅龙骨 35 g,煅牡蛎 35 g,续服七剂。

四诊:望其两眼有神,情志愉快,自诉病情大有好转,每晚能睡六小时左右,头不胀痛,心情不郁闷,舌不红,脉微弦,为了巩固疗效,续服七剂。

【按】《类证治裁·不寐论治》中云:"阳气自动而之静,则寐;阳气自静而之动,则寐。"可见,人的正常睡眠是阴阳之气自然而又规律的转化的结果。这种规律一旦被破坏,就可导致失眠。本例患者就是由于情志抑郁,肝失疏泄,气机不畅,气郁化火,扰动神魂,阴阳气不能平衡所致。肝火上炎,故面赤、头痛、两目胀痛;肝气郁结,故两胁肋胀痛;舌红、脉弦数亦是肝郁化火之证。方中以柴胡疏肝解郁,使肝气得以条达为君。白芍酸苦微寒,养血敛阴柔肝;黄芩苦寒,清热泻火,共为臣药。佐以郁金、延胡索、川楝子、枳实疏肝理气,使郁解而火自清。牡丹皮、丹参清热凉血活血,炒酸枣仁。茯苓宁心安神。炙甘草调和诸药为使。二诊后,诸症减轻,效不更方,加入首乌藤、合欢花,二者相须为用,以增宁心安神之效。三诊,睡眠好转,胁肋痛止,脉已不数,乃肝气得疏,肝火得降。为加重安神之力,故加入煅龙骨和煅牡蛎重镇安神。四诊后,睡眠已稳,需进一步巩固疗效,续服上方一周。

——《中国现代百名中医临床段富津》

【按语】患者性格内向,不善沟通,此类患者易出现情志难以疏泄、郁结心的表现,加之与人发生口角,无以发泄,郁结难开,郁久生火,肝火上炎,出现胁肋胀痛、烦躁易怒、头目胀痛的表现,肝火扰动心神,致心神被扰,出现失眠;故用加味逍遥散疏肝泻火,其中栀子有畅通三焦的作用,加之川楝子利尿渗湿,可使肝火有通路可降;黄芩清肺火,使肺金得清,制约肝木;枳实、延胡索疏肝调气止痛,丹参活血安神,郁金疏肝泻火。总体来说,患者属于中医体质学说中的气郁质,决定了其易情志不遂,肝气易郁,加之发生口角,排解不开,郁而化火,肝火上炎扰乱心神,故用疏肝泻火之剂,加上清肃肺金之品,使肝木得抑,心火得降,再者更要避免情志刺激,则心神可安。

杨某,男,38岁,教师

2004年8月3日初诊。患失眠已两年,西医诊断为神经衰弱,曾服多种镇静药物,收效不显。自诉:入夜则心神烦躁,辗转反侧,不能成寐。询问其病由,素喜深夜工作,疲劳至极时,常饮咖啡提神醒脑,习惯成自然,故入夜则兴奋不寐,昼则头脑昏沉不清,萎靡不振,口干易汗,头昏耳鸣,腰酸疲惫,舌光红无苔,舌尖如草莓状红艳,脉弦细而数。辨证为水亏火旺,心肾不交,方用黄连阿胶汤加减。

处方:黄连10 g,黄芩15 g,阿胶(烊化)15 g,白芍15 g,鸡子黄2枚,首乌藤25 g,合欢花25 g,熟地25 g,牡丹皮15 g,茯苓25 g。

上方服至七剂,便能安然入睡,心神烦乱不发,续服七剂,不寐之疾从此而愈,腰酸、耳鸣、头晕亦减轻。

【按】《辨证录》云:"夜不能寐者,乃心不交于肾也……心原属火,过于热则火炎于上而不能下交于肾。"此患者思虑过度,暗耗心阴,致使心火翕然而动,不能下交于肾,阳用过极,则肾水不能上济于心;又饮咖啡,助火伤阴。《灵枢·脉度》篇云:"肾气通于耳。"《素问·脉要精微论》曰:"腰者,肾之府。"且肾主骨生髓,脑为髓之海。肾水不足则耳为之鸣,腰为之酸,头为之晕。观其舌尖如草莓,光红无苔,脉细而数,一派火盛水亏之象。辨为心肾不交之证,治当滋其肾水,降其心火。选用黄连阿胶汤滋阴降火,交通心肾,体现了《难经》泻南补北之意。

本方始见于《伤寒论·辨少阴病脉证并治》,原书用治"少阴病,得之二三日以上,心中烦,不得卧"。该患与之病因不同,但病机相同,俱是心火亢于上,而不下交于肾。方中黄连苦寒,清心泻火,《本草纲目》言其"平补而润……滋肾补阴"。二药合用,有交融水火、除烦安神之妙,故为方中君药。《本草从新》言黄芩"苦入心,寒胜热,泻火除湿",白芍"补血敛阴",芩芍并用,助君药滋阴降火,除烦安神,为臣药。鸡子黄甘平入心肾,《本草纲目》载其"补阴血,解热毒",方中用之,既泻火之有余,又补肾水之不足;与阿胶、白芍相合,滋阴补血,以复耗灼之阴津,且防芩连苦寒伤津之弊,为佐药。因该患者有头晕、耳鸣、腰酸等肾水不足之证,恐其泻火有余,补肾水之力不足,故加入熟地,滋阴补肾,填精益髓。牡丹皮清泻相火,在《古今名医方论》中柯琴曰:"牡丹皮辛寒,以清少阴之火,还以奉少阳之气也。"茯苓、首乌藤、合欢花均为甘平之药,具有养心安神之效。本方苦寒与咸寒并用,滋阴与泻火兼施,泻火而不伤阴,滋阴而不碍邪,以达到直折少阴之心火、壮足少阴之肾水之效。

——《中国现代百名中医临床段富津》

【按语】《内经》云:"故阳气者,一日而主外,平旦人气生,日中而阳气隆,日西而阳气已虚,气门乃闭。是故暮而收拒,无扰筋骨,无见雾露,反此三时,形乃困薄。"患者喜爱深夜工作,疲劳至极不但不眠,反而靠饮咖啡提神,造成恶习;人与自然是一体的,昼则动,夜则伏,这是自然规律,也是阴阳变化的规律,阳入阴时,若强行用阳,使阴阳难以正常转化,阴阳互损,发为不寐。故用黄连阿胶汤滋阴降火,再用加减六味丸增强滋阴之效。

刘茂甫

李某,女,38 岁,干部

1997 年 5 月 20 日初诊。患神经衰弱三年,近二十天尤甚。日渐通夜不眠,头晕耳鸣,视物昏花。并伴有烦躁易怒,头涨痛麻木,口苦咽干,渴不欲饮,纳呆食少,腹胀,便秘,溺赤涩痛等症。曾服氯硝西泮、奋乃静等镇静安眠药无效。刻诊:面色焦枯,神情疲惫,舌质红、苔薄黄,脉细弦数,证属阴虚火旺之不寐。治宜滋阴降火,养心安神。

处方:生地 18 g,白及 15 g,首乌藤 30 g,合欢皮 12 g,淡竹叶 6 g,珍珠母 30 g,焦栀子 12 g,龙胆草 6 g,朱茯神 15 g,淡豆豉 12 g,川连 6 g,生甘草 3 g。水煎服,每日一剂。

二诊:服上方后,稍有转机,夜间能入睡一个多小时,但寐而不醒。守原方加当归 12 g,五味子 9 g,以养阴血,泻肝胆。

三诊:服上方十剂后,每晚能熟睡三小时,口干口苦减轻,饮食有增,但逆气不适。舌质红、苔薄白,脉数而有力。原方减豆豉、生地、白及,加川大黄 6 g 以活血通腑,导热下行,宁心安神。

四诊:服上方六剂,头晕头痛均减,每晚入睡三四个小时,饮食增加,大便复常。守原方继服。

五诊:服上方六剂后,每晚能眠六个多小时,夜梦较少,饮食尚好,二便自调。

不寐一证,当辨虚实。本例素体虚弱,加之劳脑伤肾,阴精不足,五志过极而化火。火炎于上,水亏于下,心肾不交,神何以安乎?五脏不调,则诸症蜂起,其以心肝火旺乃系关键。诚如《景岳全书·不寐》谓:"真阴精血不足,阴阳不交,而神不安其室耳"。本例首以滋阴养血、潜镇安神、交通心肾而获转机。继守法加减施治,大症获愈。终用导热下行等,使化源足、精血调、五脏安,生机复常而收其全功。

——《刘茂甫中医世家经验辑要》

【按语】本例患者口苦咽干、溺赤涩痛、舌红苔黄、脉细弦数,一派阴虚火旺之候,其烦躁、通夜不眠者乃心火亢于上、肾水亏于下也;渴不欲饮者示火热灼津且邪热已入营分;"胀满脉弦,土制于木",纳呆食少、腹胀皆为肝火犯胃之征。总而观之,心肝火旺最为突出,故方中泻火清热之药多入心肝二经,如川连、焦栀子、淡竹叶、龙胆草、珍珠母之类;又因热入营分,恐耗血动血,故加益阴之生地清热凉血,加收敛之白及防火热迫血妄行;至于合欢皮、首乌藤、朱茯神之类则为镇静安神之用。三诊因阴虚之症减,热已退出营分,故减生地、白及;因逆气不适,故去宣散之淡豆豉,加活血泻下之川大黄。整个治疗泻阳热之有余、补阴虚之不足,终使阳以交阴而获愈。

罗某,男,65 岁

1992 年 7 月 8 日初诊。夜眠差,多梦,口渴,纳差半年余,以往有动脉硬化病史。脉沉弦,舌苔薄黄。诊断:失眠。治宜养心安神、清热除烦。

处方:菊花 12 g,钩藤 15 g,远志 9 g,炒枣仁 18 g,柏子仁 15 g,合欢皮 15 g,首乌藤 15 g,淡豆豉 15 g,栀子 12 g,连翘 15 g,龙骨 18 g,牡蛎 18 g。七剂,水煎服,每日一剂,分早晚服。

二诊:服上方后,夜眠明显好转,口渴仍微,食欲不振,舌苔薄,脉沉细。上方减栀子、龙牡、远志,加当归 12 g,麦冬 12 g,郁金 15 g,丹参 18 g,生山楂 12 g,继服七剂。

三诊:睡眠每晚能持续六七小时,口干好转,食纳增加,舌苔薄黄,脉沉缓。上方加炒麦芽 18 g,继服七剂。

四诊:睡眠正常,食纳尚可。口干不著,舌苔薄,脉沉缓。嘱继服香砂养胃丸,以善其后。

——《刘茂甫中医世家经验辑要》

【按语】本例患者初诊主诉为夜眠差、多梦,据其动脉硬化病史、脉弦、苔黄之象,故用远志、炒枣仁、柏子仁、合欢皮、首乌藤养血安神;龙牡以重镇潜降安神;栀子、连翘、淡豆豉、菊花、钩藤清心平肝。二诊之时夜眠虽好转,但食欲不振之症突出,恐有胃部疾患,故去远志;栀子苦寒、龙牡质重,亦有伐胃气之嫌,故亦去之;又考虑病患有动脉硬化病史,故多加入当归、郁金、丹参、生山楂、麦冬等活血、益胃之药,以治病求本。至三诊时,诸症皆缓,故守方加炒麦芽继续巩固疗效。四诊之时,已趋于康复,但因其胃气不振之症贯穿始终,故以香砂养胃丸善后。

唐某,女,38 岁,会计师

1998 年 9 月 23 日初诊。病史:由于长期紧张用脑,近两月来严重失眠每晚需服西药安定才能入睡,开始服 2 片即可,现已服至 3 片才能入睡,次日则头晕乏力,但能勉强支撑工作,如不服安定则通宵失眠,次日不能胜任工作。每当入夜即感焦虑,睡眠成了苦恼跟负担,郁郁不乐又时而心烦。西医做"脑彩超"检查正常,给服"神调 2 号"等治疗无效而来求诊。

现症:入睡困难,脑幕上犹如放电影,一幕幕出现排解不开,心烦口苦,头皮有绷紧之感,时而耳鸣头晕,记忆力减退,饮食不香,困倦,二便正常,近月来体重稍减。查其形体偏瘦,苦闷面容,精神欠佳,性情偏激,舌质瘦小舌尖红,苔薄白中微黄有津,脉弦细。

辨治:劳心太过,耗伤心阴,心火偏亢,以致神不归舍而失眠矣。当清心火,养心阴,重镇安神以治之。用自拟安神经验方:

紫石英(煅)25 g,石决明 25 g,琥珀 25 g,龙骨 25 g,牡蛎 25 g,磁石 25 g(诸药先煎 15 分钟),酸枣仁 20 g,麦冬 20 g,朱茯苓 20 g,柏子仁 15 g,灵芝 15 g,生地 15 g,石菖蒲 10 g,枸杞 10 g,五味子 10 g,黄连 10 g,甘草 10 g,首乌藤 50 g。浓煎。第一煎取得的药液为睡前 20～30 分钟顿服,第二煎药液次日上下午分服。嘱其停服安定,如不能入睡时则减量服之,入睡时勿饮浓茶、咖啡并少说话,晚餐勿过饱,被褥温软适度,环境宜宁静,如此一周再来复诊。

9 月 30 日复诊:患者叙述上方已服六剂,效果良好,不需服安定能安然入睡,且次日不觉乏力,精神好转,头脑轻松,但不知是否巩固。查其舌正脉平,心火得清,心神得养,阴阳已趋平衡。唯其积劳太过,还当补养以善后,用天王补心丹与服:

当归 15 g,生地 15 g,柏子仁 15 g,玄参 15 g,茯苓 15 g,桔梗 15 g,五味子 15 g,天冬 15 g,酸枣仁 20 g,麦冬 20 g,丹参 20 g,太子参 20 g,炙远志 10 g。每日一剂,三次分服(睡前 1 次),服十日停药观察。

10 月中旬,患者因腹泻来就诊,陈述睡眠问题已解决,停药一周,仍能入睡云。

——《中国现代百名中医临床家郭子光》

　　【按语】患者中年女性,长期紧张用脑,劳则气耗,导致心气不足,气血同源,气虚日久造成血虚,血虚则心神失养,心神离越,导致夜梦繁多,心神不宁,津血同源,则血虚日久必然导致津亏,津液不能上承,加之血虚生火,导致心烦口苦,精血同源,血虚必然也会导致精亏,髓海不足,出现耳鸣头晕,记忆力减退,长期心火不足,导致火不暖土,脾失健运,出现饮食不香,脾虚气血输布不畅不能荣养四肢,则四肢困倦;舌为心之苗,心虚日久,虚火丛生,故舌小,舌尖红;脉弦细,弦则为虚,细为气血不足。郭老重用紫石英、石决明、琥珀、龙骨、牡蛎、磁石等重镇安神之品,使心神得潜,虚火可降,所谓急则治其标;再用麦冬、枸杞、灵芝、生地等滋阴养血之品,填补真阴,壮水之主,以制阳光,使阴火自降,阴血自生,为治本之用;茯苓、石菖蒲健脾利湿,豁痰开窍,清利脑窍,健脾利湿;炒酸枣仁、柏子仁、首乌藤增强安神之功;五味子收敛心气;黄连、甘草降解心火。总体来说,全方重在潜降心神,交通心肾,加上补阴养血之品来调养根本。后用天王补心丹填补真阴,益气养血以善后,为治本之用。

杨发春

全某,男,31 岁,干部

初诊日期:1998 年 9 月 18 日。主诉:失眠三个月余。

现病史:近三个月,不能入睡,多梦易醒,心悸健忘,有时怔忡不寐,体倦神疲,饮食无味,面色不华,头昏耳鸣。舌诊:舌淡苔薄白。脉诊:脉细弱。

辨证:心脾亏损,神不守舍。治法:补养心脾,养血安神。

方药:党参 15 g,焦术 15 g,茯苓 15 g,炙黄芪 20 g,当归 15 g,远志 10 g,枣仁 30 g,龙眼肉 10 g,丹参 30 g,炙甘草 6 g,大枣 3 枚。水煎服,六剂。

二诊:精神好转,耳鸣、失眠减轻,饮食增加,上方加生龙牡各 20 g,水煎服,六剂。

三诊:诸症再减,效不更方,续服二诊之方药六剂。

四诊:诸症痊愈,已能每晚入睡五六个小时。嘱早晚服成药人参归脾丸两周,以健脾益气,养心安神,完全恢复健康。

【按】本病案属心脾两虚,脾运失健,血不养心,神不守舍而致失眠一证。治当补养心脾,养血安神为法。方药以归脾汤加味化裁。方中党参、白术、炙黄芪、大枣、炙甘草补气健脾;远志、枣仁、茯苓、龙眼肉补心益脾,安神定志;当归滋阴养血,配以丹参去瘀生新,调养心血,故有"一味丹参散,功同四物汤"之说。以上诸药相配,实有补养心脾,养血安神之功。二诊时,精神好转,饮食增加,睡眠好转,上方又加龙骨、牡蛎潜镇安神,水煎服六剂。三诊时,诸证悉平,故效不更方,续服二诊之方药六剂。四诊时,为巩固疗效,嘱患者以人参归脾丸调养之。

——《临床经验集》

【按语】《灵枢·决气》曰:"中焦受气取汁,变化而赤是为血。"脾虚食少,生化乏源,则营血不足,不能上奉于心,以致心神不安而见不寐多梦,心悸健忘,体倦神疲,饮食无味,面色不华,舌淡苔薄白,脉细弱。方用归脾汤以益气补血,健脾养心。归脾汤虽是心脾同治,但重在补脾,但王昂在《医方集解·补养之剂》中指出:"所以补心,心者,脾之母也。"故加丹参 30 g,在于取"一味丹参散,功同四物汤"之意以增强全方补心之力,真正做到心脾同治。

慈某,女,39 岁,工人

初诊日期:2004 年 4 月 4 日。主诉:失眠半年。

现病史:半年来,患者经常失眠,虽经中、西药治疗,时轻时重,未彻底治愈。刻下:心烦不宁,夜寐不安,有时彻夜不眠,心悸多梦,易惊醒,精神躁动,恍惚失常,伴口干。舌诊:舌淡红,苔薄白。脉诊:脉弦细稍数。

辨证:肝血不足,心神失养,心胆气虚。治法:养血安神,益气镇惊而除烦。

方药:太子参 10 g,酸枣仁 20 g,川芎 10 g,茯苓 15 g,知母 10 g,甘草 6 g,生龙牡各 20 g(先下),远志 10 g,首乌藤 15 g,合欢花 10 g,丹参 30 g,大枣 3 枚。水煎服,六剂。

二诊:睡眠稍好,余证均减,续服上方六剂。

三诊:诸症大减,睡眠已安,续服上方六剂以收功。

【按】本病案属肝血不足,虚热内扰,心胆气虚,心神失养一证。治当养血安神,益气镇惊而除烦。方药以酸枣仁汤加味化裁治之。方中以太子参养阴益气除烦;重用酸枣仁养肝血,安心神,《名医别录·卷一》谓其“主心烦不得眠……虚汗烦渴,补中,益肝气”。茯苓,甘淡性平,入心脾肾经,“补五劳七伤……开心益智,止健忘”(《日华子本草·卷十一》),宁心安神。川芎主入肝经,以调畅气机,疏达肝气,补肝之体,遂肝之用,具有养血调肝安神之妙,《本草纲目·卷十四》所说川芎乃“血中之气药也,肝苦急以辛补之,故血虚者宜之;辛以散之,故气郁者宜之”。知母甘性寒,入肺胃肾经,《日华子本草·卷七》谓其“润心肺,补虚乏,安心止惊悸”。甘草补中健脾,于茯苓相配以助化源。远志、首乌藤、合欢皮均能养心、宁心、安神,《名医别录》谓远志“定心气、止惊悸、益精……”;《神农本草经》谓“合欢味甘平,主安五脏,和心志,令人欢乐无忧……”配用龙骨、牡蛎镇心安神。诸药相配,共奏养血安神、益气镇惊、除烦之功。上方水煎服六剂,药效颇著,故续服六剂以收功。

——《临床经验集》

【按语】本案中患者心烦不寐,心悸多梦,易惊醒正符合《沈氏尊生书·不寐》中所言:“心胆俱怯,触事易惊,梦多不祥,虚烦不眠。”证属肝血不足,心神失养,心胆气虚。方用酸枣仁汤加味,乃因酸枣仁汤主心烦不得眠。配太子参补气养阴以清虚烦。丹参苦、微寒,归心、肝经,《滇南本草》言其“补心定志,安神宁心。治健忘怔忡,惊悸不寐。”《重庆堂随笔》又言“丹参清血中之火,故能安神定志”。太子参合丹参共奏益气养血、清热除烦之功。远志、合欢皮、首乌藤同归心经,皆能养心安神,且远志另可"养心血,镇惊,宁心"(《滇南本草》),以缓患者易惊、神躁之症;合欢皮另可"主安五脏,和心志,令人欢乐无忧"(《神农本草经》);配用生龙骨、生牡蛎以镇静安神,再合他药潜阳入阴。全方补益心气、养镇心神、清热除烦。

臧堃堂

患者,男,43 岁

1998 年 4 月 18 日初诊。失眠已历三载。三年前,初入商海,工作压力重,操劳过度,夜不入眠,曾进行心理治疗,并求治于多家医院,按神经衰弱症服用多种镇静安眠药,效果不显,近月病情加重,彻夜不眠,严重影响工作,前来就诊。刻诊:入夜心烦,辗转难以成寐,入睡后又梦扰纷纭,且惊惕易醒,醒后更难入睡,昼则头目昏沉,精神困乏,耳鸣、咽干,烦躁易怒,腰膝酸软,形体消瘦,工作效力低下,大便干结如粟,数日一次,舌质红,少苔,脉来细数,此患者素体肝肾阴虚,劳心伤肾,属心肾失交之证。治以滋阴降心火,补肾滋肾水,交通心肾,使水火既济。

生地、熟地各 15 g,制首乌 20 g,玄参 20 g,麦冬 10 g,五味子 10 g,柏子仁 20 g,云茯神 10 g,炒白芍 10 g,首乌藤 30 g,泽泻 10 g,川连 5 g,肉桂 2 g(后下),生甘草 10 g。十四剂,每日一剂,水煎两次,饭后分服。

二诊:药后已能入眠,然梦扰依然,惊惕易醒未得彻解,脉细,舌红,宗上方增入重镇安神之品,加珍珠母 30 g(先煎),磁石 30 g(先煎),续服十四剂后随访,已能安眠,不服药物也能稳睡,诸症也愈解。

【按】本病例乃长期操劳,工作压力重所致肝肾之阴暗耗,肾水不能上济,心火独亢,扰动神明,心肾失交,则神志不宁而不寐。张景岳云:"不寐证,虽病有不一,然惟知邪正二字则尽知矣。盖寐本乎阴,神其主也,神安则寐,神不安则不寐"。方中以生地、熟地、制首乌、玄参、麦冬、炒白芍以滋养肝肾以补阴液;五味子、柏子仁、云茯神、首乌藤养心宁神;泽泻泻火;川连、肉桂交通心肾。

——《臧堃堂医案医论》

【按语】《石室秘录》言:"心必得肾水以滋养,肾必得心火以温暖,如人惊惕不安,岂非心肾不交乎。"肾阴亏虚,失其濡养之职,故致耳鸣、腰膝酸软,脉细等症;肾水亏损,上不济火,故心阴不得养,心阳易亢动,从而出现心神失养、易被扰动而惊醒、烦躁易怒、舌质红等症。因此本例治疗重点在于补肾亏之水、泻心亢之火,泻南补北以交通心肾,则睡眠自安,是为对《内经》"补其不足,泻其有余"的解释。

王某,男,23 岁

初诊:2001 年 1 月 4 日。病史:半年多以来由于工作压力较大,思虑过多,常常夜不得寐,近一周整夜失眠,痛苦万分,经介绍来京求余诊治。

证候:神志恍惚,坐卧不宁,心烦神躁,彻夜不眠,头晕耳鸣,腰膝酸软,潮热盗汗,时有梦遗。舌尖红,苔白,脉细数。

辨证:阴虚内热,心肾不交。

立法:养阴清热,交通心肾。

方药:生地黄 15 g,玄参 10 g,山萸肉 10 g,莲子心 10 g,龙齿 10 g,紫贝齿 10 g,生龙骨 10 g,朱茯神 10 g,首乌藤 10 g。

上方七剂,水煎服。嘱睡前不可饮浓茶水、咖啡。

二诊:2001 年 1 月 12 日。服上方,已能睡两三个小时,他症如前。舌红苔少,脉细数,继宗前法进退。

生熟地各 10 g,玄参 10 g,山萸肉 10 g,五味子 10 g,莲子心 15 g,龙齿 15 g,生龙骨 30 g,紫贝齿 15 g,朱茯神 10 g。

上方七剂,水煎服。琥珀粉、朱砂粉各 0.5 g(睡前一小时冲服)。嘱每日散步 3 000 步,勿饮浓茶、咖啡。

三诊:2001 年 1 月 20 日。服上方已能睡熟达六七小时,精神转佳,头晕耳鸣,腰酸均好转。舌红苔白,脉沉细稍数。继宗前方进退。

生熟地各 20 g,山萸肉 30 g,炒枣仁 30 g,五味子 10 g,柏子仁 30 g,合欢皮 30 g,首乌藤 30 g,龙齿 30 g,紫贝齿 30 g,朱茯神 30 g,琥珀粉、三七粉各 3 g。

上方 5 剂,单味中药免煎颗粒剂混匀装入 0.5 g 胶囊中,每日服两次,白天服 5 粒,睡前服 10 粒,白开水送服。

四诊:2001 年 2 月 22 日。服上方胶囊,每夜可睡七八个小时,精神振作,状若常人,继宗前方再进。睡前一小时服 5 粒胶囊以收全功。嘱勿饮浓茶、咖啡,每日散步 3 000 ~ 5 000 步。

【按】在当前高科技发展的鼎盛时期,生活水平有很大提高,但是快节奏给人带来了精神压力。为此,失眠在中青年当中发病率较高。2006 年北京、上海、广州、南京、成都、杭州六个城市的成年人在过去12个月中睡眠障碍发病率为57%,主要是其生活、工作压力过大所致。中医积累了2 000多年治疗失眠病的临床经验,以中医药治疗各种病因所引起的失眠病有较好疗效。

本案实为阴虚内热,心肾不交的失眠。方中生地黄清心热,育肾阴,交通心肾为君药;玄参养阴清热,功过知柏,为滋肾阴之主药而为臣;山萸肉温而不燥,滋肝肾而清虚热,火动起源于水虚,补其水而火自降,温其水而火自安,故山萸肉为正治阴虚火动之药;莲子心清心热、安心神、益心气、坚肾阴可交通心神,使水火相济,神回眠安;龙齿、龙骨、紫贝齿清心热、镇心神,止惊悸心烦;朱茯神、首乌藤养肝肾、通血脉,安神催眠为佐使之药。全方合用。可凑养阴清热、调通心肾、镇心安神之功。二诊服上方,症虽减,但眠仍不安,继宗前法减首乌藤,易补精血之熟地、五味子,镇心安神之朱砂、琥珀。三诊服增强补益精血与镇心安神之药,入睡已达六七个小时,有显著好转。三诊以单味免煎中药颗粒剂服用胶囊缓图,巩固前功以免半途而废。四诊可入睡七八个小时状若常人,前方再进而收全功。

——《中国现代百名中医临床家陈文伯》

【按语】思虑劳神太过致久郁化火,耗伤心肾之阴,肾阴虚于下而心火亢于上,扰动心神,则见夜不能寐,心烦神躁;头晕耳鸣、腰膝酸软、梦遗等则是一派肾阴虚之象,《中藏经》有言:"水火通济,上下相寻,人能循此,永不湮沉",故本病治在滋肾水,降心火,交通心肾。《珍珠囊》言生地黄"补肾水真阴";《纲目》云:"肾水受伤,真阴失守,孤阳无根,发为火病,法宜壮水以制火,故玄参与地黄同功";《温病条辨》言莲心"由心走肾,能使心火下通于肾,又回环上升,能使肾水上潮于心",故药用生地黄、玄参、莲子心滋肾阴清心热,交通心肾。山萸肉微温质润,其性温而不燥,补而不峻,为平补阴阳之药,且性酸涩可补肾固精止遗。龙齿、龙骨、紫贝齿之品镇心安神。朱茯神、首乌藤养心安神。全方合用共奏交通心肾,镇养心神之功。二、三诊加朱砂、琥珀以加强镇心安神之功,加熟地补血养阴,五味子补肾宁心,三诊后用胶囊缓图以求正复神安。本案,除感陈老遗方用药之精准,更感陈老医者父母之心,每诊必嘱患者调摄饮食、强健体魄、养性调情。

张某,男,42岁

初诊:2006年1月14日。病史:近数年来罹患乙肝大三阳,转氨酶略高,并有胆结石、慢性前列腺炎病史。经多方诊治用药,病情仍多次反复发作。近月余,时有达旦难寐。求余用中药调治。

证候:夜卧不眠,心情抑郁,两胁胀痛,纳呆食少,午后腹胀,尿频,尿急,会阴不适,尿黄短少,大便秘结。苔淡黄厚腻,脉弦滑稍数。

辨证:肝胆郁结,湿郁三焦,心肾不交。

立法:疏肝利胆,清利三焦,交通心肾。

方药:柴胡6g,郁金15g,鸡内金10g,茵陈15g,炒栀子10g,黄芩10g,金钱草30g,海金沙10g,滑石10g,垂盆草5g,丹参30g,五味子10g,远志10g,白芍10g,当归10g,龙齿15g,琥珀粉、三七粉各1.5g(冲服)。

上方七剂,水煎服。嘱少油腻肥甘厚味,忌酒类、辛辣食品及浓茶、咖啡。每日散步3 000步,并食核桃仁4个。

二诊:2006年1月22日。服上方诸药,夜间可睡五六个小时,他症均减。舌尖红,苔淡黄,脉弦滑。继以前方进退。上方减龙齿,易熟大黄6g以通腑而清三焦之热。

三诊:2006年1月29日。服上方,夜可眠六七个小时,大便通畅,但梦仍多。宗前方减熟大黄,易龙齿15g,再进十四剂。

四诊:2006年2月14日。服上方十四剂中药,夜间入睡可达七八个小时,转氨酶已正常,胆结石已排出两块,直径0.4厘米和0.6厘米,大三阳未能转阴,继宗前方进退。

柴胡12g,郁金30g,鸡内金10g,炒栀子10g,垂盆草30g,丹参30g,当归30g,白术30g,五味子30g,远志30g,炒白术30g,茯苓30g,龙齿30g,琥珀粉、三七粉各3g。

上方五剂,以单味中药免煎颗粒剂混匀,装入0.5g胶囊中,每次服5粒,日服三次,以观后效。

【按】本案为肝胆郁结、湿阻三焦不眠病。方中柴胡、郁金疏肝利胆为君药;茵陈、栀子、黄芩、垂盆草清利三焦之湿热为臣药;金钱草、鸡内金、海金沙、滑石利水排石为辅助药;五味子、远志、丹参、当归、白芍补益肝肾,养心血,安心神;龙齿、琥珀、三七粉镇心安神养肝,活血通络为佐使药。二诊服上方诸药后,入睡可达五六个小时,患者大喜,继以前方减镇心安神之龙齿,易熟大黄通腑而利湿热。三诊大便通畅,唯梦尚多,宗前方减熟大黄易龙齿。四诊服上药后,入睡可达七八个小时,取得满意疗效,转氨酶已正常,同时胆结石排出,继宗前方进退缓图根治。

——《中国现代百名中医临床家陈文伯》

【按语】肝胆本有病变,反复难愈,肝胆皆木也,木性喜条达,加之患者心情抑郁,如雪上加霜,心神不安,肝胆郁结,胃失和降,脾失健运,而见不寐、两胁胀痛,纳呆食少,午后腹胀。脾失健运,无以运化水液,水湿内生,"三焦者,中渎之府也,水道出焉,属膀胱,是孤之府也",湿郁三焦,而见小便异常,舌脉俱为佐证。法当疏利肝胆、清利三焦。柴胡、郁金疏利肝胆、解郁除烦;茵陈、栀子、黄芩、垂盆草清利三焦湿热;鸡内金、金钱草、海金沙、滑石利水排石以解胆忧;心肾不交,以五味子、远志、丹参、当归、白芍之类滋肾养心,佐以龙齿、琥珀重镇安神;三七可补可消,且现代药理学研究其可改善心肌供血、抗炎等功能。

秦某,男,45 岁

初诊:2005 年 1 月 8 日。病史:近数年身负重任,劳心劳力,有心力交瘁之感,近数月以来夜不得寐,时时失眠,求余诊治。

证候:夜寐梦多,夜醒难眠,心悸短气,神疲嗜卧,头晕目眩,纳呆食少,饭后腹胀,大便时溏,舌淡苔白,脉细稍数。

辨证:心脾不足,气血失和。

立法:养心健脾,交和气血。

方药:党参 30 g,远志 10 g,石菖蒲 10 g,炒白术 10 g,朱茯神 10 g,龙眼肉 10 g,全当归 10 g,炒枣仁 10 g,五味子 10 g。

上方七剂,水煎服。嘱勿饮浓茶、咖啡,每日散步 3 000 步。

二诊:2005 年 1 月 15 日。服上方诸药后可安睡六七个小时,有时夜半醒后十余分钟即可再次入睡,诸症悉减。舌淡苔白,脉细。宗前方继服十四剂,以观后效。

三诊:2005 年 1 月 30 日。服上方诸药梦少眠安,精神转佳,他症均除,健如常人。宗前方进退。

党参 30 g,焦白术 30 g,茯苓 30 g,石菖蒲 30 g,远志 30 g,五味子 30 g,龙眼肉 30 g,炒枣仁 30 g,全当归 30 g,淮山药 30 g,丹参 30 g,生甘草 9 g。

上方 5 剂,用单味免煎颗粒剂,混匀装入 0.5 g 胶囊中,每次 5 粒,日服三次,白开水送服。冀图正复神安而收全功。嘱每日散步 3 000 步,适饮淡茶。数月后追访,神安身健,状如常人。

【按】本案为心脾不足、气血失和不眠病。方中以党参、远志养心健脾为君药;石菖蒲、白术、朱茯神养心健脾、镇心安神为臣药;龙眼肉、当归、枣仁、五味子养血安神为佐使药物。二诊服上方后可入睡六七个小时,守前方再进。三诊服上方十四剂后,诸症悉减,梦少眠安。继宗前方胶囊剂而收全功。

——《中国现代百名中医临床家陈文伯》

【按语】身负重任,思虑颇多,《类经》有云:"心为五脏六腑之大主,而总统魂魄……思动于心则脾应……此所以五志惟心所使也。"故思虑易伤心脾,脾主运化,心主血藏神,心脾不足,则血无所养,神无所安。方用益气补血、健脾养心之归脾汤,患者症见时有便溏,"白术者土药也,炒者制地水",故用炒白术以增强补气健脾祛湿之功。加菖蒲宁神益智,《重庆堂随笔》记载:"石菖蒲,舒心气、畅心神、怡心情、益心志,妙药也……滋养药用之,借以宣心思之结而通神明";五味子,《医林纂要》言其"宁神……安梦寐",且归心、肾经,具有补益心肾、宁心安神之功。全方配伍以达健脾养心之目的。

陈某,男,48 岁

初诊:2000 年 10 月 14 日。病史:节日期间应酬较多,鸡鸭鱼肉、海鲜冷饮摄入过量。昨日在饭店进餐后,晚上回家进食板栗、瓜子、花生米、芒果等食品,晚 11 时睡觉,不到一小时惊醒。自觉胃脘部胀满,泛恶欲呕,室内走动十余分钟,再入睡。不足一小时又惊醒,起床下地慢走,仍觉胃脘部饱胀,翻来覆去,辗转不宁,晨起来院求余诊治。

证候:夜卧不寐,胃脘胀满,矢气则缓,泛恶欲呕,时有呃逆,口臭难闻,大便黏滞。舌边有齿痕,苔白厚腻,脉沉弦滑。

辨证:食水不化,痰浊中阻,胃失和降。

立法:消食导滞,祛痰化浊,和降胃气。

方药:焦四仙各 10 g,炒谷芽 10 g,炒莱菔子 10 g,焦白术 10 g,茯苓 10 g,姜半夏 10 g,陈皮 10 g,朱茯神 10 g,远志 10 g,石菖蒲 10 g,琥珀粉 0.3 g(冲服),天然水飞朱砂粉 0.3 g(冲服)。

上方三剂,水煎服。每剂煎三次,分三次服。嘱勿食肥甘厚味食品,以饮稀粥为主。

二诊:2000 年 10 月 17 日。服上方药一剂,食水痰浊去其大半,已能睡眠,但胃脘仍不适,两剂后胃内停滞已去,夜卧已能安睡,三剂健如常人。

【按】本案为内有停滞、痰浊中阻,胃失和降不眠病。方中以焦四仙、炒谷芽、炒莱菔子消食导滞为君药;焦白术、茯苓、姜半夏、陈皮祛痰化浊为臣药;朱茯神、远志、菖蒲、琥珀粉、朱砂镇心安神、交通心肾为佐使药物。二诊服上方三剂食浊已去,入睡如常人。

——《中国现代百名中医临床家陈文伯》

【按语】《经》曰:"饮食自倍,肠胃乃伤。"本案不寐缘由患者暴饮暴食,停滞胃脘,脾胃受损,失其运化,痰浊内生,阻遏中焦,胃失和降,而致不寐,即所谓"胃不和则卧不安"。故治法以消食导滞,祛痰化浊,和胃降气为主。方以保和丸加焦麦芽、焦槟榔、炒谷芽消食和胃,保和丸中含二陈汤方(半夏、陈皮、茯苓),再配以焦白术燥湿化痰、理气和中,另加远志、菖蒲、朱茯神、琥珀粉、朱砂镇心安神、交通心肾。

谢某,男,32 岁

初诊:2002 年 3 月 17 日。病史:平素过食肥甘,体胖丰满,不好运动。近月余夜寐不安,曾服镇静药,虽能睡眠,但晨起头胀痛,近一周仍服镇静药,但效果不佳。求余诊治。

证候:心悸不眠,时有短气,泛恶欲呕,胸脘痞闷,纳呆食少,懒言少动,下肢浮肿按之凹陷。舌质淡,舌体胖大,边有齿痕,苔白厚腻,脉沉滑。

辨证:痰扰心神,夜不得寐。

立法:祛痰开窍,养心安神。

方药:石菖蒲 10 g,远志 10 g,法半夏 10 g,陈皮 10 g,朱茯神 10 g,五味子 10 g,党参 10 g,炒枣仁 10 g,生甘草 6 g,龙齿 10 g,茯苓 30 g。

上方七剂,水煎服。琥珀粉 1.5 g(睡前冲服)。嘱勿饮浓茶、咖啡,忌肥甘厚味食品,每日散步 3 000 步。

二诊:2002 年 2 月 24 日。服上方一剂,心悸消除,可睡眠四五个小时,两剂下肢浮肿消散,七剂诸症悉除。继宗前方再进。

石菖蒲 30 g,远志 30 g,法半夏 30 g,陈皮 30 g,朱茯神 30 g,五味子 30 g,党参 30 g,炒枣仁 30 g,生甘草 6 g,炒白术 30 g,茯苓 30 g,琥珀粉 6 g。

上方一剂,以单味中药免煎颗粒剂混匀,装入 0.5 g 胶囊中,每次服 5 粒,日服三次,白开水送服。冀图去痰源,安心神以收全功。

【按】本案为痰扰心神,夜不得寐。方中石菖蒲、远志、半夏、陈皮祛痰开窍为君药;朱茯神、五味子、党参、炒枣仁养心安神为臣药;一味甘草和中祛痰安神。二诊服上方诸药后诸症悉除,继宗前方。再进胶囊剂,去痰源,安心神而收全功。

——《中国现代百名中医临床家陈文伯》

【按语】素食肥甘,湿浊内生,聚湿生痰,痰为浊物,而心神性清净,痰流动难测,随气上逆,扰乱心神,神不安则不寐。《医学心悟》:"有痰湿壅遏神不安者……用二陈汤导去痰,其卧立安。"故方用半夏、陈皮、茯苓、远志、菖蒲二陈汤加减祛痰开窍。张景岳有云:"盖痰涎之化,本由水谷,使果脾强胃健……焉得留而为痰。惟其不能尽化,而十留其一二,则一二为痰矣。"故亦用党参、茯苓、白术、甘草四君子汤益气健脾以绝生痰之内源,外嘱其勿饮浓茶、咖啡,忌肥甘厚味食品以杜生痰之外因。再加朱茯神、五味子、炒枣仁、龙齿、琥珀粉养镇心神,全方共奏祛痰开窍、养心安神之效。

白某,男,33 岁

初诊:2004 年 2 月 21 日。病史:近年来工作紧张繁忙,身负重任,时有力不从心之时,近月余寝食难安,求余中药调治。

证候:夜不能寐,睡卧之时辗转不安,入睡则惊醒,精神恍惚,睡时灯明,纳呆食少。舌质暗,苔白,脉弦尺弱。

辨证:心虚胆怯,水火不济。

立法:养心助胆,交通心肾。

方药:党参 15 g,朱茯神 10 g,远志 10 g,炒枣仁 10 g,五味子 10 g,白芍 10 g,龙齿 10 g,柏子仁 10 g,山萸肉 10 g,当归 10 g,琥珀粉 1 g(冲服),天然水飞朱砂粉 0.5 g(冲服)。

上方七剂,水煎服。嘱勿饮浓茶、咖啡,每日在庭院适当散步。

二诊:2004 年 2 月 28 日。服上方三剂后能安睡,七剂则神安。继宗前方服七剂,以观后效。

三诊:2004 年 3 月 5 日。服上方七剂,诸症悉除,继宗前方进退。

党参 30 g,茯苓 30 g,远志 30 g,炒枣仁 30 g,五味子 30 g,白芍 30 g,龙齿 30 g,柏子仁 30 g,山萸肉 30 g,全当归 10 g,磁石 30 g,琥珀粉 3 g,天然水飞朱砂粉 3 g。

上方五剂,以单味免煎中药颗粒剂混匀,装入 0.5 g 胶囊中,每次 5 粒,日服三次,白开水送服。冀图神安胆壮,安睡如常。嘱勿饮浓茶、咖啡,每日散步 2 000 步。后追访半年以来从未发病。

【按】本案为心虚胆怯,水火不济不眠病。方中党参、朱茯神、远志养心益胆、安神止怯为君药;炒枣仁、五味子、白芍、当归补益肝肾、养血安神为臣药;柏子仁、山萸肉养心益肾为辅助君臣之药;龙齿、琥珀、朱砂镇心安神为佐使之药。二诊服上方七剂后神安入睡,继以前方七剂。三诊服上方诸药后,诸症悉除。再拟前方胶囊剂缓图根治而收全功。

——《中国现代百名中医临床家陈文伯》

【按语】心者,君主之官,神明出焉;胆者,中正之官,决断出焉。心胆亏虚,则见触事易惊,精神恍惚,虚烦不眠。药用党参、茯神、远志、炒枣仁、五味子、柏子仁、当归起《医统》养心汤之意以养心安神,朱砂、龙齿、党参、茯神、远志又有安神定志丸之意以助胆安魂定惊。再配补益肝肾之白芍、山萸肉,"主安五脏,定魂魄"之琥珀,三诊加磁石以倍镇心安神之功,与朱砂配伍,亦有磁朱丸交通心肾之意。

朴某,男,22 岁

初诊 2004 年 10 月 16 日。病史:离家外出工作两年余,工作紧张,过于焦虑,近月余夜不能寐,来京求余诊治。

证候:夜不得寐,心神不安,健忘惊悸,面色少华,腰膝酸软,多虑少言。舌淡苔白,脉沉细弱。

辨证:心血不足,心肾不交。

立法:养心益肝,交通心肾。

方药:党参 15 g,全当归 10 g,龙眼肉 10 g,炒枣仁 10 g,熟地 10 g,枸杞 10 g,五味子 10 g,磁石 30 g,白芍 10 g,柏子仁 10 g,阿胶 5 g(烊化兑服),琥珀粉 0.5 g(冲服),天然水飞朱砂粉 0.5 g(冲服)。

上方七剂,水煎服。嘱勿饮茶、咖啡,适当散步。

二诊:2004 年 10 月 23 日。服上方三剂后可安睡四五个小时,七剂可安睡六七个小时,唯梦多,他症均好转,继宗前方七剂,以观后效。

三诊:2004 年 10 月 30 日。药后诸症悉除,精神转佳,继宗前方进退,冀希心神入舍。

党参 30 g,全当归 30 g,龙眼肉 30 g,菖蒲 30 g,远志 30 g,炒枣仁 30 g,熟地 10 g,枸杞 30 g,五味子 30 g,白芍 30 g,磁石 60 g,柏子仁 30 g,阿胶 30 g,琥珀粉 3 g,天然水飞朱砂粉 3 g。

上方五剂,以单味免煎中药颗粒剂,混匀,装入 0.5 g 胶囊中,每次服 5 粒,日服三次,白开水送服。嘱勿饮浓茶、咖啡,每日散步 3 000 步。

【按】本案为心血不足,心肾不交不眠病。方中以党参、当归养心益肝为君药;龙眼肉、炒枣仁、阿胶养血安神为臣药;熟地、枸杞、五味子、柏子仁、白芍补精血益心安神为辅助君臣之药;磁石、琥珀、朱砂镇心安神为佐使药。全方合用可达养心益肝、交通心肾、补益精血、镇心安神之功。二诊,服上药可入睡六七小时,唯梦尚多。继宗前方以胶囊剂使心神入舍而收全功。

——《中国现代百名中医临床家陈文伯》

【按语】经曰:"血脉和利,精神乃居",又云:"心者,神之舍也"。可见血可化神藏神,心血不足,神无所藏,游离舍外而夜不得寐,心神不安;血主濡之,可滋脏腑,安神魂,润颜色,血虚则健忘惊悸,面色少华。心主血,肝藏血,心血不足则肝无所藏,肝失濡养,故养心血的同时亦应兼顾肝脏,以防子病及母,子母俱不足;心藏神,肾藏精,神全可以益精,积精可以全神,心肾精神互用,二者平衡失调,则致心肾不交,加重不寐。法当补养心血,心肝同养,交通心肾。故药用大量入心、肝、肾经之品党参、当归、阿胶、白芍、龙眼肉、炒枣仁、熟地、枸杞、五味子、柏子仁养血益肾安神,佐以琥珀、朱砂、磁石镇心安神,诸症渐愈而神安。

赵某,女,50 岁

初诊:2004 年 3 月 24 日。病史:高血压病史十余年,平素时时震怒,心烦急躁,近期经血已止,夜不得寐,求余诊治。

证候:夜不得寐,心烦急躁,稍遇不平则震怒不已,头晕目眩,口苦咽干,尿黄便秘。舌质红,苔淡黄,脉弦劲有力。

辨证:心虚火盛,阴虚阳亢,心肾不交。

立法:养心清热,育阴潜阳,交通心肾。

方药:莲子心 15 g,生地黄 10 g,炒枣仁 10 g,白芍 10 g,珍珠母 15 g,生牡蛎 30 g,远志 10 g,五味子 10 g,枸杞 10 g,龙齿 10 g,紫贝齿 10 g,琥珀粉 0.3 g(冲服),天然水飞朱砂粉 0.3 g(冲服)。

上方七剂,水煎服。嘱宜清淡饮食,不宜厚味肥甘之品。

二诊:2004 年 4 月 2 日。服上药一剂神安,睡眠可达五六个小时,三剂后头晕目眩好转,血压平稳,七剂尽后心静神清眠安。舌质红,苔白,脉弦。继宗前方七剂,以观后效。

三诊:2004 年 4 月 9 日。服上方诸药,一切良好,精神好转,继守前方再进。

莲子心 30 g,生地黄 30 g,炒枣仁 30 g,白芍 30 g,珍珠母 30 g,生牡蛎 30 g,远志 30 g,五味子 30 g,枸杞 30 g,龙齿 30 g,丹参 30 g,琥珀粉 3 g,三七粉 3 g。

上方五剂,以单味免煎中药颗粒剂混匀,装入 0.5 g 胶囊中,每次服 5 粒,日服三次,白开水送服。嘱饮食清淡,适当散步,缓图病情稳定。

【按】本案为心血不足,心火过盛,阴虚阳亢,致使水火不相交济而不眠。方中莲子心、生地黄清心热、育肾阴、平肝降压、交通心肾、养心安神为方中君药;炒枣仁、白芍补心血、益肝血、养心安神为臣药;珍珠母、生牡蛎镇心息风,平肝潜阳,有辅助君臣安神之功;远志、枸杞、五味子养心滋肾,兼补五脏,交通心肾,补心安神;龙齿、紫贝齿、琥珀、朱砂镇心安神为佐使之药。全方合用,可奏养心清热、滋阴潜阳、交通心肾、调和阴阳、镇心安神之功。二诊服上方后,睡眠好转,头晕目眩诸症悉减,继服上方七剂。三诊服上方后,睡眠可维持六七小时,精神转佳,血压平稳,继宗前方再进,以胶囊剂缓图心安神定,诸症悉去。

——《中国现代百名中医临床家陈文伯》

【按语】血压久高,心烦震怒,实为素体心肝火旺。心火炽盛,内扰于心,神不守舍,而见失眠、心烦;火邪伤津,则见口苦咽干、尿黄便秘;肝阳偏亢,耗伤阴液,阴不制阳,肝阳升发太过,而见头晕目眩,脉弦劲有力;近期天癸竭,肾阴已亏。法当清心火,育阴潜阳。药用苦寒之莲子心主入心、肾经以"泻心、坚肾",且《温病条辨》言:"莲心,由心走肾,能使心火下通于肾,又回环上升,能使肾水上潮于心。"此即言其交通心肾之功;苦寒之生地黄,入心、肝、肾经,一可"补肾水真阴",二可"清肝之热",三可"补血";炒枣仁、白芍、远志、枸杞、五味子补血养肝、补肾宁心,共养神入舍;加珍珠母、生牡蛎、紫贝齿、龙齿、琥珀、朱砂之类重镇安神,平肝潜阳,安魂定魄,其中朱砂含汞有毒,但因其"具光明之体,色赤通心,重能镇怯,寒能胜热,甘以生津,抑阴火之浮游,以养上焦之元气,为安神之第一品",所以少量加用,并在三诊胶囊剂中去之加上可补可通要药丹参、三七粉。辨证准确、立法配伍得当,方能一剂神安,三剂头晕目眩好转、血压平稳,七剂尽后心静神清眠安,当效如桴鼓。

武某,男,58岁

初诊:2000年6月4日。病史:多年来罹患高血压、冠心病、糖尿病、高血脂、脂肪肝诸病,经中西医治疗病情有所控制。近因商场风波有所累及,精神压力过大,夜不能寐,求余诊治。

症状:整夜不眠,心为事扰,意乱心烦,急躁不安,稍遇事则惊悸怔忡,夜间遇有响动则失魂落魄,自汗胆寒,面色晦暗,腰膝酸软,头晕耳鸣,纳呆食少,便溏尿频。舌质暗苔白,脉沉细弱。

辨证:心神过耗,精血不足,阴阳不交。

立法:养心益胆,填精补血,调和阴阳。

方药:磁石30 g,莲子心15 g,炒枣仁15 g,生地黄15 g,柏子仁15 g,远志15 g,白芍15 g,枸杞子15 g,石菖蒲10 g,龙齿15 g,生龙骨15 g,生牡蛎15 g,五味子10 g,麦冬15 g,朱茯神30 g,南沙参15 g,山萸肉10 g,白术15 g,丹参30 g,琥珀粉1.5 g(冲服)。

上方七剂,水煎服。嘱以豆浆、豆腐、花生米、核桃仁、鲜山药、薏苡仁、枸杞子、黑豆、赤小豆、黄豆等食品为主,少量鱼、肉、蛋为辅,每日坚持散步,由少到多适度。

二诊:2000年6月11日。服上药七剂后,夜眠三四个小时,心神略为安定,他症均有好转。舌质暗,苔白,脉沉细弱。继宗前方再进七剂,以观后效。

三诊:2000年6月18日。服上方后,睡眠已达五六个小时,精神转佳,心神安定,他症均减。舌质红稍暗,苔白,脉弦细。继宗前方进退,以收全功。

磁石30 g,莲子心30 g,炒枣仁30 g,生地黄30 g,柏子仁30 g,远志30 g,白芍30 g,枸杞子30 g,石菖蒲30 g,龙齿30 g,生龙骨30 g,生牡蛎30 g,五味子30 g,麦冬30 g,朱茯神30 g,南沙参30 g,山萸肉30 g,白术30 g,丹参30 g,琥珀粉6 g,三七粉6 g。

以上五剂,以单味免煎中药颗粒剂混匀,装入0.5 g胶囊中,每次服5粒,日服三次,白开水送服。嘱缓图稳定心神,滋补心、胆、肝、脾、肾精之不足,使正气得复。

【按】本案为心神过耗,心胆肝肾不足,阴阳失和而致不眠病。方中磁石、莲子心、炒枣仁养心益胆,重镇安神,止惊悸怔忡,共为君药;生地黄、柏子仁、远志育心阴,养心气,交通心肾而为臣药;龙齿、龙骨、牡蛎镇心神助胆气,安肝魂定脾魄,有辅助君臣镇心安神之功;五味子、麦冬、朱茯神补五脏,育心阴,镇心神,止惊悸怔忡,安魂定魄;南沙参、山萸肉、白术、丹参、琥珀粉滋心肺之阴,填肾精,健脾补血,活血通络,镇心安神,与前药同用,可安五脏,调气血,镇心神,安魂魄。二诊服上药七剂,夜眠入睡可达三四小时,心神略为安定,他症均有好转,继服上方七剂。三诊服上方后睡眠可达五六小时,心神安定,胆壮身安,魂魄入舍,诸症著减。效不更方,击鼓再进,以胶囊剂巩固前效以防死灰复燃,使正复神安,阴阳调和,气血通畅,肾气有余,脏腑协调,故得以收全功。

——《中国现代百名中医临床家陈文伯》

【按语】本案中患者杂病日久,阴液精血暗耗,张景岳言:"真阴精血不足,阴阳不交,而神有不安其室耳。"突遇风波,心为事扰,精血本以耗伤,肝失濡润,肝胆相附,心胆亏虚而症见稍遇事则惊悸怔忡,夜间遇有响动则失魂落魄。治以补血益精,养心调肝,又因"肝气虽强,非胆不断。肝胆相济,勇敢乃成",故益气壮胆之法不可或缺。方选天王补心丹、柏子养心丸合《杨氏家藏方》定志丸加减,另取苦寒之莲子心、南沙参养阴清心,交通心肾;且方中引以大剂量龙齿、龙骨、牡蛎、磁石、琥珀之品镇心助胆,安魂定魄。

彭述宪

曾某,男,18 岁,学生

2001 年 3 月 14 日就诊。病机:思虑过多,情怀不畅,肝郁化火,不得宣达,上扰于心,神不守舍,而致失眠。

症脉:失眠一个月,五天来,日夜不能入寐,心胸烦热,头晕,面目发赤,口苦干,小便黄,舌红苔黄,脉弦有力。

辨证:肝经郁火,上扰心神。

治法:清肝宣郁,宁心安神。

方药:青蒿 6 g,郁金 9 g,山栀子皮 6 g,夏枯草 20 g,钩藤 20 g,青黛 6 g(包煎),合欢皮 12 g,朱茯苓 12 g,薄荷 3 g。

头煎药汁,临睡前一小时服,第二天中午服第二煎药汁。

疗效:服上方四剂,每夜能睡八小时。

【按】本案为肝火郁遏,上扰心神不寐。方中青蒿、薄荷轻清气香,宣散肝经郁火;郁金、山栀子、夏枯草、青黛清肝散结;钩藤清肝镇静;合欢皮疏肝安神;朱茯苓镇心安神。

——《疑难病症治验录》

【按语】本例患者,18 岁,学生,正是精神紧张、学习压力大之年龄,最易因不良情绪引发诸多不适,实证为多,虚者少见。综观其症,乃因情志不遂致肝郁化火,故见舌红苔黄、脉弦有力之征,郁火上攻头目则头晕、面目发赤;郁于胸中、扰乱心神则心胸烦热;火热灼津则口干、小便黄。治以清泄肝经郁火为主,辅以宁心安神,药症相对,加之患者正值血气方刚,故收效甚佳。

梁某,女,30 岁,护士

1971 年 9 月 25 日就诊。病机:情志伤肝,气郁化火,火性炎上,入膈扰心,神不安则卧不安。

症脉:失眠三个月,日渐加重,一夜只能入睡两三小时,睡后多梦纷纭,惊恐易醒,整日头晕脑涨,事过即忘,心烦多怒,面容憔悴,口苦,舌红苔黄,脉弦数。

辨证:肝火炎上,心神被扰。

治法:平肝降火,镇静安神。

方药:生牡蛎 30 g,钩藤 24 g,夏枯草 15 g,白菊花 9 g,丹参 20 g,酸枣仁12 g。

头煎药于睡前半小时服,二煎药次日中午服。

疗效:服五剂,夜能入睡八九小时,余症随之而愈。

【按】本案因久郁未解,化火燔灼,上扰心神,而致失眠,方中生牡蛎咸寒质重,潜降肝火;钩藤、夏枯草、白菊花宣泄肝火;丹参安神定智;酸枣仁养心安神。二药据药理研究,对中枢神经系统具有镇静作用。本方为笔者自拟,治疗肝火偏盛引起的失眠,屡奏良效。脉弦数有力者,去酸枣仁,加郁金、黄芩各9 g,宣郁泄火。

——《疑难病症治验录》

【按语】肝主疏泄,喜条达而恶抑郁,且肝为刚脏,主升主动,郁久则易致其升动太过而出现肝郁化火、火热上炎之候,故见心烦多怒、头晕脑涨等症。因患者为女性,以阴血为本,清泄之力不宜过强,故仅用钩藤、夏枯草、白菊花三味药清肝火,更加牡蛎、丹参、酸枣仁等益阴养血之药以助肝体平肝用,且三者皆具安神之用。本方虽药味不多,但配伍精当,故收效甚佳。

郑某,女,78 岁,退休教师

1989 年 10 月 10 日就诊。病机:年老多虑,情志抑郁,肝郁化火,挟有湿邪,上扰于心,神不守舍,成为失眠。

症脉:夜难入寐四十天,小便频数,每晚五或六次,多从交通心肾,补肾益心治之,病反加重,每夜只能睡两三小时,甚至彻夜不眠,胸脘烦热,极易发怒,头晕,手颤,口苦酸,吐稠黏涎水,纳少,小便次数虽多,但有沉淀且黄,舌红尖甚,苔黄滑厚,脉弦滑数。

辨证:肝火夹湿,扰乱心神。

治法:清肝解郁,化湿利浊,佐以安神。

方药:钩藤 15 g,白菊花 9 g,山栀子皮 6 g,青蒿 6 g,郁金 9 g,合欢皮 12 g,薏苡仁 15 g,佛手花 6 g,麦芽 9 g,丹参 15 g,甘草 2 g。

二诊:服上方八剂,每夜能睡六小时,心胸烦热若失,头微晕,手颤减轻,脘腹胀闷,纳食增多,精神疲乏,口稍苦,小便减少为两次,舌淡红,苔黄滑,脉小弦滑。以原方去青蒿、郁金、佛手花、山栀子,加生珍珠母15 g,当归、天麻各9 g。

疗效:服上方十剂,夜能熟睡八九小时,饮食如常。

【按】本案为肝经郁火,挟湿扰心所致。方中钩藤、白菊花、山栀子皮清泄肝火;青蒿宣散郁火;郁金利气解郁;白蒺藜疏肝散郁;佛手花化湿和中;薏苡仁补脾渗湿;丹参镇静安神;麦芽健脾和胃;甘草调和诸药。二诊时,夜能入睡,烦热消除,已见虚象。用原方去青蒿、佛手花、郁金、山栀子,加生珍珠母平肝安神;当归补养营血;天麻平肝止晕。

——《疑难病症治验录》

【按语】患者郁极而化火,故见一派火热之象,肝火上攻头目则头晕;夜扰心神则彻夜不眠;郁留胸中则胸脘烦热;热盛动风则见手颤;火热胁迫则小便频数、有沉淀而黄;横犯脾胃,脾失运化,湿浊上泛则口吐稠黏涎水,胃失和降则纳少、口苦酸。且其苔黄滑厚、脉弦滑数,皆提示火热之盛。故肝经郁火息而诸症自除。因先前按交通心肾法治之而效不果,故遵前车之鉴,转而从肝论治,收获良效。

曾某,男,47 岁,工人

1997 年 3 月 25 日就诊。病机:心肝火炽,扰乱心神,而致失眠,病程日久,营血暗耗。

证脉:失眠多梦,时重时轻,为时十载,至今年元月,病已加重,服安眠药才能入睡两三个小时,闭目则作噩梦,醒后头痛,精神疲惫,心烦易怒,面色无华,早上口苦,小便黄,舌淡红,苔黄,脉细弦数。

辨证:心肝火盛,耗伤营血。

治法:平肝清心,补血安神。

方药:钩藤 15 g,代赭石 12 g,夏枯草 12 g,黄连 3 g,莲心 3 g,丹参 15 g,当归 9 g,何首乌 12 g,酸枣仁 12 g,淡竹叶 6 g,甘草 3 g。

二诊:服上方六剂,睡眠较宁,噩梦减少,后头痛已消失,精神不振,面色少华,舌淡红,苔薄黄,脉细弦略数,以原方去代赭石、莲心,加女贞子 12 g,白芍 9 g。

疗效:服上方七剂,夜寐安然。

【按】本案乃肝心火盛,神不守舍,而致失眠。方中代赭石镇肝降火;钩藤、夏枯草清肝泄火;黄连、莲心苦折降火;当归、何首乌补血养营;酸枣仁补血安神;丹参清心火且安神;淡竹叶清泄心火;甘草清火养胃。二诊时,睡眠日见好转,肝心之火已折,用原方去代赭石、莲心,加女贞子、白芍补血养肝。

——《疑难病症治验录》

【按语】《灵枢·邪气藏府病形》说:"十二经脉,三百六十五络,其血气皆上于面而走空窍。"患者初诊面色无华,为血气亏虚之象,血气亏虚则失于濡养,故醒后头痛、精神疲惫,脉细则示阴血不充,且患者失眠十载,病程持久,阴血亏虚乃日积月累之结果。除此之外,又有心烦易怒、早上口苦、舌红、苔黄、小便黄、脉弦数之象,此乃心肝有热也。故此例失眠的主要矛盾在于阴血亏虚、心肝有热,对证施治,其效可见。

田淑霄

孙某,女,58岁

心烦甚,恶与人言,每晚服4片安定,只能睡二到四小时,头痛,健忘,已半载有余。脉沉而躁数、寸脉盛,舌红,唇黯红。此郁热扰心,心神不宁。法当宣泄心经郁热。

处方:僵蚕9 g,蝉蜕4 g,姜黄6 g,川大黄3 g,豆豉10 g,焦山栀8 g,连翘10 g,生甘草6 g。

六剂后已可不服安定睡五六个小时,心烦大减。上方去川大黄,加柏子仁15 g,麦冬9 g,丹参15 g。八剂,症除,脉已不躁数。嘱服天王补心丹善后。随访一载余,睡眠正常。

【按】心经热盛而心烦失眠者,必先清心火,火除心神自安。若心火盛面脉沉躁数者,属心经郁火,故清心火时,必加宣泄透热之品。若火未清而骤予炒枣仁等通套安神之品,则火热更加郁伏难愈。

——《温病名方验案说评》

【按语】根据舌脉及症状表现辨证为郁热扰心,心神不宁。心主血而藏神,心火亢盛,神不守舍则心烦,头痛,健忘;心在窍为舌,脉为血之府,心火亢盛则舌红,唇黯红,脉沉而躁数,寸脉盛。《内经》曰:火郁发之。因此治以宣泄心经郁热的升降散合栀子豉汤加减。升降散以宣泄郁火为原则,正如杨栗山所云:"僵蚕以清化而升阳;蝉衣以清虚而散火,君明臣良,治化出焉;姜黄辟邪而清疫;大黄定乱以致治,佐使同心,功绩建焉。""僵蚕,蝉蜕升阳中之清阳,姜黄、大黄降阴中之浊阴,一升一降,内外通和,而杂气之流毒顿消矣。"四药相伍,升清降浊,寒温并用,一升一降,内外通达,气血调畅,共奏行气解郁、宣泄三焦火热之邪。《伤寒论》221条曰:"阳明病,脉浮而紧,咽燥口苦……心中懊恼,舌上苔者,栀子豉汤主之。"方中栀子味苦性寒,泄热除烦,降中有宣;香豉体轻气寒,升散调中,升中有降。二药相合,共奏清热除烦之功。连翘,《本经》曰:"味苦、平。"《本草纲目》曰:"少阴心经,厥阴包络气分。"清心火,以镇静安神。后诊中,心烦大减,去苦、寒之大黄,加柏子仁、麦冬、丹参滋阴养心以安神。最后以天王补心丹巩固治疗。

戴裕光

瞿某,女,50 岁,总经理

初诊:1994 年 5 月 18 日。患者失眠已两年,每以安眠药服之每晚则可睡眠两三个小时,因任某饭店总经理职务,故渐感工作中有时烦躁易怒,食欲不馨,有时阵阵轰热,两目干涩,心烦不宁,大便可行。舌红苔白微腻。脉虚弦而细。

辨治:年已半百,月事已停三载,营阴已亏,忧郁伤肝,两目干涩易怒,痰热扰心则心悸不宁,甚则到不能工作的状态,经高干病房介绍会诊服中药。此阴亏肝旺、痰阻心经之证,法当和胃、化痰、益阴安神,宗温胆汤、半夏秫米汤合黄连阿胶汤化裁。

珍珠母 30 g,灵磁石 24 g,大生地 15 g,杭白菊 9 g,制半夏 9 g,北秫米 12 g,茯苓 12 g,竹茹 12 g,枳实 6 g,陈皮 3 g,川黄连 4 g,阿胶 10 g。五剂。每日一剂,水煎服。

二诊:1994 年 5 月 15 日。前方已服五剂,能睡四小时,前方加远志 4 g,酸枣仁 12 g。再服五剂。

三诊:1994 年 5 月 23 日。前方服十剂,心悸烦躁未再出现,能睡五个多小时,有睡意。肝肾阴虚,原方加女贞子 12 g,旱莲草 12 g,隔日一剂,再服五剂。

四诊:1994 年 6 月 10 日。睡眠已佳,心境平稳,前方再服五剂,隔日一剂,另加六味地黄丸 9 g,每日早晚各服一丸。患者深表感谢。

【按】患者年已半百,营血亏少,太冲脉衰,天癸已竭,阵阵轰热于上,脉弦细,肾阴不足,肝阳偏胜之象,虚烦心悸,遇事惊慌,肝气郁结,胆气不宁之候。以黄连阿胶汤清心养血,半夏秫米汤交通阴阳,温胆汤宁胆化痰,故经久之失眠得以安然入睡。三方综合应用,起到合方的作用,加强了疗效。

——《戴裕光医案医话集》

【按语】《内经》记载,女子"七七任脉虚,太冲脉衰少,天癸竭",此女患者肾阴亏虚,且工作压力大,情绪不宁,郁怒伤肝,肝气郁结,胆气不宁。方用失眠第一方半夏秫米汤合黄连阿胶汤、温胆汤益阴安神,化痰和胃,使其安眠得寐。

黄某,女,21 岁,大学生

初诊:2004 年 3 月 19 日。主诉:心烦,失眠半年。患者述半年前因学习紧张致心情烦躁,继而出现失眠,难以入睡,睡中易醒,导致第二天乏力,头昏,精神萎靡,注意力下降,被校医诊断为神经衰弱,给谷维素、天麻素、安定等无效,现为进一步治疗来我科就诊。现症:入寐难,易惊醒,心烦,头昏,乏力,注意力下降,纳差,二便调,舌淡红,苔白,脉弦。西医诊断:神经衰弱。中医诊断:不寐(心阴不足,阴阳失调)。辨治:现代社会生活节奏快,工作紧张,心理压力大可导致身心疾病发病率明显上升。本患者即因学习紧张,思虑过度致心阴不足,心阳失养,阴阳失调。方用《伤寒论》柴胡加龙骨牡蛎汤加减化裁,治疗各种"阴阳错杂,浊邪填胸,神明内乱,治节不行"之证。拟用之针对人体气血阴阳失调,以燮理阴阳,疏调气血。

柴胡 12 g,黄芩 12 g,龙牡各 30 g,党参 15 g,半夏 12 g,甘草 9 g,淡干姜 9 g,大枣 12 g,川芎 9 g,白芍 15 g,川桂枝 9 g,丹参 15 g,五味子 9 g,酸枣仁 15 g,浮小麦 30 g,合欢皮 12 g,首乌藤 30 g。六剂。每日一剂,水煎服。

二诊:2004 年 3 月 25 日。服前方睡眠稍有改善,但易反复,且月事刚过,量一般,色红,伴心烦,口不渴,夜间紧张则多尿,舌淡,苔薄,脉沉。服药后睡眠有改善,加之月事刚行,阴血又亏,阴不涵阳,故心烦、失眠。所谓"阳入阴则寐",给予二至丸补肝肾之阴,甘麦大枣汤养心阴,益心气。柴胡加龙骨牡蛎汤调理阴阳。

柴胡 12 g,黄芩 12 g,龙牡各 30 g,党参 15 g,半夏 12 g,甘草 9 g,淡干姜 9 g,大枣 15 g,川芎 9 g,五味子 9 g,酸枣仁 15 g,浮小麦 30 g,女贞子 12 g,旱莲草 12 g,茯苓 12 g,麦冬 12 g。六剂,每日一剂,水煎服。

三诊:2004 年 4 月 2 日。自述稍紧张则睡眠差,易醒,口干苦,夜尿频,头昏,口腔生溃疡,纳可,大便日一行,唇红,舌淡红,苔薄,脉沉。患者本次月经仅行三天,量较少,加之失眠,心烦。脾虚化源不足则气血亏虚,月事自然量少,气血不足,又心神思虑过度,心神失养故不寐。拟归脾汤化生气血,调补心脾,兼补肝肾,少佐清肝。

黄芩 9 g,白术 12 g,党参 15 g,半夏 12 g,甘草 9 g,龙眼肉 12 g,黄芪 15 g,当归 6 g,大枣 15 g,远志 6 g,酸枣仁 15 g,广木香 3 g,仙鹤草 30 g,蜂房 12 g,川连 4 g。六剂。每日一剂,水煎服。

益精灵口服液 20 毫升,每日三次,口服。

四诊:2004 年 4 月 12 日。月事正行,量多,色鲜红,无血块,无腹痛,心烦,时有眠差,纳可,二便调,舌淡红,苔白,脉沉。经前培补心脾与肝肾,月经量有所增加,此乃气血恢复之象;劳心思虑过度伤神,当以天王补心丹补之。

黄芩 12 g,党参 12 g,当归 6 g,大枣 12 g,远志 4 g,丹参 15 g,酸枣仁 15 g,

五味子9 g,天冬9 g,麦冬12 g,生地12 g,茯苓12 g,柏子仁9 g,石菖蒲6 g,桂枝6 g。六剂。每日一剂,水煎服。

五诊:2004年4月19日。患者服前方睡眠明显改善,偶感紧张则夜尿频,尿无灼热疼痛,纳可,舌淡红,苔薄腻,脉沉细。前方针对读书紧张,耗伤心脾,给予天王补心丹有效,加益智仁益阳缩泉。

党参12 g,当归9 g,远志4 g,玄参12 g,酸枣仁15 g,五味子9 g,天冬9 g,麦冬12 g,生地15 g,柏子仁12 g,石菖蒲9 g,益智仁9 g,桔梗9 g。六剂。每日一剂,水煎服。

六诊:2004年4月26日。睡眠已改善,每日安睡八小时,夜尿一两次,纳可,无头昏与多梦,舌淡,苔白,脉沉小弦。经过燮理阴阳治疗后,以归脾汤养心安神重在治本,调理收功。

党参12 g,丹参15 g,当归9 g,远志6 g,玄参12 g,酸枣仁15 g,五味子9 g,天冬9 g,麦冬12 g,生地15 g,柏子仁12 g,石菖蒲9 g,益智仁6 g,桔梗9 g,大枣12 g,琥珀4 g。七剂。每日一剂,水煎服。

【按】不寐,以经常不能正常睡眠为主要特征的一种病症。临床表现有轻有重,轻者入寐困难,或寐而不酣,时寐时醒,或醒后不能再寐,严重者彻夜不能入寐。病因乃为思虑劳倦,损伤心脾,心伤则阴血暗耗,不能藏神,脾伤则精微不化营血无以养心,故心神不安而成不寐。或因体弱,心胆亏虚,善惊易恐,心神不宁或暴受惊骇,致心虚胆怯,神不内守,形成不寐。或因情志抑郁,肝气不舒,郁滞化火,火炎于上,扰动心神。或因饮食不节,脾胃受伤,宿食停滞,运化失职,酿成痰热,壅遏于中,胃气不和,痰热上扰,所谓"胃不和则卧不安"。辨证重在辨明虚实。虚证多属阴血亏虚,重在心脾肝肾;实证重在肝郁化火,食滞痰浊所致,重在肝胃。治疗以补虚泻实为原则。

此患者学习紧张,思虑过度,肝郁气滞日久,耗伤心阴,致心神失养,选经验方:小柴胡加龙骨牡蛎汤合甘麦大枣汤加减。疏调气机,燮理阴阳,使肝气条达,先治其标。方中柴胡、黄芩疏肝平肝;白芍、甘草柔肝养肝;龙、牡重镇潜阳。党参、半夏、淡干姜、大枣健脾和胃;川芎、川桂枝、丹参养血安神;浮小麦、合欢皮、五味子、酸枣仁、首乌藤养心安神。随后根据女子以肝为本,以血为本,加入二至丸调补肝肾,归脾汤、天王补心丹补养心脾,以治其本。方中天冬、麦冬、生地滋阴补肾,当归、大枣养血安神;丹参、远志、酸枣仁、柏子仁、五味子安神;党参、茯苓健脾;石菖蒲开心窍,反佐黄芩清心火;桂枝温运。

——《戴裕光医案医话集》

【按语】心藏神,阴阳失调,阳不入阴,心神不宁,神不守舍,可发生不寐。

明·秦景明《症因脉治》认为:"心气虚则心无主威,心神失守""心血耗尽,则神明内扰,而心神不宁。"此心之本脏虚,临证治疗应从心入手,亦应考虑到相关脏腑的影响,如本案患者亦有肝郁气滞,脾虚失运等,分别给予条达肝气,补养心脾之药,使其诸症皆除。

邓某,女,24 岁,个体

初诊:2003 年 6 月 13 日。主诉:反复失眠一年余。缘患者近一年来因情志不遂,导致精神紧张,易惊,入睡困难,梦多且易早醒,每晚睡眠仅三四个小时。去医院服用阿普唑仑等药物治疗,症状反而加重,现来就诊。现症:紧张焦虑、胆怯易惊,难入睡,且梦中易醒,神疲乏力,口干喜饮,脱发,纳可,大便秘结,两日一解,月经规律,行经三四天,无痛经,舌淡红,苔黄腻,脉沉。西医诊断:神经衰弱。中医诊断:不寐(肝气郁结,阴阳失调)。患者长期情志不遂,致肝气不舒。肝藏血,主疏泄,血又舍神。肝气郁结,疏泄不利,气机失调,故紧张焦虑、胆怯易惊。气机不利,阴阳失调,夜间阳不能入于阴分,阴不涵阳而难入睡,并出现多梦。针对其没有明显的阴阳偏盛,治疗当以疏肝理气,燮理阴阳为要。选用柴胡加龙骨牡蛎汤合栀子豉汤化裁。

柴胡 12 g,黄芩 12 g,党参 15 g,制半夏 12 g,炙甘草 9 g,淡干姜 9 g,大枣 15 g,淡豆豉 10 g,山栀 9 g,大枣 10 g,龙骨 30 g,牡蛎 30 g,酸枣仁 12 g,五味子 9 g,川芎 9 g,杭白芍 15 g,首乌藤 30 g,丹参 15 g。七剂。每日一剂,水煎服。

二诊:2004 年 6 月 20 日。睡眠稍好,但易醒,无心烦,手足心热,口不渴,纳可,大便间日一行,不结燥,舌白腻,脉沉。患者服药已有小效。患者情志不遂,肝气郁结已久,自会耗伤气阴致心阴暗耗,肝血内伤,因为"气有余便是火",拟益阴潜阳选柴胡加龙骨牡蛎汤合甘麦大枣汤。

柴胡 12 g,黄芩 12 g,党参 15 g,制半夏 12 g,炙甘草 9 g,淡干姜 9 g,大枣 15 g,龙骨 30 g,牡蛎 30 g,酸枣仁 15 g,五味子 9 g,川芎 6 g,杭白芍 12 g,浮小麦 30 g,地骨皮 12 g,丹参 15 g。七剂。每日一剂,水煎服。

三诊:2003 年 6 月 30 日。患者以难入睡为主,手足心发热,易胆怯,大便每日一行,月经前烦躁,纳可,舌淡红,苔薄,脉沉。此乃肝气不舒,经前气血壅滞而烦躁,手足心发热为阴虚生内热。

淡豆豉 12 g,山栀 9 g,川桂枝 4 g,柴胡 12 g,黄芩 12 g,沙参 15 g,首乌藤 30 g,制半夏 12 g,炙甘草 9 g,淡干姜 9 g,大枣 12 g,龙骨 30 g,牡蛎 30 g,酸枣仁 12 g,五味子 9 g,川芎 6 g,杭白芍 12 g,丹参 15 g。七剂。每日一剂,水煎服。

四诊:2003 年 7 月 11 日。患者心烦、失眠均有改善,脱发,纳可,仍多梦,口不渴,大便每日一行,不燥结,舌淡,苔薄,脉沉。前方重在燮理阴阳,现阴阳失调有所改善,宜针对心血肝阴不足,拟以滋阴养血,安神。

柴胡12 g,黄芩6 g,太子参15 g,首乌藤30 g,炙甘草9 g,淡干姜6 g,龙骨30 g,牡蛎30 g,酸枣仁15 g,五味子6 g,杭白芍12 g,丹参15 g,女贞子12 g,枸杞子15 g,浮小麦30 g,川桂枝6 g。七剂。每日一剂,水煎服。

五诊:2003年7月20日。患者睡眠改善,仍多梦,纳可,大便每日一行,舌淡红,苔薄,脉沉。效不更方,继续疏肝理气,燮理阴阳并滋阴养血。守方七剂。

【按】不寐,指经常不能正常睡眠为特征的一种病症。形成不寐的原因很多:①思虑劳倦过度,伤及心脾,心伤则阴血暗耗,神不守舍,脾伤则食少纳呆,生化之源不足,营血亏虚,不能上奉于心,以致心神不安。②阳不交阴,心肾不交,素体虚弱,或久病之人,肾阴耗伤,不能上奉于心,水不济火,则心阳独亢,或五志过极,心火内炽,不能下交于肾,心肾失交,心火亢盛,热扰神明,神志不宁,因而不寐。③阴虚火旺,肝阳扰动,情志所伤,肝失条达,气郁不舒,郁而化火,火性上炎,或阴虚扰动心神,心神不安,以致不寐。④心虚胆怯,心神不安,心虚胆怯,决断无权,遇事易惊,心神不安,导致不寐。⑤胃气不和,夜卧不安,饮食不节,肠胃受伤,宿食停滞,酿为痰热,壅遏于中,痰热上扰,胃气不和,以致"胃不和则卧不安"。病因多与心脾肝肾及阴血不足有关,病理多属阳盛阴衰,阴阳失调。此患者因长期情志不遂,忧思郁结,肝气不疏,肝失疏泄,肝郁化火,暗耗心阴,治疗先以柴胡加龙骨牡蛎汤,疏肝解郁,养心安神;栀子豉汤,开郁清热。方中柴胡、黄芩和解少阳;山栀、淡豆豉清疏三焦郁火;党参、干姜、大枣健脾益气;制半夏和胃;龙牡重镇潜阳、安神;白芍柔肝缓急;川芎、丹参活血养心;五味子、首乌藤、酸枣仁养心安神。随后加入甘麦大枣汤,芍甘汤酸甘化阴。浮小麦养心气,地骨皮养阴清虚热。

——《戴裕光医案医话集》

【按语】清代唐容川云:"肝病不寐者,肝藏魂,人寐则魂游于目,寐则魂返于肝。若阳浮于外,魂不入肝则不寐。"对于魂不安藏的原因,明代秦景明《症因脉治》认为:"恼怒伤肝,肝气怫郁,或尽力谋虑,肝血有伤,肝郁化火"等均可致魂不守舍。不寐之证,与情志因素密切相关,情志为病,无不伤肝,肝郁气滞,魂不安藏,扰乱神明;肝郁化火,暗耗心阴,病发不寐。

严某,女,成人,演员

1965 年冬初诊:患者因创作新戏目,竭尽心计,用脑过度,严重失眠一年有余。现竟日夜目不交睫,屡服进口高效安眠药及中药鲜效,遂求诊于先生。见其头昏烦躁,腰膝酸软,口渴咽干,大便秘结,眼眶四周青黑凹陷。脉弦数,两寸尤显,舌绛少苔。

诊断:不寐(肾虚肝旺型)。

治法:镇肝纳肾,阴阳并调。

处方:生牡蛎(先煎)30 g,细生地 30 g,白芍 15 g,黑玄参 20 g,杭麦冬 15 g,莲子心 12 g,酸枣仁 15 g,生竹茹 15 g,合欢花、合欢皮各 15 g,首乌藤 20 g,灯心草 3 g。日服一剂,水煎分两次服,午后、睡前各服一次。

二诊:服七剂后得睡四小时,腑气已行,头昏减轻,眼眶青黑色渐淡。唯仍心烦,睡时梦多,舌脉同前。拟前法增制远志 12 g、茯神 15 g,继服七剂。

三诊:上方服五剂后能很快入寐,睡时醋香,极少梦扰,眼眶青黑色淡,精神转佳,脉弦,舌起薄白苔。守方去竹茹、首乌藤,加柏子仁 10 g,蒸百合 12 g,以滋养心阴,再进十剂以冀疗效巩固,随访半年,未见复发。

【按】不寐之症,病因多端,临床现多分为心脾不足、心肾不交、心胆气虚、胃失和降四型。

本案无心胆气虚又无胃失和降之证候,前医又曾拟心肾不交、心脾不足证治无效。故上述四型似难概括本案病变。患者眼眶四周青黑凹陷,是否系血瘀所致不寐?盖清代王清任认为血瘀可致不寐而用血府逐瘀汤施治。但本案患者除眼眶青黑凹陷外,无其他瘀血征象,故若以此案为瘀血不寐,似无充足临床根据。因患者系著名黄梅戏演员,国内外声誉很大,每逢演出均日夜筹划,过度谋虑,以求锦上添花,此实乃不寐之因。《素问·灵兰秘典论》曰:"肝者,将军之官,谋虑出焉。"谋虑过度,必损肝木,而肝色青,主弦脉,经脉布胁走眼,患者症见胁肋酸胀、眼眶青黑凹陷、脉弦等,显然与肝相关。又有头晕眼花、口渴咽干、脉弦数、舌绛少苔等阴虚之征象。明代张景岳有言:"寐本于阴,神安则寐,神不安则不寐。其中所以不安者,一由邪气之扰,一由营气之不足。"可见无论何种病因所致不寐,均涉及于神。故先生认为本案不寐为因肝而起,病机在于肝阴不足,酿生虚火,火性炎上,上扰心神。心神不安,故成不寐顽证。

治疗采用滋阴养肝,以除虚火产生之源,清火宁心安心神,以抑虚火妄动之标。方中细生地、白芍、玄参、麦冬等滋阴养肝、清虚火;首乌藤、酸枣仁、合欢花、合欢皮益肝宁心、解郁安神;莲子心、竹茹、灯心草既能清心除烦,又可引热下行。因见多梦依然,故增用远志、茯神、柏子仁,以加强宁心安神之效,用百合意在清热除烦。

本案施治还注重了服药的时间安排,即在午后及晚睡前各服一次,此因人体阴阳昼夜消长变化规律,凡属病本在阴者,每于午后、夜晚加重,故嘱于其时服药,以便药效及时发挥。

本案失眠时久顽固,诸治不应,经从肝论治,以滋肝阴为主,辅以安神,并注意服药时间,使顽疾终获痊愈。

——《临床中医家张舜华、李济仁》

【按语】此例病人失眠主要因为压力过大,耗心伤神,谋虑过度,长久心情压抑焦虑,必然肝气郁结不舒,心情烦躁,神魂不安而失眠。患者严重失眠一年有余,现日夜目不交睫,长期阴阳不交,阳不入阴,营卫失和,如此恶性循环失眠愈加严重。患者腰膝酸软,口渴咽干,大便秘结,眼眶四周青黑凹陷为肝肾阴虚,故用增液汤玄参、麦冬、生地滋补阴津;灯心草清心降火;竹茹、莲子心除虚火;酸枣仁补肝气除心烦;合欢皮、合欢花入心、肝经,合欢皮善解肝郁,为悦心安神之要药。《神农本草经》:"主安五脏,和心志,令人欢乐无忧。"合欢叶昼则张开,夜则闭合,犹如人之营卫,至夜则相和,合欢也有宁心安眠之效。全方滋阴清火,除虚烦,宁心益肝,安神助眠。

王洪图

患者，女，30 岁

自诉洗浴后临窗受风，当即感觉头、背不适。数日后头晕加重，食欲不振。又月余，渐至心烦，失眠，思维不能条理，困倦乏力，至今不能坚持工作已四个月。曾服西药镇静剂及中药补气之人参，活血之红花等，均无明显效果，且日趋严重，每天只能进食约三两，入睡不足三小时，脉弦而略数，舌苔薄腻，面色淡白无华，语言快而多重复。细询之，知其尚有轻度往来寒热之症状。此属外邪久恋而留于半表半里之间，故见往来寒热，头晕脉弦。膜原附于胃，病久而波及胃肠，胃不和则失眠、纳减、困倦，胃不能布达津液，则痰浊内生，扰于神明，故苔腻、心烦、思维不能条理等症相继而生。乃以达原饮加味方试投三剂。四日后复诊，自述诸症已十去其六，原方再进两剂而愈。至今十余年未再复发。

王洪图经验，遇有严重失眠者，虽无半表半里之象，但见伴有脾胃失和、痰热内扰之征者，辄选用该方，均能取得明显效果，经治者近三十例。方药组成：厚朴 8 g，槟榔 10 g，黄芩 12 g，白芍 10 g，知母 12 g，甘草 6 g，草果 6 g，常山 6 g，菖蒲 10 g，远志 10 g。每日一剂。

——中医杂志，1984（3）：51.

【按语】达原饮为吴又可所创，载于《瘟疫论》，功效为开达膜原，辟秽化浊，主治瘟疫或疟疾，邪伏膜原证，为和解少阳之剂。纵观本方，虽主要治疗瘟疫或疟疾，但还可延伸治疗其他只要有邪伏膜原之证的疾病。分析来看，首先在《重订通俗伤寒论》中说："膜者，横膈之膜；原者，空隙之处。外通肌腠，内近胃腑，即三焦之关键，为内外交界之地，实一身之半表半里。"患者浴后当风，感受外邪，外邪不散，由表入于半表半里之膜原，出现寒热往来之症，因膜原临近脾胃，故病久波及脾胃，出现食欲不振的表现，脾虚则生湿酿痰，而胃不和则卧不安，导致失眠、心烦等症。故治疗当以开达膜原、清热化痰为主，方中槟榔辛散湿邪，化痰散结，为君药；厚朴芳香化浊，条达气机；草果辛香化浊，宣透伏邪，而共为臣药。以上三药气味辛烈，可直达膜原，逐邪外出。然辛热之剂易伤阴，故用白芍、知母等清热滋阴之品，以防前三味耗散伤阴；黄芩苦寒，清热燥湿，共为佐药。常山祛痰之力峻捷，可使痰湿之邪速祛，石菖蒲、远志为祛痰开窍之常用对药。全方共奏开达膜原、清热除湿、化痰散结之功，使外邪祛、湿热清、痰湿化，则脾胃和，卧则安。

邵念方

佟某,男,48 岁,农民

1990 年 4 月 14 日初诊。不寐三个月,加剧五天。三个月前,因多食油腻之物引起夜寐不安,右胁连胃脘胀满隐痛,恶心纳呆,口苦而粘,嗳气吞酸,经西医诊治,诊断为慢性胆囊炎、胃窦炎,经用西药消炎利胆片等药治疗,症情稍有缓解。近来遇怒,诸症加剧,彻夜难眠,心烦不安,头晕目眩,口苦咽干,脘腹胀满,恶心欲呕,舌质红苔黄腻,脉象滑数。

此乃内热炽盛,灼津为痰,痰火扰心而致不寐。治法:清热化痰,和胃安神。处方:黄连温胆汤加减。

黄连 10 g,郁金 12 g,栀子 12 g,柴胡 15 g,清半夏 12 g,陈皮 12 g,茯神 15 g,炒枳实 12 g,淡竹茹 10 g,炒莱菔子 15 g,炒酸枣仁 24 g,莲子心 3 g。水煎服,日一剂。

圆锟磁针点耳穴:取肝、胆、交感、神门点压三分钟,日两次。

4 月 20 日二诊:服药六剂,耳穴点压六天,已能入睡,但多梦易惊,脘闷纳呆,口苦吞酸,舌脉同上。

处方:上方加生龙骨 30 g,生牡蛎 30 g,龙胆草 8 g,吴茱萸 5 g,炙甘草 6 g。水煎服,日一剂。

疗效:又服药五十剂,诸症消失,舌脉正常。作肝胆 B 超和胃镜复查,胆囊炎,胃窦炎不复存在。

随访:半年后随访,此人饮食、睡眠正常。

——《中国现代百名中医临床家邵念方》

【按语】失眠虽为心病,而其源非独心也,或源于肝,或因于胃,阴阳气血失调,皆可能酿成失眠。《素问·逆调论》:"阳明者,胃脉也,胃者,六腑之海,其气亦下行,阳明逆不得从其道,故不得卧也。《下经》曰:'胃不和则卧不安'。"本案患者由于多食油腻,导致脾胃虚弱,脾失健运,胃失纳化,痰浊内生,郁而化热;故恶心纳呆,口苦而黏,嗳气吞酸。肝主疏泄,调畅气机,遇怒则肝失疏泄,肝气郁结,肝火夹痰上炎,上扰于心,则失眠加重,彻夜难眠,心烦不安,头晕目眩。舌质红苔黄腻,脉象滑数确为痰火内盛之证。治以清热化痰,和胃安神的黄连温胆汤。又脘腹胀满,加炒莱菔子消食除胀,并可下气消痰;《本草汇言》:"郁金,清气化痰,散瘀血之药也。……两胁胀满,肚腹攻疼,饮食不思等证。"与栀子柴胡同用增强原方疏肝理气,清热化痰之功;炒枣仁、莲子心治其标,清热养心安神。点压耳穴以增方子之疗效。二诊中加生龙牡镇静潜阳以安神,龙胆草清泻肝热,吴茱萸与黄连同用共治口苦吞酸。标本同治,是以诸症痊愈。

杨某,女,48 岁,干部

1987 年 6 月 18 日初诊。不寐心悸年余,加剧一周。一年前因血压增高(血压 23/14 千帕),而出现不寐心悸伴有头晕、耳鸣、五心烦热等,经治疗好转,一周前遇怒,出现彻夜不寐,心悸不安,头晕耳鸣,口燥咽干,五心烦热,诸症午后和夜间明显,多梦健忘,舌质红少苔,脉象弦细数。经服复方降压片等药,血压虽降,但症状不减,血压 150/90 毫米汞柱,心率 95 次/分。

此属心肾阴虚,虚火上扰所致不寐。治法:滋阴降火,养心宁神。处方:滋阴安神汤加减。

制首乌 30 g,生地 30 g,知母 15 g,麦冬 15 g,山萸肉 6 g,茯神 15 g,炒酸枣仁 30 g,制远志 10 g,栀子 12 g,泽泻 24 g,莲子心 5 g。水煎服,日一剂。

6 月 22 日二诊:服药三剂,稍能入睡,但盗汗明显,随即因噩梦而惊醒。舌脉同上。血压 142/90 毫米汞柱。

处方:上方加夏枯草 15 g,清半夏 10 g,生龙骨 30 g,生牡蛎 30 g。水煎服,日一剂。

6 月 29 日三诊:又服药六剂,诸症逐渐消失,舌质淡红,苔薄白,脉象缓和。血压 127/86 毫米汞柱,心率 83 次/分。

处方:六味地黄丸 9 g,日服三次,连服一个月,以巩固疗效。

——《中国现代百名中医临床家邵念方》

【按语】肾为先天之本,阴阳(水火)并存之脏,肾阴虚生内热则头晕耳鸣,口燥咽干,五心烦热,诸症午后和夜间明显,舌质红少苔,脉象弦细数。肾阴亏虚,阴衰于下,不能上奉于心,水火不济,心火独亢,表现为不寐心悸,多梦健忘。治以滋阴安神汤重用制首乌、生地滋阴清热;知母、麦冬、山萸肉入肾经,补肾阴增强君药之功用;茯神、炒枣仁、制远志、莲子心养心安神;栀子、泽泻苦寒入三焦,清泻三焦之热。二诊中,睡眠好转,但盗汗明显,即虚火偏旺,又因噩梦而惊醒,心肝火旺,加夏枯草、清半夏清泻肝火,又可引阳入阴,生龙牡收敛固摄,镇惊潜阳。三诊中,诸症逐渐消失,用六味地黄丸巩固治疗。

王某,女,40岁,干部

2002年11月26日初诊。患者失眠八年余,加剧一年,难以入眠,有时彻夜不眠,开始用安定有效,以后服安定3～4片亦无效,同时伴有心烦不安,精神欠佳,倦怠乏力,饮食尚可,大便秘结,三四日一行。舌质红苔薄白,脉弦细。服多种中西药,久治不愈。

诊断:不寐。治法:排毒泻热。方药:大承气汤加减。

熟附子(先煎)12 g、生大黄(后入)12 g、芒硝(化入)10 g、清半夏10 g、沉香粉(后入)10 g、云苓15 g、陈皮12 g、人参10 g、炒枳实10 g、甘草3 g。水煎服,日一剂。

11月30日诊,服第一剂药后大便一次,质稀,并未大泻,当晚即能入睡八小时。又服两剂,睡眠、二便均正常,余症亦好转。舌质淡红苔薄白,脉细。

处方:上方熟附子、生大黄各改为10 g,加白术12 g、砂仁6 g。继服。

12月10日诊,又服药十剂,诸症全部消失,舌质淡红苔薄白,脉缓和。八年痼疾霍然而愈,患者喜出望外。继以六味地黄丸合归脾丸各一丸,日两次,以巩固疗效。并嘱患者少生气,多运动,晚饭勿食辛辣之品,再服药一周即可停药。

随访一年,患者安然无恙。

【按】此案经用各种中药安神药无效,有时处方酸枣仁用至60 g,亦收效甚微。当"辨证求因,辨因施治",此乃燥屎内存,日久蕴热生毒,阻滞中焦,清气不得升,浊气不得降,邪火上攻于心,则心烦失眠。病延日久,耗阴伤阳,元气日亏,故倦怠乏力。故病因当责之于邪热内滞。西医认为消化系统是人的第二大脑,消化系统紊乱,直接影响神经功能。治当排毒泻热。用大黄、芒硝、枳实、沉香攻坚破滞,荡涤胃肠,排毒泻热而为君药;人参、云苓、陈皮、半夏健脾化湿,恢复中焦脾胃功能,使清气得生,浊气得降而为臣药;熟附子大热,温补阳气,佐制大黄、芒硝苦寒过度而败伤脾胃,人参大补元气,既固先天亦补后天,使枳实、沉香宽肠下气而无耗气之弊,二药共为佐药;甘草甘缓而调和诸药,且有解毒之功而为使药。诸药共奏排毒泻热,健脾安神之功。此方安神药虽少,八年失眠痼疾药到病除,处方用药之精妙,全在于中医辨证论治理论的指导。

——《中国现代百名中医临床家邵念方》

【按语】《经》曰:小大不利治其标。此案患者失眠八年余,然大便秘结,三四日一行,如此燥屎内结,邪热内滞,阻滞中焦气机,清气不升,浊气不降,上扰心神,则心烦不眠。当急治其标,通便排毒,以泻热安神,故一诊方选大承气汤合二陈汤加减,可谓药症相符。二诊中诸症减轻,减熟附子、生大黄的剂量,加白术、砂仁健脾化湿行气。三诊诸症消失,继以服用六味地黄丸合归脾丸,滋阴健脾,养血安神,以巩固疗效。

李某,女,49岁,干部

初诊时间:2003年2月28日。患者失眠十余年,加剧一个月,难以入睡,心烦意乱,入睡后多梦,每日入睡两三个小时,醒后头昏脑胀,易怒健忘,面色发暗无光泽,形体瘦弱,大便秘结,小腹胀满不适,口干不欲饮,纳食可,月经量少色黑。舌质红有瘀斑,苔白,脉沉细涩。

诊断:不寐。治法:斡旋阴阳,涤荡郁热,通络安神。方药:大承气汤加减。

熟附子(先煎)10 g,生大黄12 g,芒硝(化入)10 g,桃仁12 g,清半夏10 g,当归15 g,陈皮10 g,丹参20 g,炒枳实12 g,沉香粉(后下)6 g,炒枣仁24 g,甘草3 g。水煎服,日一剂。

3月10日诊,服药七剂,药进三剂大便通,日三四次,睡眠好转,诸症均减,及四剂大便日二三次,稍稀,饮食增加,体力增,精神好转。舌质瘀斑变淡,苔白,脉细。

处方:上方加白术12 g、云苓15 g。水煎服,日一剂。继服。

3月18日诊,又服药七剂,诸症基本消失。舌质淡红苔白,脉细。

处方:上方加山药15 g。水煎服,隔日一剂,连继服用二十天,以巩固疗效。

半年后随访,患者睡眠正常,大便通畅。

【按】此病人属燥屎内结,肠枯津少,瘀瘀阻络,火扰心神,乃至阴阳失调,气血紊乱诸症丛生,是难治之症。方用熟附子、生大黄、芒硝为君药,斡旋阴阳,通便泻热;用当归、桃仁、陈皮、半夏、丹参、酸枣仁为臣药,活血化瘀,安神定志;用炒枳实、沉香、甘草为佐使药,推荡肠胃,调和诸药。方证相对,药物和合,疗效显著。十余年痼疾,二十余剂药而获愈。

——《中国现代百名中医临床家邵念方》

【按语】邪热阻滞,燥屎内结则大便秘结不通;心主血而藏神,心血不足,神不守舍则失眠,心烦意乱;脾为后天之本,脾主四肢肌肉,脾气健运,则气血化源充足,形体正常;若脾失健运,气血乏源则形体瘦弱,面色发暗无光泽;心为肝之子,子病及母,心肝火旺,肝火上炎则头昏脑涨,易怒健忘;心血不足,日久成瘀,或炼津成瘀,阻滞津液上行则口干不欲饮,阻滞中焦气机则小腹胀满不适,冲任血海亏虚则月经量少色黑;舌质红有瘀斑,苔白,脉沉细涩为瘀血阻滞的表现。

治以斡旋阴阳,涤荡郁热,通络安神;大承气汤加减变化。方中大黄、芒硝、炒枳实、沉香粉荡涤肠胃,泻下攻积,推陈致新;当归、桃仁、丹参活血化瘀;半夏、陈皮理气健脾,燥湿化痰;炒枣仁养心安神;熟附子大热,温补脾阳,制约大黄芒硝苦寒之性,斡旋阴阳。随后几诊中加入云苓、白术、山药健脾益气,脾胃得健,气血化源充足,精神得安,失眠渐愈。

沈绍功

刘某,女,26 岁

2004 年 1 月 9 日初诊(小寒)。病史:失眠、神疲两年,加重一个月,门诊求治。刻下症见:失眠,夜间难以入眠,睡后易醒,夜眠时间三四个小时,多梦盗汗,醒后神疲乏力,头晕心悸,畏寒肢冷,纳差便可,月经延期,色黑量少,末次月经 1 月 6 日,行而已净。

检查:舌质淡,苔白腻,脉细弱。血压 90/60 毫米汞柱,心率 58 次/分,律齐,心音低钝。

辨证:心血不足,心失所养而失眠心悸;血虚不达四末则畏寒肢冷;苔白腻,头晕纳差系脾虚运化无力而兼痰浊之象;心脾两虚,血瘀痰阻则见月经后期,量少色黑。其病位在心脾。证属心脾两虚,心神不宁。

诊断:失眠。心脾两虚,痰浊扰神证;神经衰弱。

治法:益气和血,祛痰安神。投《伤寒论》桂枝加龙牡汤化裁。

处方:桂枝 10 g,生白芍 10 g,生龙骨 30 g,生牡蛎 30 g,炒枣仁 10 g,首乌藤 30 g,云苓 10 g,川芎 10 g,竹茹 10 g,枳壳 10 g,石菖蒲 10 g,郁金 10 g,车前草 30 g,陈皮 10 g。

结果:上方每日一剂,水煎分两次服,连服七剂后,血压升为 100/65 毫米汞柱,心率增为 65 次/分,乏力症状明显好转,盗汗已止,头晕心悸、畏寒肢冷等症状解除,夜眠增加至六七个小时,惟觉多梦,现感腰酸膝软,舌质淡,苔薄白,脉沉细。心神得宁,脾运得健,痰浊已除,呈现肝肾亏虚,心神不宁之证,改投《医级》杞菊地黄汤合《金匮要略》酸枣仁汤加减。

枸杞子 10 g,野菊 10 g,生地 10 g,当归 10 g,川芎 10 g,知母 10 g,云苓 10 g,炒枣仁 10 g,首乌藤 30 g,鸡血藤 10 g,老颧草 10 g,丹参 30 g,车前草 30 g。

上方每两日一剂,水煎分两次,每晚服一次。连服七剂后,睡眠转佳,腰酸膝软得以缓解,舌淡红,苔薄白,脉沉细。后原方巩固一个月余,解郁加生栀子、柴胡;补气加生黄芪、仙鹤草。寤寐如常,无明显不适。

【按】本案患者初见失眠多梦,纳少乏力,舌淡苔白腻,脉细弱等虚实夹杂症,证属心脾两虚,痰浊扰心。治疗大法为先祛邪,后扶正,祛邪不伤正,扶正不恋邪。早期以桂枝加龙牡汤为主,原因有三:①祛痰避免用香燥之品,故只用温胆四味(竹茹、枳壳、云苓、陈皮);②祛痰浊,用桂枝加龙牡汤去甘草之滋腻,消白腻苔,镇静宁神,调和营卫,以治手足凉和汗出;③盗汗日久伤阴,且血汗同源,若不先止其汗则必导致心之阴血亏甚而加重失眠。后期痰浊已去,肝肾阴虚,改用杞菊地黄汤合酸枣仁汤收功,配合意疗,解除思想负担,平衡心态,两年失眠得以缓解。

本案心脾两虚,兼夹痰浊,如投以归脾汤,则必滋重痰浊,反而加重失眠。沈师处理时却投桂枝加龙牡汤,桂枝、白芍调和营卫气血,龙牡消除痰浊,既复气血之虚,又除痰浊扰神,使失眠好转。痰浊消除后,改投调肾的杞菊地黄汤亦不投归脾汤,足见沈师补益气血不如调肾阴阳之灼见。

——《沈绍功验案精选》

【按语】心主血,藏神,为五脏六腑之大主。盖心以血为本,以气为用,神志为其表现。心脾两虚,心阴不足,盗汗亦伤心阳,此外血瘀痰阻,神乱而不得安,方用桂枝加龙骨牡蛎汤加炒枣仁、首乌藤益阴扶阳,重镇安神,配伍竹茹、枳壳、云苓、陈皮等药祛痰而不温燥,共奏扶正祛邪之效。

王某,31岁

2002年10月14日初诊(霜降)。病史:八年前因学习紧张,经常熬夜,生活没有规律,出现头晕,失眠多梦,精神抑郁,气短乏力,心悸易惊,影响正常工作,在某医院诊断为"神经衰弱",给予谷维素片、安定片、维生素B_1片及中成药等药物治疗,效果欠佳,多方求治,未能治愈,故来门诊求治。刻下症见:失眠多梦,入睡困难,纳谷不香,神疲乏力,寡言少语,四肢怕冷,头晕头痛,记忆减退,心悸易惊,小便色黄,大便不畅。

检查:舌黯红,有紫斑,苔薄白,脉弦细。血压100/70毫米汞柱,心率72次/分,神志清晰,精神抑郁,颜面灰暗。

辨证:本案患者失眠多梦,气短乏力,记忆减退,舌黯红,有紫斑,苔薄白,脉弦细为气虚血瘀,脾气不足,健运失司,不达四肢,则纳谷不香,四肢怕冷;头晕头痛,记忆力减退系气虚脑失所养;气虚肠道推动无力,则大便不畅;心气不足,血脉运行瘀滞,则颜面灰暗,心悸易惊;久病郁而化热,小便色黄。其病位在心脾。证属脾气不足,血脉失荣。

诊断:不寐。属气虚血瘀,脑脉失养证;神经衰弱。

治法:补气化瘀,养心宁神。《医林改错》补阳还五汤合《韩氏医通》交泰丸化裁。

处方:生芪 15 g,当归 10 g,黄连 10 g,肉桂 3 g,红花 10 g,桃仁 10 g,生地 10 g,生龙骨 30 g,生牡蛎 30 g,首乌藤 30 g,草决明 30 g,车前草 30 g,天麻 10 g,川芎 10 g,丹皮 10 g。

结果:上方每日一剂,水煎分两次服。连服十四剂后,头晕头痛减轻,入睡较前容易,怕冷减轻,精神好转,仍感眠中易醒,睡中梦多,心烦急躁,四肢乏力,舌淡黯,有紫斑,苔薄白,脉沉细,脾阳不足减轻,气虚血瘀之证仍在。故上方加仙鹤草、生白术、黄精补益心气;加三七粉、丹参、苏木活血通络;加珍珠母、琥珀粉镇静安神;头痛甚时,加白芷、僵蚕、蔓荆子;胸闷气短加全瓜蒌、薤白、葛根;大便干燥加莱菔子、草决明;记忆减退加益智仁、生杜仲、桑寄生;食欲不振加焦三仙、生内金、木香。经加减治疗三个月余,睡眠好转,每晚入睡七八个小时,偶见梦,不早醒,已恢复正常工作和生活。

【按】本案失眠证属气虚血瘀。治则益气通络,养血宁神,方选补阳还五汤。方中重用生芪,配仙鹤草、生白术、黄精益气健脾;红花、桃仁、三七粉、丹参、苏木活血通脉;生龙骨、生牡蛎、珍珠母、琥珀粉镇静安神。本案特殊用药:①丹皮清肝泻热除烦;②川芎引药上行,车前草与草决明泻热通便,引邪外出,一升一降,调畅气机;③肉桂温通肾阳,引火归原,黄柏、知母清降相火,引肾水上承,黄连清降君火,相互配合达到心肾交通;④丹参、赤芍、红花,活血化瘀,改善脑部血液循环。⑤白芷、僵蚕、蔓荆子祛风活络止痛,为治头痛要药;⑥益智仁、生杜仲、桑寄生补肾健脑,安神定志。全方巧配,八年失眠得以恢复。

——《沈绍功验案精选》

【按语】本案失眠证由气虚血瘀引起,并兼加其他证候,针对此案患者气虚、血瘀、脾虚不运、郁热等所引起的症状分别给予补气、活血、健脾、泻热等药,既注重整体调节,又进行有效的对症治疗,很好地体现了中医辨证论治的特点,取得了较好的疗效。

王 左

林某,女,58 岁

2004 年 2 月 18 日初诊。患者失眠两三年,每夜仅能睡两三个小时,易喉痒,每进辛辣易咳嗽,咽干,舌偏黯边有齿痕,苔薄腻脉小滑。辨证:阴血不足,心神失养,血行不畅。拟养血活血、理气安寐。

处方:当归 12 g,丹参 12 g,川芎 12 g,首乌藤 30 g,合欢皮 12 g,五味子 3 g,生地 12 g,山栀 10 g,酸枣仁 10 g,远志 6 g,柏子仁 12 g。七剂。

2 月 25 日二诊:近两日稍有寐意,夜间略喉痒,作咳,口干带苦,舌偏黯边有齿痕,苔薄脉小滑。肝经郁热,守前法再加疏解和寐。

处方:守方去五味子,加柴胡 12 g、黄芩 12 g。七剂。

复诊见:寐尚不佳,夜间稍喉痒,舌偏黯边有齿痕,苔薄白腻脉小滑数,今从痰湿论治:半夏 10 g,陈皮 6 g,茯苓 10 g,枳壳 10 g,川芎 10 g,竹茹 12 g,川连 4.5 g,合欢皮 12 g,远志 6 g,郁金 10 g,丹参 12 g,北秫米(包)12 g。七剂。

复诊:服上药有倦意,每寐两三个小时,喉痒已除,舌淡红边有齿痕,苔薄白腻脉小滑,口稍干苦,再从前治:守方去川芎、郁金,加山栀 10 g、莲心 3 g。七剂。

再诊:寐转佳,每夜能睡五六个小时,但眠不深。舌淡红边有齿痕,苔薄白腻,脉小滑,前法奏效,再从前治。

处方:半夏 10 g,陈皮 6 g,茯苓 10 g,川芎 12 g,牛膝 12 g,枳壳 10 g,竹茹 12 g,合欢皮 12 g,北秫米(包)12 g,远志 6 g,当归 10 g,山栀 10 g,莲心 3 g。七剂。

【按】此患者病情较为复杂,为一虚实夹杂之证,且兼证较多。从几次复诊处方的调整可以看出王左教授的灵活辨治思路。同时也提示失眠一证看似简单,然其致病原因繁多,且易相兼致病。首诊根据咽干喉痒、舌略黯边有齿痕之象等兼症从养血活血安神论治,有一定疗效但不满意。二诊据其口干口苦之象,又女子以肝为先天,故加用柴胡黄芩疏肝清肝,疗效仍不满意。三诊据其薄白腻苔及滑数之脉象,转从痰湿论治,配以活血理气,清心肝之火。药后疗效有所提高。再诊时因其口干苦,川芎、郁金性燥故去之,加用山栀、莲心加强清心肝之火之力,而疗效顿显。再服七剂巩固之。王左教授几经辗转而治愈顽疾,其调整处方的根据无不是辨证论治的结果。然每一诊的辨证均有其依据,辨证不可谓不对,然为何临床疗效相差如此之大呢?乃是由于多证兼夹之病,在不同的阶段其主次不同。设痰火兼夹,以痰为主之证,若处方以清热降火为主,佐以治痰,临床疗效当然逊之。所以辨证的灵活性更应该体现在辨兼夹之证时分清主次,再分轻重缓急论治,从而取得满意疗效。(周霞整理)

——《上海市名中医学术经验集》

【按语】王左教授认为不寐的发生与情志密切相关,故首重调理肝气,其对本例患者的治疗亦遵此法。女子以肝为先天,情志刺激最易影响其肝的疏泄,且本例女患者58岁,已属绝经之年,阴血不足失于濡养则不胜阳扰,肝气郁滞则易化火扰神、易乘犯脾土,脾失健运则聚生痰湿,痰郁化热则更加重其疾。患者每次就诊皆有苔薄白腻脉小滑数之象,是提示痰湿有热者也。《张氏医通·不得卧》云:"脉滑数有力不得卧者,中有宿滞痰火。"初诊、二诊从阴虚、肝郁论治虽未立见疗效,却有铺垫之义,故三诊从脾胃痰湿论治时,药效彰显。

单兆伟

丁某,男,54 岁,江苏江宁人

初诊:曾查胃镜示:慢性萎缩性胃炎(CAG)、肠上皮化生(IM),因医生告知为癌症的前期病变,可能会导致癌变,故感到恐惧,一周不眠不休不食,后曾住省脑科医院五天余,花费将近万元,服用镇静剂、神经抑制类药物,病情有增无减。刻诊:纳差、嗳气,脘痛连胁,夜寐不佳,难以入睡。舌红,苔黄腻,脉细弦。

乃肝胃不和,心神不宁。治当疏肝和胃,宁心安神。

处方:太子参 10 g,炒白术 10 g,法半夏 6 g,麦冬 15 g,仙鹤草 15 g,薏苡仁 20 g,柴胡 5 g,金钱草 15 g,首乌藤 15 g,百合 15 g,炙远志 6 g。

药物治疗同时兼以心理治疗,告诉患者精神放松,该病很常见,治愈率较高,虽是癌前病变,但不一定会癌变,一定要减轻心理压力。

二诊:两周后复诊,症状稍有改善,胃痛仍在,口干,纳差,脉弦。药证相合,治宗前法加减。

处方:太子参 10 g,炒白术 10 g,法半夏 6 g,麦冬 15 g 黄芩 10 g,仙鹤草 15 g,薏苡仁 15 g,百合 30 g,酸枣仁 10 g,合欢皮 10 g,首乌藤 15 g,白花蛇舌草 15 g,龙齿(先煎)10 g。

经此方加心理指导调治三个月余。

三诊:体重增加,饮食转馨,夜寐虽仍欠佳,但较前已明显好转,可入睡四五个小时,但易惊醒,口苦口干,嘈杂,苔薄黄,舌暗红,脉细弦。效不更方,守方加减。

处方:太子参 10 g,炒白术 10 g,法半夏 6 g,黄芩 10 g,仙鹤草 15 g,薏苡仁 15 g,百合 30 g,首乌藤 30 g,合欢皮 10 g,丹参 15 g,龙齿(先煎)10 g。

四诊:2003 年 9 月 1 日。自诉药后尚可,胃脘作胀,食后明显,大便日行一两次,苔薄黄,脉细弦,夜寐多梦。治在前法兼以行气消胀。

处方:原方加佛手 5 g 枳壳 10 g。

五诊:2003 年 9 月 29 日。症状稳定,脘胀已有好转,但不可多食,口干苦,苔薄黄,舌偏红,脉细弦,治以此方为基础方,经过近一年的调理,至 2004 年 8 月 16 日来诊时,诸症已明显改善,趋于稳定,夜寐已安,不需服用安定亦可安枕,复查胃镜:慢性萎缩性胃炎,已无肠化。患者甚喜,嘱以归脾丸调理巩固。

辨证思路:本病证属不寐,是指经常不能获得正常睡眠为主要特征的一种病症。形成本病症的原因很多,思虑劳倦、内伤心脾、阳不交阴以及阴虚火旺、肝阳扰动、心阳气虚和胃气不和等因素均可影响心神而导致不寐。本案则是暴受惊骇,精神紧张,终日惕惕,渐至心虚胆怯而不寐。正如《类证治裁·不寐》所说:"惊恐伤神,心虚不安",不论因虚、因惊,二者往往互为因果。况素有胃疾,脾胃中土本虚,复加惊吓,胆气乱怯,致肝胆疏泄失常,克伐脾土。"胃不和则卧不安";又,惊伤心,惊则气乱,故心神不安而致不寐。总之,病机乃虚实相杂。病位在心脾,肝胆相扰。

治疗特点:依据上述病机,治疗总以补虚泻实,调整阴阳为原则。虚则补其不足,实则泻其有余。本病日久,已耗伤气血,影响诸脏。脾胃为后天之本,气血生化之源,气血生化不足,他脏均受其影响,又"子病及母",则心之气血不足,复因惊则伤心,心神不安;又情志失调,则肝胆疏泄失常,而致克伐脾土,因此,补益脾胃是本病治疗的根本。本病缘于过于忧思,气滞不疏,因此勿忘在固本基础上标本兼治,疏肝和胃。当然,心虚胆怯则心神不安,阴血不足则无以奉养心神,养心安神亦为治标之法。

用药特色:本病以单教授常用之仁术健胃方来补益脾胃,乃治疗慢性萎缩性胃炎伴肠化之验方。该方经临床验证,疗效较好。辅以柴胡、合欢皮疏肝利胆、以泄亢旺之木气,使脾土不受之克伐,且胆气疏达,他脏则安,"凡十一脏皆取决于胆也"(《素问·六节藏象论》);龙齿、酸枣仁、首乌藤镇静养心安神。所有处方用药不超过十二味,以主症为主,抓主要矛盾,他症随之加减;全方选药以平淡醇和为主,顾护脾胃为先,既不增加脾胃负担,又不伤及脾胃。

用药同时不忘心理调治,百病气为先,心情舒畅是治疗本病的一个重要原则,不但通过药物调理心神,亦同样重视心理疏导,做好患者的心理工作,使患者早日恢复健康。

——《单兆伟医疗经验集》

【按语】患者因暴受惊恐,导致心虚胆怯,神魂不安,夜不能寐,如《沈氏尊生书·不寐》云:"心胆俱怯,触事易惊,梦多不祥,虚烦不眠"。此时心理疏导尤为重要,务必使患者重拾信心、放松心情、积极治疗,同时给予药物治疗。因其不寐兼纳差,嗳气,脘痛连胁,故推知病位在心脾,涉及肝胆。心虚胆怯则心神不安,阴血不足则无以奉养心神,故治当在补益脾胃的基础上疏肝和胃、镇惊定志、宁心安神,且用药时切忌滋腻之品,防其重伤脾胃。

郭维琴

田某,男,43岁

主诉:失眠五年。刻下症:每晚只能入睡两三个小时。即使入睡也多梦纷扰,甚至彻夜不眠,以至头常昏痛,健忘,心悸,汗多,间或胸部憋闷,气难透出,神疲肢倦,便溏,日行二次,晨起咳嗽痰多而色白,舌苔薄黄,脉细弦数。

辩证:心肝血虚火旺。

治法:滋养心血,敛汗降火安神。

处方:酸枣仁汤加味。

酸枣仁30 g,朱茯神15 g,知母10 g,生甘草10 g,川芎10 g,柏子仁30 g,五味子10 g,党参15 g,莲子15 g,山药15 g。五剂,日一剂,水煎服。

失眠显著改善,每晚能睡五六个小时,梦亦减少,头昏痛减轻,但仍咳嗽痰多。

二诊:守方加半夏、陈皮、竹茹各10 g,枳实5 g,合温胆汤于酸枣仁汤中,再进药五剂,失眠基本解除,患者大感舒适。

三诊:仍守上方加减以巩固疗效。

【按】本例由于心肝血虚火旺,神魂不宁,以致长期失眠,寐少梦多等症,间或胸闷而气难透出,不仅心神严重不安,而且心气渐趋阻滞,再者便溏、神疲肢倦,晨起咳嗽痰多色白,可见兼有肺脾气虚而内蕴痰湿。初诊用酸枣仁汤加柏子仁、五味子、丹参、首乌藤、合欢皮滋养心肝阴血以安敛神魂为主,少佐补肺脾又安心神的党参、山药、莲子,失眠好转后,再加入半夏、陈皮、竹茹、枳实以化痰湿,故能取得良效。

——《郭维琴临证精华》

【按语】患者眠差梦多、头昏健忘乃肝虚而火气上乘清窍所致;心悸、胸闷因肝火扰心,心气阻滞而致;肝脏体阴而用阳,阴虚不纳阳,阳亢于外,故汗多。复有神疲肢倦,便溏,痰多色白,示肺脾气虚而内蕴痰湿。本案患者病机复杂,但以"虚"为总纲,证属虚劳失眠。经曰:肝藏魂,人卧则血归于肝。虚劳之人,肝气不荣,则魂不得藏,魂不得藏故不得眠。夫肝藏魂,有相火内寄。肝虚相火动则心火随之,于是内火扰乱,故凡有夜卧魂梦不安之证,无不皆以治肝为主。

《金匮要略》云：虚劳虚烦不得眠，酸枣仁汤主之。故方用酸枣仁汤加味，治宜养血安神，敛汗降火。方中酸枣仁以安肝胆为主，配川芎调血以养肝，茯苓、甘草培土以荣木，另甘草配知母降火以除烦，茯苓、川芎可行气除痰，皆所以求肝之治，而宅其魂也，五味子敛汗宁心，柏子仁养心安神，党参、莲子、山药补肺脾之气。五剂后，诸症悉减，唯痰仍多，故二诊守方加半夏、陈皮、竹茹、枳实，取温胆汤理气化痰之意。

孙某，女，86岁

主诉：睡眠不佳七年。患者近七年来，由于操心烦劳，思虑过多以至睡眠欠佳，逐渐加重，曾服用地西泮、索米痛片等疗效不明显。现患者眠中易醒且梦多，醒后难以入睡，倦怠乏力，周身有位置不定之疼痛或热气游走，忽伴忽止，精神不振，面色不华，唇淡，舌质淡，苔薄白，脉浮大无力。

辨证：心脾两虚。

治法：补气健脾，养心安神。

处方：归脾汤加减。

黄芪18 g，白术9 g，茯神12 g，远志6 g，酸枣仁9 g，枸杞子9 g，当归6 g，龙眼肉12 g，陈皮6 g，炙甘草6 g。四剂，日一剂，水煎服。

二诊：自觉睡眠渐深，噩梦减少，疲倦感减轻，不服地西泮也可入睡，舌脉同前。原方继进四剂。

三诊：症状基本消除，睡眠较实，精力感充沛，偶感乏力，舌质淡有改善，苔薄白，脉有力。嘱服归脾丸。

【按】老人不寐多属虚证，因于实邪者不多。盖因年老体衰，精血内耗，忧思较多之故。其表现或为觉醒过早，或为睡眠过浅，或为夜梦过多不能熟睡，或为中间醒后不易复眠等。其病机总与心、脾、肝、肾有关。本例因操劳过度，忧虑思念，伤及心脾，营血内耗，血不养心，遂致失眠多梦，故以补气健脾，养心安神之剂收功。

——《郭维琴临证精华》

【按语】《黄帝内经》指出：年四十而阴气自半也，起居衰矣；《冯氏锦囊》提出：老年人阴气衰弱，则睡轻微易知；可知年老阴血易虚。患者年迈血少，又久病血虚，加之思虑过多，暗耗心血，引起心血不足，心失所养，心神不安而不寐；患者思虑劳倦太过伤脾，生化之源不足，营血亏虚，不能上奉于心，而致心神不安，故不寐甚耳。如《类证治裁》所言：思虑伤脾，脾血亏损，经年不寐。另患者精神不振,面色不华,唇淡,舌质淡,苔薄白,脉浮大无力,症状合舌脉之象皆示气血亏虚;而周身有位置不定之疼痛责之不荣则痛。故本证乃心脾气血两虚证。方用归脾汤益气补血,健脾养心。方中重用黄芪,配以白术、甘草以补气健脾,则气旺血生;当归、龙眼肉补血养心,远志、枣仁、茯神养心安神;陈皮理气健脾,补中寓行,补而不滞。三诊时患者诸症悉减,故改用丸剂以缓补之。

王某,女,31 岁

主诉:睡眠不实两周。患者两周前因惊恐而致睡眠不实,噩梦纷纭,自服地西泮片未效,遂来我处就诊。现患者睡眠不实,噩梦纷纭,闻响易惊,胸闷,乏力,心慌,精神不振,喜太息,食欲不佳,二便尚可,舌淡苔薄白,脉弦数。

辨证:心胆气虚。

治法:益气镇惊,开郁安神定志。

处方:安神定志丸加减。

茯苓15 g,党参15 g,远志6 g,石菖蒲10 g,龙齿(先煎)20 g,灵磁石(先煎)30 g,当归12 g,赤白芍各10 g,柴胡8 g,白术10 g,郁金10 g,合欢皮20 g,炒酸枣仁10 g,远志6 g。七剂,日一剂,水煎服。

二诊:患者症状明显改善,睡眠较实,噩梦少,胸闷乏力太息减轻,自觉精神较佳,食欲好,已无心慌,舌淡苔薄白,脉略弦。上方继进七剂。

三诊:诸症悉平。

【按】本案患者因于惊恐,心虚胆怯,心神不安,噩梦纷纭,闻响易惊,惊则气乱,恐则气下,心气不足则胸闷乏力,心神不安则心慌,气机不利则喜太息。方以党参、茯苓、白术健脾益气,龙齿、灵磁石重镇安神,当归、赤白芍、柴胡、合欢皮疏肝解郁安神,再辅以郁金、炒枣仁、远志等安神宁心之品,共奏益气镇惊,解郁安神定志之效,方证合拍,而收全功。

——《郭维琴临证精华》

【按语】《沈氏尊生书》云:心胆惧怯,触事易惊,梦多不祥,虚烦不眠。本案患者因惊恐而病成,且病程尚浅,故病机简明,证属心胆气虚证。心虚胆怯则睡眠不实,噩梦纷纭,闻响易惊;心气不足则胸闷、乏力;心神失养,故而心慌;喜太息乃胆气不利;精神不振、食欲不佳因气虚所致。方用安神定志丸加减,治以益气镇惊,安神定志。方中重用龙齿、灵磁石重镇安神,又配以郁金、炒枣仁、远志等养心安神,标本兼治;胆气不利,因肝胆相照,故以当归、赤白芍、柴胡、合欢皮调肝解郁;党参、茯苓、白术益脾胃之气,化源以上奉心气。药对其证,故见效甚速。

伍炳彩

李某,女,45岁

反复失眠两年余,每晚仅能睡一两个小时,中西药治疗均未获效。症见:精神疲惫,头晕头痛,心烦易怒,不思饮食,口苦口黏。时有咽痛,小便黄,大便平,舌质红,苔黄腻,脉滑数寸脉浮。中医诊断为失眠。辨证为痰热扰心。方选银翘马勃散、温胆汤合酸枣仁汤加减。

处方:金银花10 g,连翘10 g,射干10 g,牛蒡子10 g,马勃10 g(布包),半夏10 g,茯苓15 g,陈皮10 g,枳实10 g,竹茹10 g,甘草6 g,酸枣仁15 g,川芎6 g,知母10 g,首乌藤15 g。七剂。

二诊:能入睡四小时以上,诸症明显减轻,称药极验灵,咽痛消失,仍觉食欲不振,二便平。舌质红,苔薄黄,脉稍弦。守上方加炒谷芽、麦芽各10 g,继服七剂。

三诊:诉可睡六小时以上,诸症缓解。后用归脾汤以善后。

【按】失眠虚证多以阴血不足、心神失养为主。实证多以痰、火、食积内扰心神为要。本例失眠,查其病历,前医多从滋阴养血、安神定志为主。何以效果不显?细辨其症,发现本例失眠并非虚证,而是痰热扰心的实证。胸闷、纳呆、口黏、苔黄腻、脉滑等,都是痰邪内扰的表现。又见面红、口苦、咽痛等症,说明热邪很盛。并从寸脉浮可以确定邪在上焦。故用银翘马勃散清上焦邪热,温胆汤清热化痰,酸枣仁汤养血清热、除烦安神。全方合用能起到清热化痰、养心安神的功效。二诊时,因食欲不振改善不显,故加用炒谷麦芽健胃助消化。三诊时,病情得到控制,从舌脉可以看出邪气已退,故改用归脾汤补益心脾,养血安神,扶正固本。

——《名医经典医案导读》

【按语】患者不思饮食、口苦口黏、小便黄,舌红、苔黄腻,脉滑数,可识此失眠之证为痰热扰心所致。痰热扰心,心神逆乱或神无所主,则失眠、神疲、心烦易怒;痰热扰及清窍则头晕头痛。寸脉浮,识其病在上焦,又有咽痛,故选用银翘马勃散直达上焦,清其邪热;温胆汤清化痰热,合酸枣仁汤养血安神。复诊时顾其纳差,加和胃消食之炒谷麦芽。后因诸症缓解,邪已去,应主以扶正,故改用归脾汤补益心脾,脾气健则气血生化有源,心神得安。

夏学传

刘某,男,43 岁

1977 年 2 月 26 日初诊。患者于廿余日前患上呼吸道感染,高热数日,后汗出热退。伴有头痛,口苦,心烦,小便黄赤,尤以心烦不寐日渐严重。近一周来,彻夜不眠,神志恍惚,坐卧不安,曾用中西药安神镇静,其效甚微,观其神态,不是辗转不安,就是沉默寡言。舌质红,苔薄黄,脉弦细数。投以百合地黄汤、滑石代赭汤加减。

百合 20 g,生地 15 g,滑石 12 g,知母 10 g,麦冬 12 g,茯神 12 g,枣仁 18 g,甘草 3 g。七剂。

一周后,每晚可睡三四小时,心烦不安减轻,继守前方五剂,小便已清,脉细,舌稍红,每晚睡眠可达四五小时。前方去知母、滑石、麦冬,加扁豆、陈皮理脾健胃,十剂。前后经一个月调治,诸症悉平。

【按】所见之证,乃心肺阴虚火旺,神魄不得内藏所致,故以百合地黄、滑石代赭之剂,以养心润肺,安神定魄,待心肺润养,神魄得以敛藏,则不寐、恍惚自愈。

——《金匮名医验案精选》

【按语】仲景《金匮》曰:"百合病,下之后,滑石代赭汤主之。……百合病,不经吐、下、发汗,病形如初者,百合地黄汤主之。"病起于外感风热,风热感冒二十余日不解,高热汗出,阴津必伤,心肺阴虚火旺,火性炎上,则头痛,火扰心神则心烦不寐,心与小肠相表里,心火下移小肠,则小便黄赤,其中火邪扰神最著,故治应滋养心肺之阴,佐以安神,方用百合地黄汤滋补心肺之阴,合滑石代赭汤养阴利水,和胃降逆。

尹某,女,46 岁,河北固安人

1991 年 11 月 4 日初诊。主诉:失眠伴头眩、心烦半年。

患者近半年来失眠少寐,或入睡困难,或夜半觉醒、醒后不能入睡,反复颠倒以待天明。伴见胸闷、头眩、心烦、倦怠、少气等症。脉沉弦细,苔薄黄,舌边尖红。

此证肝郁内热,治之当疏解肝经郁热,兼以养血健脾,用丹栀逍遥散加减:

丹皮 10 g,栀子 10 g,白芍 15 g,柴胡 12 g,当归 15 g,茯苓 10 g,白术 10 g,炙草 6 g,生姜 2 g,薄荷 2 g。七剂,每日一剂,水煎服。

11 月 11 日再诊:药后胸闷、头眩、心烦诸症明显减轻,睡眠大有进步。舌脉如前,守上方加炒枣仁 30 g、首乌藤 15 g,以养心安神。七剂。

11 月 18 日三诊:药后已能熟睡,胸闷、头眩等症若失。刻下唯觉少气,身体疲乏,脉细苔白,转方用小剂补中益气汤加酸枣仁、茯神以巩固疗效。

【按】失眠一症,一般多从心论治。以心属火脏,主血藏神,为其主论依据,认为血虚者神不藏,火甚者神不安。此论虽无不妥,但刘氏认为,肝藏血,血舍魂,人卧则血归于肝而魂归于舍,因而睡眠得安。本案辨治所以不从养心安神着手,因其心神不安,正是缘于魂不归舍所致之故,故从肝论治。由于血虚而肝气郁,以致魂不归舍而使心神不藏。其辨证要点,在于患者心烦、胸闷、头眩、脉象弦细等脉症,故用逍遥散养血疏肝,以解肝气之郁,使魂归其舍而心神以藏。但患者又见舌红、苔黄,表明肝气郁滞已有化热之势,故又加丹皮、栀子以气血两清,更有助于魂归神安之效。丹栀逍遥散是刘氏临证常用的方剂之一,其运用时多重用归、芍以养阴血,认为血足则肝郁易解,血足则夜卧魂归于肝、神安于心。至若生姜、薄荷,则用量甚小,旨在解郁而不在于发散。总之,本案治疗从肝着眼,解郁着手,待肝郁渐解,胸闷、心烦、头眩缓减,再议加养心安神之品,以增强安神之功效。

——《中国名老中医药专家学术经验集》

【按语】本案女患者,46 岁,正值更年期,精气渐亏,血气不足,肝气不舒;结合患者临床症状与舌脉辨证为肝郁内热无疑,丹栀逍遥散为清肝热、解肝郁的效方,临床应用广泛,特别是更年期的疾病,临床辨证除了看症状体征及舌脉外,还应结合性别、年龄甚至家庭背景等多方面综合分析,才能辨证准确,收到良好效果。

陈文渊

患者,男,年近花甲

罹不寐疾满月,通宵达旦八天。服甲喹酮、氯氮、安定类药虽获片刻寐睡之功,但昼有舟船之晕。改服归脾汤、枣仁汤、天王补心丹等方亦无寸效。何以论治? 询问所及,平素常嗜酒解愁。口苦口臭,渴不欲饮,脘腹痞胀,大便不爽,小便不甚畅利,参合舌胖嫩红,苔白灰腻,脉弦且滑之症,恍然醒悟,酒客蕴湿,又加一层肝郁,酒湿为痰,肝郁化火。此郁痰夹火上扰神明是也。于是勉拟本方加味,一以通宣三焦,一以疏化痰浊,冀气化痰火湿浊俱化。遂疏方:杏仁15 g,白蔻仁10 g,薏仁30 g,川朴、通草各6 g,滑石18 g,半夏、竹叶、生栀子、豆豉、郁金、石菖蒲、远志各10 g,每日一剂,并嘱禁酒,四天后复诊,药后每夜可寐五小时。但时有冒眩欲吐,舌质淡红,苔化薄,脉滑濡数,此乃湿浊痰郁余邪未能骤除,取上方加泽泻15 g,麸炒白术30 g,以增强化浊燥湿、清滞除痰之功。每日一剂。五剂毕,已能安然入睡。

——江苏中医杂志,1987(7):30.

【按语】患者年近花甲,罹患失眠,服补药无济于事。再观其平素易愁思,常嗜酒解愁,所谓思则气结,肝气不舒,肝木乘土,出现脘腹痞满、口苦之症,而酒为纯阳之品,久服生阳毒,煎灼阴液,酿痰生湿,久生湿热,出现口臭、渴不欲饮、大便不爽、小便不利的外在表现,在舌苔表现为腻苔,在脉象表现为弦滑。诸症综合分析,患者首先有肝郁气滞,继而借酒消愁,酿成湿热,湿热阻遏中焦,心肾不能相通,致不寐。故用薏苡仁、杏仁、白蔻仁清热燥湿;半夏、厚朴燥湿化痰、调畅气机;竹叶、滑石、通草清热利尿,导湿热下行;石菖蒲、远志、郁金开窍化痰,清肃脑窍;栀子、淡豆豉宣发郁热、除烦安神。全药配伍起来共奏清热燥湿、利湿除烦之功。复诊时,患者仍眩晕,脉滑数,为湿热未净,加泽泻增强清热利湿之功,白术健脾益气燥湿。湿热除,则中焦清,脾胃和,心肾交,水火济,天地泰,自然安然入睡。

张 鹰

王某,女,68 岁,安徽省阜阳市人

初诊日期:1980 年 3 月 2 日。素体虚弱,近数月来,多梦易醒,多思善感,心悸乏力,头晕健忘,体倦神疲,不思饮食,大便日行两次,舌淡润苔薄白微腻,脉细濡。此乃心脾亏虚所致。治宜补养心脾,宁神益志。

炒党参 9 g,炒山药 15 g,炒苡仁 15 g,炒枣仁 10 g,首乌藤 15 g,橘白 5 g,白豆蔻 5 g,炙甘草 6 g,焦山楂 10 g,抱茯神 9 g,莲子肉 10 g,合欢皮 10 g。

二诊:3 月 9 日。夜寐尚好,已能睡三小时,同时胃纳增进,大便日行一次,本案正如张景岳所说:"劳倦思虑太过者,必致血液耗亡,神魂无主,所以不眠。"嘱归脾丸再服一个月,以善其后。

——《异案良方》

【按语】患者素有多思善感,因思虑过度,伤及心脾,心伤则阴血暗耗,神不守舍;脾伤则食少,纳呆,生化之源不足,营血亏虚,不能上奉养心,故心神不安甚耳。心失所养,搏动紊乱,故而心悸动不安;气血亏虚不能上荣,故头晕健忘,体倦神疲。脾伤则不思饮食,便溏。治宜补益心脾,益智安神。方中党参、山药、橘白、炒苡仁健脾益气,其中炒苡仁兼以止泻;炒枣仁、首乌藤、合欢皮、抱茯神养心安神;莲子肉心脾同补,合以焦山楂助炒苡仁止泻之功,另山楂消食行气,可增胃纳之力;白豆蔻化湿行气并偏行中上焦,补而不滞。二诊时,夜寐好转,脾胃调和,故以归脾丸缓补心脾,月余病瘥。

王某,女,53 岁,沈阳市人

初诊日期:1989 年 4 月 1 日。患者近来心烦不寐,头晕耳鸣,五心烦热,躁动不安。心电图及脑电图检查均无异常,屡用谷维素及安定均未获显效,经朋友介绍来我处治疗。诊视:形体消瘦,近因家务琐事纠缠,现彻夜难眠,心烦急躁,坐卧不安,头晕健忘,腰膝酸楚,口干少津,大便干结,夜间小便短频,时有余沥不尽,舌质红少津,脉细数。经云:"心主一身之火,肾主一身之水。"心与肾为相制相济之脏,心火欲其下降,肾水启其上升,则寤寐如常。此乃阴亏火旺所致。当以壮水制火、清心安神治之。

制首乌10 g,大麦冬9 g,大生地10 g,山萸肉9 g,桑椹子15 g,黄连3 g,青龙齿(先煎)15 g,炒枣仁15 g,大丹参10 g,龟甲胶10 g,抱茯神10 g,灯心草3根。

二诊:5月9日。药后烦躁渐止,夜寐改善,已能睡四小时,唯多梦,胃纳欠香。以上方加焦三仙各10 g,橘络6 g,合欢皮9 g,再服一个月,上恙皆去。

本案以滋肾水,养心阴,合清降治之,望其阳得下交,阴得上交,水火庶得相济,故见效甚速。

——《异案良方》

【按语】《傅青主女科》曰:肾无心火则水寒,心无肾水则火炙,心必得肾水以滋润,肾必得心火以温暖。心主血藏神,肾主骨生髓藏精;两脏互相作用,互相制约。本案患者因肾阴亏虚,肾水和心火失去平衡,心火偏亢则心烦不寐,健忘;肾水不足则头晕耳鸣,腰膝酸楚;五心烦热,口干少津,舌红,脉细数因阴虚生内热所致;夜间阴气主时,因肾之真阴不足,故小便短频,时有余沥不尽好发于夜间;故本案证属心肾不交,本在肾阴不足。治宜壮水制火,辅以清心安神。方以制首乌、大生地、山萸肉、桑椹子、大麦冬、龟甲胶等滋阴补血填精之品居主,其中大麦冬兼顾心阴;配以丹参活血调经,除烦安神,补中寓行,黄连、灯心草清心降火,抱茯神、炒枣仁养心安神。二诊时,烦躁渐止,夜寐改善,示证得其药,心肾渐交;然梦多,纳差,故加焦三仙健脾开胃,橘络、合欢皮行气活血,解郁安神。

刘某,女,25岁,安徽省肥西县人

初诊日期:1989年3月1日。因婚姻纠葛,情绪易于激动,刻下心悸多梦,易惊醒,有时彻夜不能安眠,头晕阵作,甚时如坐舟船,口干但不欲饮,不思饮食,大便先硬后溏,小便短黄,舌淡润苔薄黄微腻,脉弦细。心虚则神摇不定,胆虚则善惊易怒。此乃心胆气虚所致。治宜益胆宁心,安神定志。

南北沙参各10 g,胆南星6 g,炙远志9 g,黄郁金9 g,合欢皮10 g,青龙齿15 g,炒枣仁10 g,首乌藤15 g,肥知母6 g,焦山栀5 g,六神曲9 g,抱茯神9 g。

二诊:3月8日。情绪已安静,每晚能入睡三四个小时,食欲稍振,前方加制首乌10 g,生白芍10 g,以加强养阴柔肝。经云:"肝与胆相为表里。"养肝亦所以补胆之不足,然尤其叮嘱患者要静摄心神。

——《异案良方》

【按语】本案患者因情志不畅而不寐,如《内经》所云:怒则气上,惊则气乱。

怒则气逆,甚则呕血及飧泄,故气上矣。惊则心无所倚,神无所归,虑无所定,故气乱矣。患者暴受惊怒,导致心虚胆怯。心火为君火,一身之主;心气虚不能上荣,故头晕,甚则如坐舟船。《景岳全书》"无虚不作眩",盖此之谓也。胆气虚怯,故多梦易惊。治宜益胆宁心,安神定志。方中远志、茯神、炒枣仁、首乌藤、合欢皮等养心安神,青龙齿镇惊安神;沙参益气养阴;胆南星清热定惊,郁金行气解郁,焦山栀清热凉血,知母滋阴清热,上四味令方中补中有泻,补泻兼施。神曲健脾和胃,使气血生化有源。二诊时情志平和,夜寐好转,守方加制首乌、生白芍养阴柔肝,以补胆气。

赵某,女,47 岁,安徽省马鞍山市人

初诊日期:1989 年 9 月 2 日。一年前因丈夫车祸而受强烈精神刺激,致彻夜不眠,噩梦纠扰,虽经西药安眠镇静治疗,间断失眠一直存在。近因工作紧张,失眠日渐加重。诊视:表情淡漠,嗳气叹息,五心烦躁,夜寐难宁,似睡非睡,口干且苦,大便数日一行、干结,小便黄,舌嫩红边缘呈瘀斑,苔薄黄滑腻,脉弦滑。此乃肝失条达,气郁化火所致。治宜疏肝解郁,宁心安神。

绿梅花 3 g,石菖蒲 6 g,黄郁金 9 g,大丹参 9 g,合欢皮 10 g,酸枣仁 10 g,柏子仁 9 g,焦山栀 5 g,首乌藤 15 g,大麦冬 9 g,黄连 3 g,阿胶 9 g,橘络 6 g,茯苓神各 9 g。

二诊:9 月 9 日。睡眠大为改善,烦躁明显好转,唯梦多,胃纳不振,以前方加焦三仙各 10 g,参三七 6 g,赤白芍各 9 g,再服一个月,睡眠转佳,追访一年无恙。

本案失眠病位在心,而发病之本在肝,因肝郁化热,暗耗心阴,则心失所养,神不守舍。故治重疏肝乃为获效的关键所在。

——《异案良方》

【按语】本案患者因情志不遂,肝气郁结,郁而化火,邪火扰动心神,神不安则不寐;后因过劳,失眠渐重。经云:思则气结。患者本已肝失条达,后思虑过度,肝郁气结更甚。肝主疏泄,调畅情志。肝气郁结则嗳气叹息,表情淡漠。肝火上炎则口干口苦。肝火耗伤阴津,故五心烦热。肝主疏泄,肝气上升则脾气可升,胃气得以下降,化物下传。肝气郁结,化物不传,故大便难。舌两侧边缘有瘀斑,为肝经气滞血瘀。舌脉之象示火旺炼液为痰。治宜疏肝降火,宁心安神。方中黄郁金、石菖蒲、合欢皮、绿梅花疏肝解郁化痰;焦山栀、黄连清热泻火;大丹参、橘络理气活血;阿胶、大麦冬滋阴清热,茯苓健脾利水化痰,酸枣仁、

柏子仁、首乌藤、茯神养心安神。二诊时眠差好转,仍梦多,纳差,故守方加焦三仙健脾和胃,加参三七、赤白芍增强疏肝活血之力。

黄某,女,52 岁,吉林省吉林市人

出诊日期:1982 年 2 月 10 日。素体肥胖,每逢季节更替时易感冒,鼻塞不闻已三年。近数月来,晚间入睡困难,周身乏力,痰涎涌盛,舌淡润,苔白滑腻,脉弦滑。此乃阳明湿郁不清,痰结于中,清阳之气不能上升所致。仿温胆汤之意主之。

南沙参9 g,骧制半夏曲9 g,炒薏苡仁15 g,姜竹茹9 g,炙杷叶9 g,菖蒲9 g,大丹参9 g,枳实炭6 g,化橘红6 g,白云苓10 g,砂仁(后下)5 g,远志筒6 g,胆南星6 g。

二诊:2 月 17 日。药后心胸宽舒,即能安眠。再服两周后,上恙尽减。

本案因痰滞而扰乱心神,故用温胆汤加胆南星,而睡眠得安。

——《异案良方》

【按语】患者素体肥胖,又痰涎涌盛,知痰湿内盛。《医宗必读》:脾为生痰之源,肺为贮痰之器。脾失健运,津液不得输布,停而为湿,聚而为饮,凝而为痰。脾喜燥恶湿,痰湿停滞中焦,脾运失司更甚,则痰湿泛溢体内。阳明经乃气机升降之枢纽,痰湿停滞,气机不利,清阳不升,肺失宣降,故易感,鼻塞,周身乏力。清阳不升,浊气不降,清窍失养故入睡困难。清阳不升不能充养于胸中,胸阳不振则惨惨不乐。治宜理气化痰,活血通经。方中骧制半夏曲长于化痰宽中,配以胆南星、姜竹茹、菖蒲、炙杷叶、化橘红、枳实炭行气化痰;大丹参专调经脉,故用以活血通经。痰之成,本在脾,白云苓、炒薏苡仁健脾渗湿,以绝痰源。砂仁理气化中焦之湿,远志筒安神祛痰。全方合以调气机,化痰湿之功。气行痰消即能安眠。

刘某,男65 岁,西宁市人

初诊日期:1983 年 4 月 2 日。近十年来因失眠,四处求医,屡治不效。长期口服安眠药,导致肝功能不正常。诊视:形体消瘦,头晕健忘,近日来终宵不寐,腰膝酸软,口干喜饮,大便便秘,夜尿短频伴有时失禁,舌嫩红少津,苔薄黄,二尺部脉沉无力。此乃心肾亏虚,神因精亏而无依,精为神伤而不化,神摇于上,精滑于下,心肾不交所致。拟滋肾水养心阴治其本,清心安神治其标,乃标本兼治之。

生熟地各 15 g,淮山药 10 g,山萸肉 9 g,制首乌 10 g,野百合 30 g,大麦冬 9 g,大丹参 9 g,炙甘草 6 g,粉丹皮 9 g,桑椹子 15 g,黑料豆 15 g,酸枣仁 15 g,青龙齿 15 g,川雅连 3 g,抱茯神 10 g,莲子心 1 g。

二诊:4 月 16 日。每晚能入睡四小时,药证合拍。以上方蜜丸,再服一个月,追访睡眠一直稳定,中午晚上皆能正常入睡。

本案在滋肾养心时,巧妙地配用百合养心阴、平脏躁。百合用量宜重,方能获效卓然。

——《异案良方》

【按语】患者年老失眠多年,又经年服药,故多脏腑终虚。《景岳全书》曰:真阴精血不足,阴阳不交,而神有不安其室耳。其肾阴亏虚则腰膝酸软,头晕;肾主二便,大便秘结,小便不利乃肾气失司。心火偏亢则不寐健忘。形体消瘦,口干喜饮,结合舌脉之象示体内阴气不足。本案患者肾精亏虚,肾水不能上济心火;心阴不足,心火炽盛,不能下交于肾。故证属心肾不交,治宜滋补心肾阴精以治本,清心安神标本兼顾。方中生熟地、淮山药、山萸肉、制首乌、大麦冬、桑椹子黑料豆等重补肾阴,其中淮山药,黑料豆兼健脾益气。重用野百合养阴平脏躁,配以大麦冬共奏滋补心阴之功。大丹参配以少许川雅连、莲子心之品活血通经,清心降火,使偏亢之心火得以潜降,并补中寓行。青龙齿、酸枣仁重镇养心安神。全方同补心肾之阴,配以清心安神。二诊时夜寐好转,原方以蜜制丸,取缓补之意。

陈某,男,75 岁,安徽省巢湖市人

初诊日期:1983 年 8 月 1 日。平素脾胃虚弱,近来睡眠不安,脘闷嗳气,纳谷不振,大便溏薄,日行二三次,小便清长,舌淡润,苔薄白滑腻,脉细濡。此乃脾虚胃滞所致。治以健脾和胃,佐以清心安神。

炒山药 15 g,焦白术 6 g,白扁豆 15 g,鸡内金 9 g,橘白 6 g,炒苡米仁 15 g,川雅连 1 g,煨木香 6 g,抱茯神 10 g,首乌藤 15 g,炙甘草 6 g,制半夏 6 g,白豆蔻(后下)5 g。

二诊:8 月 8 日。胃脘宽舒,饮食较前为佳,已能入睡三小时,大便已一日一行,唯时有心慌。以前方加炒党参 10 g,莲子肉 10 g,制首乌 10 g,再服一个月,睡眠已转正常。经云:"胃不和,则卧不安。"本案乃脾胃虚弱,化源不足,以致失眠。故拟异功散健脾和胃,佐以养心安神之品而获捷效。

——《异案良方》

【按语】本案患者中焦虚弱，经云：胃不和则卧不安。近来失寐乃脾失健运，气化不足，不能养心所致。脾阳不振，胃中有物，故纳谷不振；气机郁滞则脘闷嗳气；大便溏泻，小便清长乃脾阳虚弱，无力敛水所致。脾虚气滞，易生痰湿，故舌润，苔滑腻，脉细濡。治当补虚与理气相结合。方中炒山药、白扁豆、炒薏苡仁、焦白术、白豆蔻等健脾益气，兼以祛湿；橘白和胃化浊，鸡内金消食健胃；煨木香为调气之要药，《本草纲目》载：中气不运，皆属于脾，故中焦气滞宜之者，脾胃喜芳香也。制半夏、川雅连辛散苦泄，散痰气之壅滞；辅以首乌藤、抱茯神养心安神。因痰湿乃脾虚不运所致，故方中重以健脾益气，辅以化湿，脾运湿自化。又脾胃是为中土，不可过伐，用药贵在轻灵，宗旨在于通补结合。二诊时，诸症悉减，唯有心慌，加炒党参补中益气，莲子肉养心安神，制首乌滋阴益精，阴中求阳，且使阳能入阴。

许某，男，27 岁，合肥市人

初诊日期：1982 年 1 月 1 日。素心肾亏虚，近半年来，连连失寐，寐中遗精，泄后不寐，头晕耳鸣，腰膝酸软，骨热如炙，五心烦躁，口干欲饮，大便数日一行，小便短黄，舌薄红少津，脉细数。此乃心肾失交所致，治以固精纳气安神。必重以镇之，甘以和之，酸以收之，共调阴平阳秘，精神乃治。

大生地 15 g，淮山药 30 g，龟甲（先煎）15 g，粉丹皮 9 g，酸枣仁 15 g，金樱子 15 g，生龙牡（先煎）各 30 g，抱茯神 10 g，莲房 9 g，炙甘草 6 g，焦山楂 9 g，黑料豆 20 g。

二诊：1 月 8 日。烦躁稍安，能入睡三四小时，梦遗亦明显减少。

【按】心者神之舍，为离，为火，为阳；肾者精之本，为坎，为阴。阴中有阳，阳中有阴，阴阳互为其根，故以滋肾养心阴，佐以潜阳安神而获奇效。偏寒偏热之药，断不能治心肾失交的不寐病。

——《异案良方》

【按语】患者素心肾亏虚，近出现失寐乃肾水不能养心，心阳偏亢所致；肾水不足，髓海空虚则头晕耳鸣，腰膝酸软；阴虚生内热，则五心烦热，骨热如炙，口干欲饮，舌红，脉细数；虚火内扰精室则遗精。诸症示患者心肾不交。《中藏经》云：水火相交，阴阳相应，乃为和平。本案患者素有心肾亏虚之体，今发为心肾阴阳不交实属情理之中。患者梦遗日久，精气更伤。综观病情，肾精不固，虚火内扰为病本，心阳上亢但尚未炽盛成火。治宜填精固精，潜阳安神。方中大生地、淮山药、龟甲、金樱子、黑料豆等滋阴补肾，填精固精，配以粉丹皮清热凉血；

生龙牡配以抱茯神潜阳安神;焦山楂行气健脾,以防滋腻碍胃。

高某,男,49岁,江苏省无锡市人

初诊日期:1984年3月6日。患者出国回来一年内,因工作紧张,出现心烦,急躁,失眠,出汗,经西医综合检查均未发现异常,诊为"更年期综合征"。屡服安眠药未获疗效。诊视:形体瘦弱,痛苦面容,头晕目眩,彻夜不寐,心烦懊恼,难以名状,腰膝酸软,遗精阳痿,大便干结,小便时而余沥不尽,舌嫩红,苔薄黄不齐,脉沉细,左关脉弦大而滑。此乃阴虚阳亢,心肾不交所致。治宜育阴潜阳。

制首乌10 g,粉丹皮9 g,大麦冬9 g,大生地15 g生白芍9 g,甘杞子10 g,二至丸9 g,龟甲(先煎)15 g,桑椹子15 g,海狗肾9 g,橘络6 g,抱茯神10 g,莲子肉15 g,生牡蛎(先煎)30 g。

二诊:3月20日。心烦已止,入夜能寐而未酣,唯头晕目眩依然,偶仍遗精。此乃肾阴亏虚,精气不固。以前方加大熟地15 g,淮山药30 g,山萸肉10 g,焦山楂10 g,金樱子10 g,蜜丸。再服两个月,遗精止而阳纲振。由此而知,临证需明辨阴阳,而不可胶柱鼓瑟。

——《异案良方》

【按语】患者素体消瘦,又因工作紧张而不寐,可知此案不寐是内有阴虚之体,外又劳心过度所致。《景岳全书》言:劳倦、思虑太过者,必致血液耗亡,神魂无主,所以不眠。思虑太过,暗伤心血,阴血内耗,复以伤阴,心神不藏,故而失寐。阴伤不能制阳,心阳亢盛,故心烦懊恼。肾阴不足,不能上荣脑窍,故头晕目眩;肾虚腰膝失养,故腰膝酸软;肾精不固则遗精,肾气受伤,阳物不举;肾气失司则小便不利。大便干、舌红、苔薄黄,左关脉弦滑大示阴虚阳亢。治宜滋阴潜阳,交通心肾。方中制首乌、大生地、桑椹子、甘杞子、龟甲、海狗肾滋阴填精;二至丸配生白芍滋补肝肾,以制亢盛之阳;橘络理气通络,以防滋腻;莲子肉益肾固精,养心安神;重用牡蛎,配以抱茯神潜阳安神。全方育阴潜阳,使心肾相交,故二诊时夜寐好转;然头晕目眩,遗精偶作示肾精不固。因而守方加大熟地、淮山药、山萸肉、金樱子以补肾固精。因方中大队补益之品太过滋腻,可碍脾之运化,故加焦山楂健脾行气。

赵某,女,62岁,上海市人

初诊日期:1985年9月3日。素患有肺心病史,每着凉时即咳喘,近月来晚间不能入睡,已连续几天彻夜未合眼,口服大剂安定,仍无济于事。诊视:贫血貌,夜晚咳嗽,入睡十分艰难,心悸易汗出,口干咽燥,胃纳不香,大便日行一两次,时软时稀,小便时黄,舌胖嫩青紫、有裂纹,苔薄黄,脉细数。此乃心肺阴虚所致。治宜益肺宁心,安神和胃。

南北沙参各 9 g,淮山药 15 g,野百合 30 g,大麦冬 10 g,南五味子 3 g,首乌藤 15 g,炙甘草 10 g,冬虫夏草 1 g,参三七 6 g,新会皮 6 g,抱茯神 10 g,大熟地 10 g,川杜仲 10 g,莲子肉 10 g,芦根 10 g。

二诊:9 月 17 日。药后不但能睡数小时,而夜间咳嗽多年宿疾亦明显减轻。

本案遵经旨"肺主一身之气""心藏神"。肺气虚,必导致心阴不足,故神不守舍,而致通宵不眠。方中以沙参、百合、大麦冬以养心肺;夜间咳嗽,乃肾亏所致,故方中配以大熟地、川杜仲、冬虫夏草,此金水相生之意,药证相符,故获捷效。

——《异案良方》

【按语】本案患者素有心肺病史,遇凉即咳喘发作。刻下入睡难、咳嗽,伴心悸汗出、口干咽燥,辨证为心肺阴虚。主用阴柔之品益肺宁心。南北沙参、野百合、大麦冬、芦根养心肺阴;抱茯神、首乌藤、南五味子、参三七、莲子肉养心安神、淮山药、炙甘草、新会皮扶助脾胃之气,且使滋阴不滞;冬虫夏草、大熟地、川杜仲直补入肾,补助肾气,且有金水相生之义。患者久病体虚,以补为主、补中兼运,直挈病机,故获效捷。

张存悌

高某,男,73岁

失眠一年,午夜醒后再难入睡,靠服地西泮维持。夜间身热多汗,素来痰多,咽干,目赤,大便涩滞。舌淡紫胖润,脉弦似数。按少阳证试治,投柴胡加龙骨牡蛎汤,有小效,再投不效。细询之,目眵较多,鼻如冒火,且于冬季加重。反复思考,次证咽干、目赤、鼻如冒火等属阴火所致,非少阳之证,失眠为阳虚不能入阴使然,不然诸症何以夜间、冬季加重? 改予温潜之法,潜阳封髓丹加味:

砂仁30 g,附子25 g,龟甲25 g,黄柏15 g,肉桂10 g,炙甘草30 g,炮姜20 g,龙骨30 g,磁石40 g,酸枣仁30 g,茯神30 g,牛膝15 g。

七剂后能睡到后半夜2时,夜间身热多汗显减,咽干鼻热亦减,守方附子加至30 g,七剂后睡眠达到六小时,自觉很满意。余证均减,守方十剂,两年后因他病求医,言失眠症迄今未发。

——《中医火神派医案全解》

【按语】咽干、目赤、鼻如冒火、大便涩滞,一派火热之象,然舌淡紫胖润,可知非为实火,亦非少阳之目疼鼻干目眩。潜阳封髓丹为潜阳丹(附子八钱,龟板二钱,砂仁一两,甘草五钱)和封髓丹(黄柏一两,砂仁七钱,炙甘草三钱)合用,治疗阳虚之阴火妄动。砂仁用量尤大,郑钦安谓"西砂辛温,能宣中宫一切阴邪,又能纳气归肾"。

连建伟

孙某,女,43 岁

2004 年 9 月 5 日初诊。夜寐欠安,饮食不馨,经行量多,脉沉细,右关脉虚大,舌苔薄白。治拟归脾汤出入。

处方:党参 30 g,炙黄芪 30 g,炒白术 10 g,茯苓 15 g,炙草 5 g,炒陈皮 6 g,炒当归 10 g,炒枣仁 15 g,远志 6 g,广木香 6 g,大枣 20 g,炮姜炭 3 g,仙鹤草 20 g,炒苡仁 30 g,桂圆 8 颗(自加)。二十八剂,每日一剂,水煎服。

二诊:11 月 12 日。夜寐安,饮食增,然仍倦怠乏力,经量多,目糊,右关脉略虚大,左关脉弦,舌苔薄白。再守方出入。

处方:党参 30 g,炙黄芪 20 g,炒白术 12 g,茯苓 15 g,炙草 5 g,炒陈皮 6 g,炒当归 10 g,炒枣仁 15 g,远志 6 g,广木香 6 g,大枣 30 g,炮姜炭 5 g,仙鹤草 20 g,桂圆 8 颗(自加),炒白芍 12 g,生地炭 15 g,阿胶珠 10 g。二十八剂,每日一剂,水煎服。

【按】中焦脾胃虚弱,气血生化无源,气血不足,心失所养,故饮食不馨,夜寐欠安。脾虚不能统血,气不摄血而妄行,故经行量多。治以归脾汤益气补血,健脾养心。阳气虚则生内寒,故以炮姜温中散寒止血,仙鹤草可收涩止血,且与大枣合用,有滋补强壮之功;苡仁健脾和胃,以助运化。复诊经量仍多,目糊,左关脉弦。肝开窍于目,目受血而能视,肝血不足,不能上养目精,故加白芍、生地、阿胶珠补养阴血,生地用炭,则有止血之功。

——中国中医药报,2009(4):4.

【按语】归脾汤,汪昂《医方集解·补养之剂》:"此手少阴、足太阴药也。血不归脾则妄行,参、术、黄芪、甘草之甘温,所以补脾;茯神、远志、枣仁、龙眼之甘温酸苦,所以补心,心者,脾之母也。当归滋阴而养血,木香行气而舒脾,既以行血中之气滞,又以助参、芪而补气。气壮则能摄血,血自归经,而诸症悉除矣。"患者饮食不馨,脉沉细,右关脉虚大,知其脾胃虚弱,脾不摄血,故经行量多,本化源不足,复加失血较多,日久必气血虚弱。脾虚日久,气血不足,无以奉养心神,故见夜寐欠安之证。治应益气补血,健脾养心之归脾汤为主。二诊时目糊,又左关脉弦,肝开窍于目,当从肝论治,应酌加滋养肝血之药如芍、地、胶之类。

严某,女,24 岁

2004 年 6 月 20 日初诊。夜寐不安,心悸胆怯,经行后期,经量少而色暗,左关脉弦,右脉沉细。舌苔白腻边色暗。治拟危氏法出入。

处方:党参30 g,制半夏10 g,炒陈皮10 g,茯苓20 g,炙草3 g,炒枳壳10 g,竹茹10 g,丹参30 g,炒当归12 g,远志6 g,九节菖蒲6 g,广郁金10 g,炒苡仁30 g,生姜3 片。二十一剂,每日一剂,水煎服。

二诊:7 月 29 日。服前方后夜寐能安,心悸胆怯亦减,经色转鲜,但停药后又难寐心悸,左关脉弦,舌苔腻边色暗。再守方出入。上方半夏改为 12 g。十四剂,每日一剂,水煎服。

【按】痰湿内扰心神,故心悸、夜寐不安,又兼气血虚衰,血行不畅,故经行后期,量少色暗,右脉沉细,舌边暗。以十味温胆汤祛痰开窍、安神定悸,佐以半夏秫米汤(苡仁易秫米)燥湿化痰、和胃安神,丹参、当归养血调经。诸药合用,使痰瘀去,心胆安。

【按语】左关脉弦,舌苔白腻,示其体内有痰浊;心悸胆怯,经行后期,量少色暗,右脉沉细,示其亦有气血亏虚。痰浊上扰心神,气血虚无以奉养心神,均可导致夜寐不安,然其根本为痰浊,水谷精微因痰浊阻碍而不能正常运化以生气血,故主应化痰泄浊,方选温胆汤为主方。《三因极一病证方论》卷十:"治心胆虚怯,触事易惊,或梦寐不详,或异象感,遂致心惊虚怯,气郁生涎,涎与气搏,变生诸证,或短气悸乏,或复自汗,四肢浮肿,饮食无味,心虚烦闷,坐卧不安。"

周某,男,45 岁

2002 年 1 月 19 日初诊。夜寐不安,神志委顿,左关脉弦,舌苔薄腻边色紫,拟疏其气血,令其条达而致和平。

处方:柴胡6 g,红花6 g,炒枳壳6 g,甘草5 g,炒当归10 g,川芎6 g,生地12 g,桃仁6 g,红花6 g,桔梗5 g,川牛膝10 g,丹参15 g。十四剂,每日一剂,水煎服。

二诊:2 月 15 日。夜寐已安,神采较前大为改观,左关脉弦已缓,舌苔薄腻,略有瘀点。拟三参散法。

处方:人参30 g(别直参或野山参),参三七30 g,丹参60 g。研磨成粉,每日 3 g,分服。

【按】左关脉弦,舌边紫,乃肝气郁滞、瘀血留着之象。瘀阻胸中,气机升降失常,则心神不宁、夜寐不安。治当行气活血化瘀,以求其本,投方血府逐瘀汤加味。方中四逆散(柴胡、赤芍、枳壳、甘草)疏肝,桔梗升降气机,桃红四物汤合牛膝、丹参活血化瘀,且丹参能宁心安神。气血条达,血脉畅通,则愈。

【按语】观其舌边色紫,诊其脉,左关弦,知为肝经瘀血留着,枢机不利,气血无以上达神窍,故见夜寐不安,神志萎顿,治应行气活血化瘀。方选血府逐瘀汤,本方既行血分瘀滞,又解气分郁结;祛瘀与养血同施,则活血而无耗血之虑,行气又无伤阴之弊;升降兼顾,既能升达清阳,又可降泄下行,使气血和调,故血活瘀化气行,眠差诸症自愈。

曹洪欣

潘某,女,38 岁

初诊 1994 年 11 月 17 日。该患少寐一年余,每遇情绪差或过劳则甚,竟致彻夜不眠,屡服养心安神、重镇安神剂疗效不显。现胸闷、气短,偶有心悸、面色晦暗,舌暗红有瘀点,脉弦细。曹老师诊后认为证属心气不足,心血瘀阻。治以补益心气、活血化瘀。方用血府逐瘀汤加减。

处方:黄芪 30 g,党参 20 g,生地、当归、桃仁、红花、枳壳、赤芍、柴胡、川芎各 15 g,桔梗 10 g,生龙骨(先煎)30 g。七剂,水煎服。

复诊时患者自述服药两剂后即可安寐六七个小时,再诊时该患者精神清爽、心情转佳,续服七剂巩固疗效。

【按】本证属气滞血瘀。心主行血,肝调气机,气血调和,则血可以养心。若气机不畅则胸闷不舒、气短;气滞则血瘀,瘀血阻于心脉,心神失养则见少寐;血不养心,则心中悸动不安。血府逐瘀汤中桃仁、红花、赤芍活血,枳壳、桔梗行气,生地、当归养血活血。气为血之帅,血为气之母,该患有气虚之象,故用黄芪、党参补气以生血,另加生龙骨安神镇惊。该方补气又行气,活血兼以养血,诸药配伍周详,切中病机,取得了很好的疗效。

——《中医心悟》

【按语】患者不寐日久,久病成瘀;且屡服养心安神、重镇安神剂疗效不显,更佐证了瘀血已为现主症。多因初始心气虚,"气为血之帅,气行则血行",久则气虚无以行血而见血滞。今气虚、气滞、瘀血同在,心气失调,心脉瘀阻致心神失养而不寐,故以益气祛瘀为治则,方用血府逐瘀汤加减,方证契合,是以趋愈。

张某,女,47 岁

2000 年 1 月 23 日初诊。自诉一个月来情志不遂后少寐,噩梦纷纭,醒后仍觉乏力、心烦、心中懊悚,时有恶心、胸闷、口苦、口中黏腻有异味、咽中如物梗阻,舌暗红胖苔黄腻稍厚,脉弦滑数。证属痰热内扰。治以清热化痰安神。方用黄连温胆汤加减。

处方:黄连 10 g,竹茹、枳实、法半夏、茯苓、陈皮、石菖蒲各 15 g,生龙骨(先煎)30 g,珍珠母30 g,甘草10 g。七剂,水煎服。

一周后复诊,少寐多梦明显好转,胸闷、恶心、心烦、口苦等症状减轻,舌苔淡黄而薄,脉滑稍数。效不更方,继服七剂而余愈。

【按】该患素体痰盛,湿郁易化热,加之近日与人争吵,情绪急躁,此属情志化火,煎津为痰。痰热互结上扰于心,触动心神,则患者少寐、心烦、噩梦纷纭;痰阻气机,气机不利,则胸闷、恶心;痰气交阻于喉则咽中梗阻,舌脉均属痰热内阻之象。方取黄连清心泻火除烦,陈皮、半夏、竹茹、石菖蒲化痰和中,茯苓、生龙骨、珍珠母安神,甘草调和诸药。本病因于痰起,痰易生寒、化热,其或寒或热常取决于患者的体质情况。此案即气滞痰阻、痰热互结上扰心神而发病。故痰热除而心神自宁,睡眠转佳。

——《中医心悟》

【按语】本案患者情志不遂后少寐,乃痰热内扰所致。时有恶心、胸闷、口苦、口中黏腻有异味、咽中如物梗阻,俱为痰热内盛的表现。《张氏医通》云:"脉滑数有力不眠者,中有宿滞痰水",今见舌暗红胖、苔黄腻稍厚,脉弦滑数,更佐证患者是由于痰热互结上扰于心,致少寐心烦。咽中梗阻亦属痰气交结之象。黄连温胆汤除痰泻火,是为良方,药证契合,故获良效。

岳儿,10月龄

发育尚正常,近半月来夜寐不安、哭闹不休、食少、口中奶臭味、腹部膨隆、便干、矢气臭。舌淡红苔稍厚,脉数。曹老师诊为脾胃不和,乳食积滞。治以健脾和胃,消食化积。方选成药保和丸。温糖水送服,每日三次,每次3 g。

【按】儿科素称哑科,因小儿无法确切描述发病情况,更要求医者具有敏锐的洞察力。小儿脏腑娇嫩,发育未全,脾胃运化功能尤易受损,其不知饥饱,常常加重脾胃的负担,损伤脾胃。乳食所伤,胃气呆滞,而致浊气不降,故腹膨隆、便干、矢气味臭;浊气上逆,故呃逆、口中味臭。经云:胃不和则卧不安。食滞于胃,气机受扰,故患儿少寐、哭闹不休。治以保和丸,其中神曲、山楂、麦芽化乳消积,陈皮、莱菔子行气导滞,茯苓健脾,连翘清郁热。本方健脾和胃,消食化积,因药性平稳,故名"保和"。

——《中医心悟》

【按语】脾胃为四运之轴,阴阳之机。今乳食积滞于脾胃,致运化不行,而出现食少、口中奶臭味、腹部膨隆、便干、矢气臭,舌淡红苔稍厚,脉数等诸症。"胃不和则卧不安",考虑患儿尚幼,今选药性平稳之保和丸以消食导滞、健脾和胃,俾乳食得消,气机得畅,脾胃得和,则卧寐得安。

王某,男,53 岁

1998 年 4 月 5 日就诊。该患上感一周,曾用大量抗生素,现仍有低热,兼见两胁胀痛、烦躁易怒、夜卧难寐、大便秘结,数日一行,舌暗红苔黄燥,脉弦数。曹老师一见即曰:"此大柴胡汤证也。"即处方:

柴胡、黄芩、白芍各 15 g,大黄 10 g,枳实、法半夏各 15 g,加生姜 3 片、大枣 4 枚。三剂,水煎服。

服药一剂后,即行大便,当夜遂得安眠。其热亦不复发。

【按】此例为外感后致少寐者。伤寒日久,邪热内结,枢机不利。邪居于半表半里,使阴阳不调故夜卧难寐。大柴胡汤治少阳阳明同病,交通阴阳,使阳入阴,营卫交而魂魄藏,故可高枕安卧矣。方中柴胡、黄芩和解;大黄、枳实泻下热结,半夏和中,芍药、姜、枣缓急敛阴。由病机观之,此方实治失眠少寐之良剂,惜人多不察。曹老师临床常以此方治疗多种疾病,圆机活法,巧妙非常,疗效显著。

——《中医心悟》

【按语】伤寒日久,枢机不利,是以出现低热、两胁胀痛、烦躁易怒等少阳诸症,少阳受邪,上扰心神致夜卧难寐。更有大便秘结、数日一行,舌暗红苔黄燥,脉弦数,如此大柴胡汤证即是,用之效佳。

王某,女,47 岁

2011 年 4 月 18 日初诊。睡眠不实一年余,每于晚饭后困倦欲睡、睡后多梦、醒后难以入睡。纳少、腹胀、腰酸、倦怠乏力、动则心悸气短、活动后头晕、面黄白、形瘦;半年来月经后期、35～40 日一行、量多、色淡。舌淡苔白,脉沉滑无力。证属心脾两虚、心神失养、脾不统血。

处方:炒白术 15 g,党参 15 g,黄芪 30 g,当归 15 g,茯苓 15 g,茯神 15 g,酸枣仁 15 g,柏子仁 15 g,木香 5 g,旱莲草 15 g,川续断 15 g,甘草 10 g。十四剂,水煎服,日一剂,加生姜 3 片。分 3 次服。

二诊:5 月 17 日。服药二十八剂,饭后困倦,睡眠不实等症均明显好转,月经按月来潮、唯经量多,舌淡苔白,脉沉滑。守法治疗,服药两个月余,诸症消失,面色转润,力气增加。

【按】困倦易睡、醒后不易再睡或睡眠不实、多梦易醒是心脾两虚失眠的特点,本病例因心气不足,故动则心悸、气短;脾气虚、运化失常,故纳少、腹胀;气血不足则倦怠乏力、活动后头晕、面黄白、形瘦、月经后期色淡,脾不统血则月经量多,舌淡苔白,脉沉滑无力均为虚象。故用归脾丸加减治疗,去远志,免伤胃之弊;加茯神、柏子仁宁心安神,加旱莲草、川续断补肾摄血。诸药合用,切中病机,故效果显著。不仅睡眠正常,月经不调也得以恢复。一年后随访,睡眠、月经均正常。

——《中医心悟》

【按语】《景岳全书·不寐》:"无邪而不寐者,必营气之不足也,营主血,血虚则无以养心,心虚则神不守前舍。"今患者每于晚饭后困倦欲睡,脾虚之意即明,又见俱为心脾气血两虚之候,舌脉更为佐证。本案为无邪之不寐,患者素体虚弱,心脾两虚,无以养心,以致眠差。今选补益心脾之归脾汤加减,加旱莲草、续断以补肾摄血药重在调补月经,药证相合,诸症得愈。

李某,男,56岁

2008年5月20日初诊。失眠多梦五年余,靠服艾司唑仑维持睡眠,近三个月因情志因素失眠逐渐加重,入睡难,甚则彻夜不眠,服用思诺思仅能睡眠一两个小时,心悸、心烦、气短、胸闷、头晕、倦怠、目干、口干、手足心热、大便干、一两日一行,舌稍红、苔少,脉细数时促。心电图:频发房性早搏。辨证:心阴虚、心神不安。治法:滋阴养心安神。

处方:柏子仁15 g,酸枣仁15 g,天冬15 g,麦冬15 g,生地10 g,当归20 g,党参10 g,苦参10 g,丹参10 g,白茅根30 g,桔梗10 g,五味子10 g,茯苓15 g,生龙骨(先煎)30 g,甘草10 g。十剂,水煎服,每日一剂,分3次服。

6月2日二诊,服药后,睡眠逐渐好转,能睡三四个小时,心情平稳,大便通畅,日一次,舌淡红、苔白干,脉细偶促。嘱停服西药,上方去丹参、桔梗,加首乌藤30 g、生牡蛎(先煎)30 g。十四剂,水煎服。

6月16日三诊,服药后,睡眠五六个小时,但多梦,自觉早搏未作,余症均减,舌淡红、苔白,脉滑。守法治疗,服药两个月余,睡眠正常,查心电图正常。随访两年未复发。

【按】此案心阴虚、心火旺临床表现明显,故用天王补心丹加减,滋心阴、降心火,加白茅根清心通脉,与苦参配伍调节心律,加生龙骨重镇安神。服药十剂,睡眠好转、难以再睡,睡眠时间3~4小时/夜;心悸、气短等症减轻,早搏减少。守法加减继服十四剂后,诸症明显好转。后调理治疗两个月余,不仅睡眠恢复正常,早搏也消失。

——《中医心悟》

【按语】患者不寐日久,近又因情志因素呈加重趋势,现心悸、心烦、气短、胸闷、头晕、倦怠、目干、口干、手足心热、大便干、舌稍红、苔少,脉细数时促,实为一派阴虚火旺之象,阴虚火旺扰心神,心病则不寐。今用天王补心丹滋心阴、安心神,心与小肠相表里,加白茅根入血分清心通脉,生龙骨重镇安神,共奏安神助眠之功。

赵某,女,34 岁

2008 年 4 月 7 日初诊,睡眠不实八年余,睡后易醒、醒后难以再睡、多梦、心悸胆怯、心烦易怒、喜悲伤欲哭、生气后头胀痛、目赤、咽痛、手心黄,舌淡红苔黄厚,脉弦。辨证:肝郁血虚、心神不宁。治法:疏肝解郁、养血安神。

处方:枣仁 20 g,川芎 15 g,茯苓 15 g,知母 15 g,炒麦芽 30 g,百合 20 g,生地 10 g,香附 15 g,栀子 15 g,神曲 15 g,首乌藤 30 g,柏子仁 20 g,党参 15 g,甘草 10 g。十四剂,水煎服,日一剂,分三次服。

4 月 21 日二诊,服药一周后,睡眠逐渐好转,其他症状减轻,舌淡红、苔薄黄,脉弦滑。守法加减,调治三个月余,睡眠正常,能睡七小时左右,心情舒畅,诸症消失。

【按】此案患者睡眠不实、易醒、心悸胆怯提示心肝血虚、神魂失养,醒后难再睡,悲伤欲哭、心烦易怒、生气后头胀痛、目赤、咽痛等由肝郁化热、肝火上炎所致,辨证当为心肝血虚、肝郁化火、扰动心神,故苔黄厚,脉弦。方用酸枣仁汤养血安神、滋阴降火、收敛魂魄,川芎、香附、栀子、神曲又有越鞠丸之义疏肝解郁、泻火安神;百合、生地养心润肺除烦,首乌藤安神。调治三个月余,睡眠恢复正常。

——《中医心悟》

【按语】患者素喜悲伤欲哭、生气后头胀痛、心烦易怒、心悸胆怯,肝郁日久化火扰神,胆怯血虚无以安神,致睡眠不实,眠浅易醒。此处用酸枣仁汤加味,取酸枣仁汤疏肝养血安神之功,同时仿越鞠丸之义更增强疏肝解郁之功,百合、首乌藤为应天人合一之意取其夜间收敛安神之功。诸药合之,药证相符,共奏良效。

图书在版编目（CIP）数据

名老中医失眠医案选评/孙西庆主编. —济南:山东科学技术出版社,2016.7（2021.1重印）

ISBN 978 - 7 - 5331 - 8282 - 3

Ⅰ.①名… Ⅱ.①孙… Ⅲ.①失眠—中医治疗法—医案—汇编 Ⅳ.①R256.23

中国版本图书馆 CIP 数据核字(2016)第 128746 号

名老中医失眠医案选评

孙西庆　主编

主管单位:山东出版传媒股份有限公司

出 版 者:山东科学技术出版社
地址:济南市玉函路 16 号
邮编:250002　电话:(0531)82098088
网址:www.lkj.com.cn
电子邮件:sdkj@sdpress.com.cn

发 行 者:山东科学技术出版社
地址:济南市玉函路 16 号
邮编:250002　电话:(0531)82098071

印 刷 者:北京时尚印佳彩色印刷有限公司
地址:北京市丰台区杨树庄103号乙
邮编:100070　电话:(010) 68812775

开本:710mm×1000mm　1/16
印张:20.5
版次:2021 年 1 月第 1 版 第 2 次印刷

ISBN 978 - 7 - 5331 - 8282 - 3
定价:82.00 元